Joachim Seybold, Silvia Kraatz (Hrsg.)
Medizinische Flüchtlingsversorgung

Medizinische Flüchtlingsversorgung

——

Ein praxisorientiertes Handbuch

Herausgegeben von
Joachim Seybold, Silvia Kraatz

DE GRUYTER

Herausgeber
Priv.-Doz. Dr. med. Joachim Seybold, MBA
Charité – Universitätsmedizin Berlin
Ärztliches Direktorat, Friedrich-Althoff-Haus
Charitéplatz 1, 10117 Berlin
E-Mail: joachim.seybold@charite.de

Dr. med. Silvia Kraatz
Charité – Universitätsmedizin Berlin
Klinik für Notfallmedizin, Campus Virchow-Klinikum
Augustenburger Platz 1, 13353 Berlin
E-Mail: silvia.kraatz@charite.de

ISBN 978-3-11-050140-7
e-ISBN (PDF) 978-3-11-050218-3
e-ISBN (EPUB) 978-3-11-049855-4

Bibliografische Information der Deutschen Nationalbibliothek
Die Deutsche Nationalbibliothek verzeichnet diese Publikation in der Deutschen
Nationalbibliografie; detaillierte bibliografische Daten sind im Internet über
http://dnb.dnb.de abrufbar.

© 2018 Walter de Gruyter GmbH, Berlin/Boston
Umschlaggestaltung: Copyright Joachim Seybold und Silvia Kraatz
Satz: PTP-Berlin, Protago-TEX-Production GmbH, Berlin
Druck und Bindung: CPI books GmbH, Leck

www.degruyter.com

Geleitwort

Im Jahr 2015 befanden sich so viele Menschen auf der Flucht vor Verfolgung, Krieg und Naturkatastrophen wie nie zuvor. Deutschland hat auf diesem Gebiet besondere Erfahrungen mit den Fluchtbewegungen gemacht, insbesondere nach dem Zweiten Weltkrieg, und hat in der jetzigen Zeit sehr engagiert Hilfe geleistet und organisiert. Ursachen und Folgen der aktuellen Massenbewegungen gehören zu den komplexesten politischen, ökonomischen, menschlichen und sozialen Herausforderungen des 21. Jahrhunderts mit weitreichenden Folgen unter anderem für die Sozial- und Gesundheitssysteme. Die International Organization for Migration registrierte 2015 weltweit 244 Millionen Menschen, die ihr Geburtsland verlassen haben. Davon waren 21 Millionen Menschen Flüchtlinge. Sie erleben Tod und schlimmste Schicksale während ihrer Flucht und müssen gesundheitlich versorgt werden. Wir brauchen daher organisierte Hilfe sowie sinnvolle Richtlinien und Programme, um diesen Menschen zu einem sicheren und gesunden Leben zu verhelfen.

Für viele Menschen endet ihre Flucht tödlich: 2016 wurden weltweit 7.509 und 2017 bereits 314 Todesfälle verzeichnet (Stand: März 2017). Wer überlebt, gelangt meistens in den Libanon, in die Türkei, nach Jordanien, nach Süditalien, Griechenland oder Deutschland. Europäische Länder sind die begehrtesten Ziele, was sowohl an der robusten Wirtschaft als auch der vergleichsweise guten Gesundheitsversorgung liegt. Ganz vorne dabei: Deutschland. Doch die Ankunft hunderttausender notleidender Menschen stellt Gesellschaft und Gesundheitssystem auf eine schwere Probe.

Unabhängig von individuellen Fluchtgründen und dringend nötiger psychologischer Betreuung bringen Migranten zwar oft schwere, aber keine ungewöhnlichen Gesundheitsprobleme mit. Häufig leiden sie unter Hypothermie, Unfallverletzungen, Verbrennungen, gastrointestinalen Erkrankungen, kardiovaskulären Beschwerden, Schwangerschaftskomplikationen, Diabetes, Bluthochdruck und dergleichen mehr. Sie leiden allerdings überproportional stark auch an nicht übertragbaren Krankheiten (NCDs), die weltweit die meisten Todesfälle verursachen. Während ihrer Flucht können sich die meisten Migranten lediglich mangelhaft ernähren, Krankheiten nur schwer kurieren und stehen unter einem kaum vorstellbaren Stress. Es entstehen psychosoziale Störungen, Ernährungsstörungen, Alkoholismus, Fruchtbarkeitsprobleme, höhere Kindersterblichkeit, Drogenmissbrauch und Gewalt in unterschiedlichste Richtungen, v. a. gegen Frauen und Kinder. Gerade diese Probleme werden im Gastland oft sogar noch verstärkt, da häufig ein Mangel an interkulturellem Wissen auf beiden Seiten besteht, soziale Isolation und Armut vorherrschen und sie einen unvergleichlichen Statusverlust hinnehmen müssen. Sie fliehen vor Folter, Verfolgung und Gewalt und entwickeln psychische Erkrankungen, die teilweise bis zum Selbstmord führen. Zu diesen psychischen und nicht übertragbaren Krankheiten kommen übertragbare Krankheiten wie Tuberkulose und Hepatitis, die sich gerade

https://doi.org/10.1515/9783110502183-001

während der gefährlichen Reise, der Veränderung der Lebensumstände und der oft unzureichenden medizinischen Betreuung in Auffanglagern ausbreiten.

Trotz der hohen Qualität europäischer Gesundheitssysteme gestaltet sich die Aufnahme von Flüchtlingen und Migranten weiterhin schwer. Bisher kümmern sich oft v. a. Nichtregierungsorganisationen und die Zivilgesellschaft um den Empfang und die Betreuung von Flüchtlingen. Dieses Engagement ist besonders wichtig, da die meisten europäischen Regierungen sehr zurückhaltend bis explizit negativ auf die Ankunft von Flüchtlingen reagieren und keine akzeptable, würdevolle Behandlung gewährleisten. In der Regel spiegelte der politische Unwille darüber hinaus auch die Einstellung der Bevölkerung wider: Laut einer Studie des Global Migration Data Analysis Center zeigen die europäischen Bürger im internationalen Vergleich die negativste Einstellung gegenüber Migranten. Umso mehr müssen existierende Initiativen unterstützt und gewürdigt werden. Denn im Gegensatz zu den angespannten politischen und sozialen Debatten waren viele Programme zur Gesundheitsversorgung von Flüchtlingen in verschiedenen EU-Ländern und insbesondere in Deutschland bewundernswert effektiv. Zum Beispiel hat Griechenland mit seinem Immunisierungsprogramm schon 30.000 Kinder erreicht. Die Charité – Universitätsmedizin Berlin hat sich in diesen Fragen sehr engagiert: in der eigenen Einrichtung, mit anderen Berliner Institutionen und den entsprechenden Senatsverwaltungen. Dem gesamten Vorstand, den vielen freiwilligen Mitarbeitern und insbesondere auch dem stellvertretenden Ärztlichen Direktor, Herrn Privatdozent Dr. Joachim Seybold, der die gesamte Koordination aller Maßnahmen übernommen hat, ist dafür zu danken. Mit dem vorliegenden Buch werden die Erfahrungen zusammengefasst und einige dieser Programme und ihre Erfolge (z. B. Charité hilft) vorgestellt.

Da die Gesundheit einer Bevölkerung auf vielen Faktoren beruht, darunter der Ausbildung von Medizinern und Pflegedienstleistern, dem sozioökonomischen Standard des Landes, der Investitionsbereitschaft der Regierungen und einer funktionierenden Vorsorge, muss die Diskussion über die Versorgung von Millionen Migranten und Flüchtlingen auch auf einer systemischen internationalen Ebene geführt werden. Dazu stellen Expertentreffen wie der World Health Summit ideale Foren zur Verfügung, in denen sich Entscheidungsträger aus Wissenschaft, Politik, Wirtschaft und Zivilgesellschaft über die speziellen Bedürfnisse und Situationen austauschen sowie Lösungsansätze und neue Allianzen entwickeln. Der World Health Summit wurde zur 300-Jahrfeier der Charité erstmals im Jahre 2009 von der Charité veranstaltet. Es war nicht abzusehen, dass er auch auf diesem Gebiet eine solche Bedeutung als internationales Forum bekommen würde.

Gemeinsam können wir das Leben und die Gesundheit notleidender Menschen verbessern – strategisch, programmatisch und praktisch. Vor dem Hintergrund aktueller und absehbarer geopolitischer Konflikte sowie des drastischen Klimawandels und der damit verbundenen Probleme für die Bevölkerungen vor Ort wird die Zahl fliehender Menschen auf absehbare Zeit nicht abreißen. Wir müssen also heute schon an belastbaren Lösungsvorschlägen arbeiten – hier bei uns, in den Krisenregionen und in den Köpfen aller Menschen weltweit. Erfahrungsberichte wie die in diesem Buch vorgestellten sollten dabei Hilfe und Anregung sein.

Berlin, im März 2018

Für das Team des World Health Summit
Prof. Dr. Detlev Ganten
Dr. Jean-Yves Tano
Tobias Gerber

Vorwort

Mit der Ankunft zahlreicher geflüchteter Menschen in Mitteleuropa offenbarten sich Engpässe in der medizinischen Versorgung, die von vielen ehrenamtlichen Helfern und Angehörigen unterschiedlicher medizinischer Berufe durch viel Engagement gemildert werden konnten.

Zahlreiche Freiwillige aus der Charité – Universitätsmedizin Berlin beteiligten sich ab Sommer 2015 an der medizinischen Flüchtlingsversorgung, die außerhalb der Charité-Standorte an verschiedenen Stellen in Berlin eingerichtet wurde.

Früh kam der Wunsch auf, eine umfassende Darstellung der wichtigsten medizinischen, juristischen und organisatorischen Fragen bei der Versorgung Geflüchteter zu erstellen.

Das vorliegende Buch bündelt das aktuelle Wissen medizinischer Experten der Charité mit der Erfahrung zahlreicher Ärztinnen und Ärzte, die seit 2 Jahren tagtäglich Geflüchtete versorgen (Projekt *Charité hilft*). Dies geschieht an den eigens dafür eingerichteten Akut-Ambulanzen in Berliner Großunterkünften, der zentralen psychiatrischen Clearingstelle in der Turmstraße, der Erstuntersuchungsstelle in der Bundesallee und im ehemaligen Flughafen Tempelhof. Mit der Erfahrung aus mehr als 76.000 Behandlungen Geflüchteter verfügen die Mitarbeiterinnen und Mitarbeiter einerseits über einen großen Erfahrungsschatz, mussten sich andererseits aber auch beschränken, um dieses Praxisbuch knapp und übersichtlich zu halten.

Allen Kolleginnen und Kollegen, die an diesem Werk mitgearbeitet haben, sei für Ihre Mühe und Sorgfalt gedankt. Es ist ein „Charité-Buch" entstanden, welches hoffentlich eine breite Leserschaft finden wird. Neben vielen freiwilligen und zeitweise bis zu 40 hauptamtlichen Mitarbeiterinnen und Mitarbeiter im Team von *Charite hilft* gilt unser Dank auch dem öffentlichen Gesundheitsdienst in den Berliner Bezirken, dem Landesamt für Gesundheit und Soziales, dem Landesamt für Flüchtlinge, dem Bundeswehrkrankenhaus Berlin, sowie insbesondere auch den unzähligen Helferinnen und Helfern in der Stadt, die sich an den verschiedensten Stellen in beeindruckender Art und Weise engagiert haben.

Die Herausgeber bedanken sich insbesondere auch bei Frau Haberbosch, Frau Nagel, Frau Witzel und Frau Seitz vom *de Gruyter-Verlag* für deren Rat, Unterstützung und Geduld.

Wir wünschen uns und hoffen, dass wir mit dem Konzept dieses Praxisbuches den Erwartungen der Kolleginnen und Kollegen entsprechen können und insbesondere auch den Bedürfnissen geflüchteter Menschen, für die wir dieses Buch letztlich geschrieben haben und denen wir dieses Werk und die Autorenhonorare widmen.

Berlin, im Juli 2018   Die Herausgeber

https://doi.org/10.1515/9783110502183-002

Inhalt

Teil B: **Kinder**

Teil C: **Prävention**

Teil D: **Soziokulturelle Aspekte**

Klaus Behnam Shad

Teil E: **Öffentlicher Gesundheitsdienst**

Joachim Seybold

Andreas Beyer, Sina Bärwolff, Gudrun Widders und Nicoletta Wischnewski

Teil F: Infektionsschutzgesetz

Teil G: Juristische Grundlagen

Teil H: Aufbau medizinischer Versorgungsstrukturen

Verzeichnis der Autoren

Dr. med. Sina Bärwolff
Gesundheitsamt Bezirk Tempelhof-Schöneberg
Rathausstraße 27, 12105 Berlin
baerwolff@ba-ts.berlin.de
Kapitel 17

Prof. Dr. med. Malek Bajbouj
Klinik für Psychiatrie und Psychotherapie
Campus Benjamin Franklin, Charité Berlin
Hindenburgdamm 30, 12203 Berlin
malek.bajbouj@charite.de
Kapitel 5

Tayseer Bakkar
Projekt *Charité hilft*, Ärztliches Direktorat
Charitéplatz 1, 10117 Berlin
tayseer.bakkar@charite.de
Kapitel 8

Anna Lena Bergert
Projekt *Charité hilft*, Ärztliches Direktorat
Charitéplatz 1, 10117 Berlin
Kapitel 20

Prof. Dr. med. Horst von Bernuth
Klinik für Kinderheilkunde mit Schwerpunkt
Pneumologie und Immunologie
Charité Universitätsmedizin Berlin
Augustenburger Platz 1, 13353 Berlin
horst.von-bernuth@charite.de

Andreas Beyer
Gesundheitsamt Bezirk Steglitz-Zehlendorf
von Berlin
Robert-Lück-Straße 5, 12169 Berlin
gesundheitsamt@ba-sz.berlin.de
Kapitel 17

Dr. med. Katarina Braune
Klinik für Pädiatrie m. S. Endokrinologie
und Diabetologie, Charité Berlin
Augustenburger Platz 1, 13353 Berlin
katarina.braune@charite.de
Kapitel 6.1.2, 11.3–11.6, 12

Dr. med. Habibah Chbib
Klinik für Pädiatrie m. S. Pneumologie
und Immunologie, Charité Berlin
Augustenburger Platz 2, 13353 Berlin
h.ouklah@gmail.com
Kapitel 11.1

Prof. Dr. Christian Drosten
Institut für Virologie, Charité Berlin
Charitéplatz 1
10117 Berlin
christian.drosten@charite.de
Kapitel 3.7

Dr. med. Cornelia Feiterna-Sperling
Klinik für Pädiatrie m. S. Pneumologie
und Immunologie, Charité Berlin
Augustenburger Platz 1, 13353 Berlin
Cornelia.Feiterna-Sperling@charite.de
Kapitel 11.2

Dr. med. Anja Haberlandner
Klinik für Psychiatrie, Psychosomatik und
Psychotherapie des Kindes- und Jugendalters
Charité Berlin
Augustenburger Platz 1, 13353 Berlin
anja.haberlandner@charite.de
Kapitel 13

Prof. Dr. med. Gundel Harms-Zwingenberger
Institut für Tropenmedizin und internationale
Gesundheit, Charité Berlin
Augustenburger Platz 1, 13353 Berlin
Gundel.Harms@charite.de
Kapitel 3.6

Claudia Hartmann
Projekt *Charité hilft*, Ärztliches Direktorat
Charitéplatz 1, 10117 Berlin
Kapitel 20

Timo Haschke
Projekt *Charité hilft*, Ärztliches Direktorat
Charitéplatz 1, 10117 Berlin
Kapitel 20

Prof. Dr. med. Andreas Heinz
Klinik für Psychiatrie und Psychotherapie
Charité Berlin, Campus Mitte
Charitéplatz 1, 10117 Berlin
Kapitel 5

Gülhan Inci
Klinik für Gynäkologie, Charité
Campus Virchow Klinikum
Augustenburger Platz 1, 13353 Berlin
guelhan.inci@charite.de
Kapitel 9

Dr. med. Tilmann Kallinich
Klinik für Pädiatrie m. S. Pneumologie
und Immunologie mit Intensivmedizin
Charité Berlin,
Augustenburger Platz 1, 13353 Berlin
Kapitel 4.1

Zuhal Kartal
Projekt *Charité hilft*, Ärztliches Direktorat
Charitéplatz 1, 10117 Berlin
Kapitel 20

Reza Kazemeini
Projekt „Charité hilft"
rezakaz@t-online.de
Kapitel 21

Dr. med. Silvia Kraatz (Hrsg.)
Charité – Universitätsmedizin Berlin
Klinik für Notfallmedizin
Campus Virchow-Klinikum
Augustenburger Platz 1, 13353 Berlin
silvia.kraatz@charite.de
Kapitel 1, 2, 3.1–3.6, 3.7.1–3.7.12, 4.1, 4.2,
6.1.1, 6.2–6.6, 7, 14, 18

Dr. med. Jan Kunkel
Medizinische Klinik m. S. Hepatologie
und Gastroenterologie, Charité Berlin
Augustenburger Platz 1, 13352 Berlin
jan.kunkel@charite.de
Kapitel 3.3

Dr. med. Stephan Lobitz, MSc
Pädiatrische Onkologie/Hämatologie
Kliniken der Stadt Köln gGmbH
Amsterdamer Str. 59
50735 Köln
LobitzS@Kliniken-Koeln.de
Kapitel 4.2

Priv.-Doz. Dr. med. Sven Märdian
Centrum für muskuloskelettale Chirurgie,
Charité Berlin
Augustenburger Platz 1, 13353 Berlin
sven.maerdian@charite.de
Kapitel 8

Prof. Dr. med. Frank Mockenhaupt
Institut für Tropenmedizin und internationale
Gesundheit, Charité Berlin
Augustenburger Platz 1, 13353 Berlin
frank.mockenhaupt@charite.de
Kapitel 3.7.1–3.7.9, 3.7.12

Dr. med. Marc Nikolaus
Klinik für Pädiatrie m. S. Neurologie –
Charité Berlin
Augustenburger Platz 1, 13353 Berlin
marc.nikolaus@charite.de
Kapitel 11.6

Dr. med. Lena Oevermann
Klinik für Pädiatrie m. S. Onkologie
und Hämatologie, Charité Berlin
Augustenburger Platz 1, 13353 Berlin
Kapitel 4.2

Dr. med. Patricia Panneck
Klinik für Psychiatrie und Psychotherapie
Campus Mitte, Charité Berlin
Charitéplatz 1, 10117 Berlin
patricia.panneck@charite.de
Kapitel 5

**Prof. Dr. med. dent. Andrea Maria
Schmidt-Westhausen**
Abteilung für Mund-, Kiefer- und
Gesichtschirurgie mit Arbeitsbereich
Oralmedizin, zahnärztliche Röntgenologie
und Chirurgie
Charité Berlin
Aßmannshauser Straße 4–6, 14197 Berlin
schmidt-westhausen@charite.de
Kapitel 10

Rebecca Schönheit
Justiziariat
Charité Berlin
Augustenburger Platz 1
13353 Berlin
rebecca.schoenheit@charite.de
Kapitel 19

Dr. med. Mariana Schürmann
Medizinische Klinik m. S. Infektiologie
und Pneumologie, Charité Berlin
Augustenburger Platz 1, 13353 Berlin
mariana.schuermann@charite.de
Kapitel 3.1, 3.2

Prof. Dr. med. Michael Schütz
Centrum für muskuloskelettale Chirurgie,
Charité – Universitätsmedizin Berlin
Augustenburger Platz 1, 13353 Berlin
michael.schuetz@charite.de
Kapitel 8

Prof. Dr. med. Jalid Sehouli
Klinik für Gynäkologie,
Charité – Universitätsmedizin Berlin
Augustenburger Platz 1, 13353 Berlin
jalid.sehouli@charite.de
Kapitel 9

Priv.-Doz. Dr. med. Joachim Seybold MBA (Hrsg.)
Charité – Universitätsmedizin Berlin
Ärztliches Direktorat, Friedrich-Althoff-Haus
Charitéplatz 1, 10117 Berlin
joachim.seybold@charite.de
Kapitel 3.1, 3.2, 3.5, 3.7.10, 7, 14, 16, 18, 20

Ibrahim Al Shaar
Projekt *Charité hilft*, Erstuntersuchungsstelle,
Ärztliches Direktorat
Charitéplatz 1, 10117 Berlin
ibrahim.al-shaar@charite.de
Kapitel 21

Klaus Behnam Shad
Projekt *Charité hilft*, Psychiatrische
Clearingstelle, Ärztliches Direktorat,
Charitéplatz 1, 10117 Berlin
k.behnamshad@gmail.com
Kapitel 15

André Solarek
Stabsstelle Katastrophenschutz und
Notfallplanung, Projekt *Charité hilft*,
Ärztliches Direktorat
Charitéplatz 1, 10117 Berlin
Kapitel 20

Dr. med. dent. Monzer Solyman
Abteilung für Mund-, Kiefer- und
Gesichtschirurgie mit Arbeitsbereich
Oralmedizin, zahnärztliche Röntgenologie
und Chirurgie
Charité Berlin
Aßmannshauser Straße 4–6, 14197 Berlin
Kapitel 10

Dr. med. Dorothea Terhorst-Molawi
Klinik für Dermatologie, Venerologie
und Allergologie, Charité Berlin
Charitéplatz 1, 10117 Berlin
Dorothea.Terhorst@charite.de
Kapitel 6.1.1, 6.2–6.6

Dr. med. Dagmar Weiß
Projekt *Charité hilft*, Ärztliches Direktorat
Charitéplatz 1, 10117 Berlin
tropeninstitut@charite.de
Kapitel 3.7.1, 14, 20

Dipl. med. Gudrun Widders
Gesundheitsamt im Bezirksamt Spandau
von Berlin,
Carl-Schurz-Straße 2/6, 13597 Berlin
g.widders@ba-spandau.berlin.de
Kapitel 17

Priv.-Doz. Dr. med. Sibylle Maria Winter
Klinik für Psychiatrie, Psychosomatik und
Psychotherapie des Kindes- und Jugendalters,
Charité Berlin
Augustenburger Platz 1, 13353 Berlin
Sibylle.Winter@charite.de
Kapitel 13

Dr. med. Nicoletta Wischnewski
Gesundheitsamt Bezirk
Charlottenburg-Wilmersdorf
Hohenzollerndamm 177, 10713 Berlin
**ges-amtsleitung@charlottenburg-
wilmersdorf.de**
Kapitel 17

Prof. Dr. med. Dr. h.c. Torsten Zuberbier
Klinik für Dermatologie, Venerologie
und Allergologie, Charité Campus Mitte
Charitéplatz 1, 10117 Berlin
torsten.zuberbier@charite.de
Kapitel 6.1.1, 6.2–6.6

Teil A: **Erwachsene**

Silvia Kraatz

1 Einführung in den Untersuchungsablauf

Das Asylgesetz (AsylG) schreibt in § 62 vor, dass sich alle Asylsuchenden, die in Deutschland in einer Gemeinschaftsunterkunft oder Aufnahmeeinrichtung untergebracht werden, einer ärztlichen Untersuchung auf übertragbare Krankheiten incl. einer Röntgenaufnahme (siehe hierzu § 36 Abs. 4 des Infektionsschutzgesetzes) unterziehen müssen. Die oberste Landesgesundheitsbehörde entscheidet über den Umfang der Untersuchung. Diese dient in erster Linie dem Erkennen von übertragbaren Infektionserkrankungen, um einen möglichen Ausbruch zu verhindern. Hierzu gehören beispielsweise Tuberkulose, Masern, Windpocken, Skabies und Läuse.

Selbstverständlich sollte die Untersuchung unmittelbar nach Ankunft und vor Einzug in eine Massenunterkunft erfolgen. Zudem sollte eine Aufklärung des Asylsuchenden über die jeweilige Erkrankung und die Therapiemaßnahmen stattfinden und eine Therapie möglichst unverzüglich eingeleitet werden.

Die Ergebnisse sind schriftlich zu fixieren (mittels standardisierter Anamnese- und Aufklärungsbögen) und Maßnahmen zur Verhinderung der weiteren Übertragung der jeweiligen Unterkunft mitzuteilen. Wird bei der Untersuchung eine meldepflichtige Erkrankung entdeckt, ist dies gemäß § 6 Infektionsschutzgesetz (IfSG) dem jeweils zuständigen Gesundheitsamt zu melden.

Es hat sich bewährt, neben den Fragen zu infektiösen Erkrankungen mithilfe eines Dolmetschers auch anamnestische Angaben zu weiteren Symptomkomplexen zu erheben.

1.1 Anamnese

- Husten (Seit wann? In welcher Frequenz?)
- Auswurf (Blutig? Eitrig? Morgendlich?)
- Gewichtsabnahme (Seit wann? Wie viel? Appetitverlust?)
- Nachtschweiß (Frequenz?)
- Fieber (Seit wann? In welchen Abständen?)
- Hautausschlag (Seit wann? Zusammenhang mit psychischer Belastungssituation? Nach Medikamenteneinnahme?)
- Juckreiz (Welche Körperregionen? Tages- oder Nachtzeit? Sind andere Familienmitglieder betroffen?)
- Durchfall (Seit wann? Frequenz? Blutig/schleimig? Sind andere Familienmitglieder betroffen?)
- psychische Belastung (Erlebtes Trauma? Depressive Verstimmung? Stimmenhören?)

https://doi.org/10.1515/9783110502183-003

- Vorerkrankungen? (Insbesondere infektiöse Erkrankungen: z. B. Tbc, HIV-Erkrankung, Hepatitis; außerdem chronische Erkrankungen: z. B. Diabetes, COPD, kardiale Erkrankungen)
- Familienanamnese? (insb. Tuberkulose)
- Voroperationen?
- Allergien (Medikamente, Nahrungsmittel, Hühnereiweiß)?
- vorhandene medizinische Dokumente? (Impfausweis, alte Arztbriefe, bereits erfolgte Erstaufnahmeuntersuchungen)
- Grundimmunisierung im Heimatland erfolgt? Impfung im Transitland erfolgt? Abstand zur letzten Impfung? Vorangegangene Impfkomplikationen?

Bei Frauen

- Besteht eine Schwangerschaft?
  - Wenn ja, welche Schwangerschaftswoche?
  - Schwangerschaftsvorsorge eingeleitet?
  - Komplikationen bei bisherigen Schwangerschaften?
  - Bei fraglicher Schwangerschaft Angebot eines Schwangerschaftstests (β-hCG im Urin) hinsichtlich der bevorstehenden Impfung bzw. Röntgenuntersuchung

1.2 Orientierende körperliche Untersuchung

- Temperaturmessung
- Inspektion der behaarten Kopfhaut und insbesondere der Haaransatzstellen auf Läuse, Nissen und Kratzspuren (**Kopftuch abnehmen lassen!**)
- Inspektion des Gesichtes und des Retroaurikulärraumes auf Exantheme (Masern, Varizellen, Röteln)
- Inspektion des Mund-Rachen-Raumes auf Ulcera, Lymphknotenvergrößerungen, Soor
- Lymphknotenpalpation (möglicher Hinweis auf Lymphknoten-Tuberkulose?)
  - Lokalisation: retroauriculär, cervical, nuchal, supraclaviculär, inguinal
  - Beschaffenheit: induriert? fluktuierend? verschieblich?
  - Druckdolenz? Rubor? Überwärmung?
- Auskultation, Perkussion der Lunge
- Inspektion der Interdigitalfalten, Handgelenke, Genitalbereich auf Skabies typische Papeln (und Gangstrukturen)
- sichtbare Verletzungszeichen (Trauma, DD häusliche Gewalt?)

1.3 Untersuchung auf infektiöse Lungentuberkulose

Gemäß § 36 Abs. 4 des Infektionsschutzgesetzes haben Personen, die in einer Gemeinschaftsunterkunft untergebracht werden, ein ärztliches Zeugnis darüber vorzulegen, dass bei ihnen keine infektiöse Lungentuberkulose vorliegt [1].

Das folgende praktische Vorgehen wird vorgeschlagen:

- Bei Kindern bis zum vollendeten 15. Lebensjahr empfiehlt die „AWMF-Leitlinie Diagnostik, Prävention und Therapie der Tuberkulose im Kindes- und Jugendalter" eine Diagnostik mittels Tuberkulinhauttest (THT) oder Interferon-Gamma-Release-Assay (IGRA) [2],

> **Cave!**
> Wenn die Infektion weniger als acht Wochen zurückliegt oder eine Miliartuberkulose besteht, können beide Teste negativ ausfallen [3].

- bei Personen ab dem vollendeten 15. Lebensjahr: Röntgen-Thorax-Aufnahme,
- bei Schwangeren: immunologische Diagnostik (IGRA-Test) bzw. bei Symptomatik: ggf. Sputumuntersuchung.

Anamnestische Angaben, die auf eine Tuberkulose deuten können sind:

- bekannter Tuberkulosekontakt,
- Gewichtsverlust,
- persistierender bzw. therapierefraktärer Husten > 2 Wochen Dauer,
- Fieber unklarer Genese (> 38 °C) > 1 Woche,
- persistierende Müdigkeit,
- Herkunft aus einem Land mit hoher Tuberkuloseinzidenz (> 100 pro 100.000 Bewohner) [4],
- entscheidend ist die Dokumentation der erhobenen Befunde, einschließlich einer ärztlichen Festlegung, ob gegen das Unterbringen in einer Gemeinschaftsunterkunft gemäß § 62 AsylG und § 36 IfSG ein Einwand erhoben wird. Der Dokumentationsbogen sollte in Kopie an den Asylsuchenden ausgehändigt werden. Ein Muster-Dokumentationsbogen kann auf der Internetpräsenz des Robert Koch-Instituts heruntergeladen werden.

1.4 Literatur

[1] Robert Koch-Institut (RKI). Erläuterungen zu Vorscreening und Erstaufnahmeuntersuchung für Asylsuchende. 11/2015. Available from: https://www.rki.de/DE/Content/Gesundheitsmonitoring/Gesundheitsberichterstattung/GesundAZ/Content/A/Asylsuchende/Inhalt/Erstaufnahmeuntersuchung.pdf?__blob=publicationFile

[2] Ritz N, Brinkmann F, Feiterna-Sperling C, et al. Arbeitsgruppe AWMF-Leitlinie Diagnostik, Prävention und Therapie der Tuberkulose im Kindes- und Jugendalter unter Federführung der Deutschen Gesellschaft für Pädiatrische Infektiologie. Tuberkulosescreening bei asylsuchenden Kindern und Jugendlichen < 15 Jahren in Deutschland. Stellungnahme der Arbeitsgruppe AWMF-Leitlinie Tuberkulose im Kindes- und Jugendalter: Diagnostik, Prävention und Therapie unter Federführung der Deutschen Gesellschaft für Pädiatrische Infektiologie. Monatsschrift Kinderheilkunde 163. doi: 10.1007/s00112-015-0007-5.

[3] Pfeil J, et al. Empfehlungen zur infektiologischen Versorgung von Flüchtlingen im Kindes- und Jugendalter in Deutschland. Monatsschrift Kinderheilkunde. 2015; 163: 1269–1286. doi: 10.1007/s00112-015-0003-9.

[4] Graham SM, Cuevas LE, Jean-Philipp P, et al. Clinical case definitions for classification of intrathoracic tuberculosis in children: An update. ClinInfectDis. 2015; 61(3): S179–S187.

Silvia Kraatz

2 Impfstatus in den jeweiligen Ländern

Der Impfstatus der in Deutschland eintreffenden Asylsuchenden ist sehr heterogen. In einer Studie an 678 Geflüchteten im Jahr 2015 zeigten 56,3 % bei der Erstaufnahme keinen suffizienten Langzeit-Tetanus-Schutz, 76,1 % keinen suffizienten Schutz gegen Diphtherie [1]. In der gleichen Kohorte wurde in einer separaten Studie eine IgG-Seroprävalenz von 92,6 % für Masern, 89,7 % für Mumps, 97,8 % für Röteln und 96,7 % für Varizellen festgestellt [2]. 18,6 % einer Gesamtpopulation von 793 Migranten waren gegen Hepatitis B geimpft, während bei Kindern unter 15 Jahren (n = 12) nur 50 % einen Impfschutz aufwiesen [3].

In **Syrien** sind die Durchimpfungsraten dank eines vor Beginn des Krieges gut strukturierten und flächendeckenden Gesundheitswesens sehr hoch. Die Impfempfehlungen entsprechen den in Deutschland üblichen Standardimpfungen. Jedoch ist das Gesundheitssystem durch den Krieg nun weitestgehend zusammengebrochen, sodass bei Säuglingen und Kleinkindern nicht mehr von einem ausreichenden Impfschutz ausgegangen werden kann. Hohe Durchimpfungsraten sind darüber hinaus sowohl im **Irak** als auch im **Iran** zu beobachten, auch hier werden die wesentlichen von der Ständigen Impfkommission empfohlenen Standardimpfungen durchgeführt. In **Afghanistan** schwankt die Durchimpfungsrate aus empirischer Sicht je

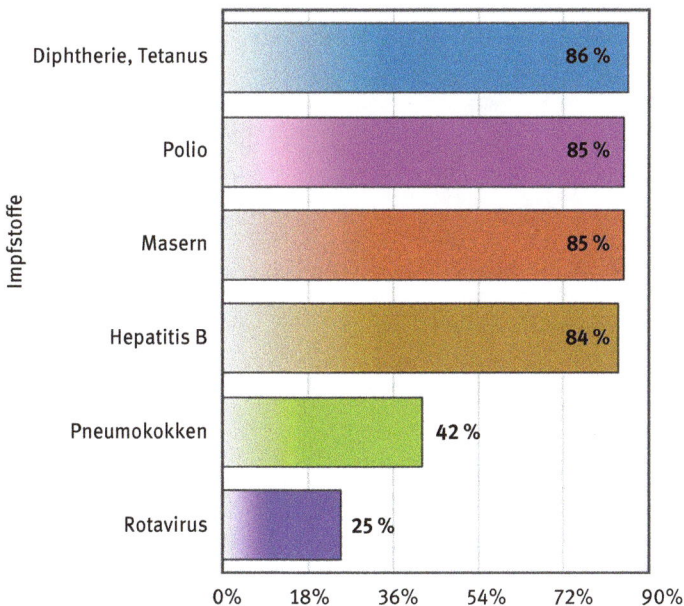

Abb. 2.1: Weltweite Durchimpfungsraten (%) nach Impfung 2016 [4].

https://doi.org/10.1515/9783110502183-004

Masern-Inzidenzraten pro Million Einwohner (Beobachtungszeitraum 12 Monate)
Basierend auf Daten aus Juni 2018, beobachteter Zeitraum: 05/2017 bis 04/2018

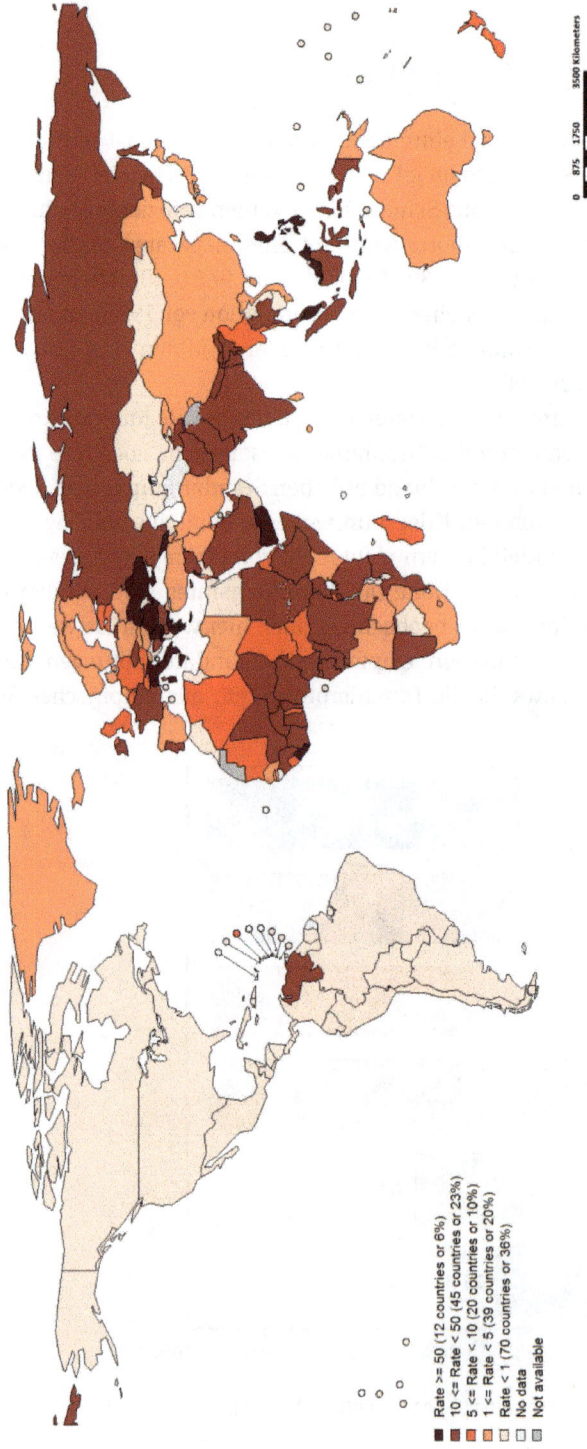

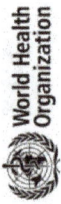

Rate >= 50 (12 countries or 6%)
10 <= Rate < 50 (45 countries or 23%)
5 <= Rate < 10 (20 countries or 10%)
1 <= Rate < 5 (39 countries or 20%)
Rate < 1 (70 countries or 36%)
No data
Not available

World Health Organization

Map production: World Health Organization, WHO, 2018. All rights reserved
Data source: IVB Database

Disclaimer:
The boundaries and names shown and the designations used on this map do not imply the expression of any opinion whatsoever on the part of the World Health Organization concerning the legal status of any country, territory, city or area or of its authorities, or concerning the delimitation of its frontiers or boundaries. Dotted and dashed lines on maps represent approximate border lines for which there may not yet be full agreement.

0   875   1750   3500 Kilometers

Abb. 2.2: World Helath Organisation: globale Masern-Inzidenzraten pro Million Einwohner (Beobachtungszeitraum: 05/2017 bis 04/2018. (Quelle: Global measles and rubella monthly update WHO http://www.who.int/immunization/monitoring_surveillance/burden/vpd/surveillance_type/active/Global_MR_Update_June_2018.pdf?ua=1).

nach urbaner oder ländlicher Herkunft. Zudem werden von den Empfehlungen der STIKO abweichende Impfschemata verwendet (z. B. dreimalige Impfung mit dem Sechsfach-Kombinationsimpfstoff bestehend aus Tetanus, Diphtherie, Pertussis, Polio, Hepatitis B und Hämophilus influenzae B). In **afrikanischen Ursprungsländern** findet sich kein flächendeckendes Impfprogramm. In keinem der genannten Länder wird nach Angaben der WHO standardmäßig gegen Varizellen geimpft, sodass hier eine Impfung bei den Indikationsgruppen dringend nachgeholt werden sollte. Nachfolgende Tabelle der Weltgesundheitsorganisation (Abb. 2.1) zeigt die aktuellen weltweiten Durchimpfungsraten.

Teilweise führen mangelnde Kenntnisse über die Risiken und Nebenwirkungen von Impfungen und ungezielte Ängste in bestimmten Bevölkerungsgruppen zu einer Ablehnung gegenüber Impfungen. In Berlin gab es 2014/2015 einen Masernausbruch mit 1.359 Fällen, 11 % der Betroffenen waren Asylsuchende. Die höchsten Erkrankungsraten fanden sich bei Kindern und Jugendlichen [5, 6]. 2013 verstarben weltweit 82.100 Kinder unter fünf Jahren an den Folgen einer Maserninfektion. Global gesehen bleibt die Maserninfektion damit eine der Haupttodesursachen im Kindesalter, obwohl es sich um eine impfpräventable Erkrankung handelt [7]. Abb. 2.2 zeigt den letzten Stand der globalen Masern-Inzidenzraten. Leider fehlt empirisch gesehen oftmals die zweite Impfung, sodass der Impfschutz unzureichend ist. Jede Erstuntersuchung und jeder nachfolgende Arztbesuch sollten daher genutzt werden, den Impfstatus zu überprüfen, ggf. zu vervollständigen und die Relevanz der Impfung zu verdeutlichen.

Oftmals sind Impfausweise im Herkunftsland oder auf der Flucht verloren gegangen, sodass in vielen Fällen eine erneute Grundimmunisierung nach den Empfehlungen der Ständigen Impfkommission (s. Kap.13) [8] gerechtfertigt ist.

2.1 Literatur

[1] Jablonka A, Behrens GMN, Stange M, et al. Tetanus and diphtheria immunity in refugees in Europe in 2015. Infection. 2016. doi: 10.1007/s15010-016-0934-7.

[2] Jablonka A, Happle C, Grote U, et al. Measles, mumps, rubella, and varicella seroprevalence in refugees in Germany in 2015. Infection. 2016. doi: 10.1007/s15010-016-0926-7.

[3] Hampel A, Solbach P, Cornberg M, et al. Aktuelle Seroprävalenz, Impfstatus und prädiktiver Wert der Leberenzyme für Hepatitis B bei Flüchtlingen in Deutschland. Bundesgesundheitsbl. 2016; 59: 578. doi: 10.1007/s00103-016-2333-8.

[4] Reprinted from World Health Organisation. Media centre: Immunization coverage updated July 2017. http://www.who.int/mediacentre/factsheets/fs378/en/.

[5] Robert Koch-Institut. Epidemiologisches Bulletin. 23. November 2015; Nr. 47–48. Available from: www.rki.de/DE/Content/Infekt/EpidBull/Archiv/2015/Ausgaben/47_48_15.pdf?__blob=publicationFile.

[6] Werber D, Hoffmann A, et al. Large measles outbreak introduced by asylum seekers and spread among the insufficiently vaccinated resident population. Berlin. October 2014 to August 2015.

Eurosurveillance. 2017; 22(34): pii=30599. Available from: www.eurosurveillance.org/images/dynamic/EE/V22N34/art22861.pdf.

[7] Epidemiologischer Wochenbericht für die Berichtswoche 45/2014 über die im Land Berlin gemäß IfSG erfassten Infektionskranktheiten, herausgeben am 13. November 2014.

[8] Robert Koch-Institut Epidemiologisches Bulletin 34. 24. 8. 2017. Available from: https://www.rki.de/DE/Content/Infekt/EpidBull/Archiv/2017/Ausgaben/34_17.pdf?__blob=publicationFile.

3 Infektiologie

Mariana Schürmann, Silvia Kraatz und Joachim Seybold

3.1 Tuberkulose

Mycobacterium tuberculosis wurde erstmals am 24. März 1882 von Robert Koch beschrieben. Er erhielt für seine Forschungsergebnisse 1905 den Nobelpreis für Medizin und Physiologie.

Die Gattung Mycobacterium wird unterteilt in obligat pathogene Mykobakterien und so genannte nichttuberkulöse Mykobakterien (MOTT = Mycobacteria other than tuberculosis), die eher bei immunsupprimierten Patienten oder Patienten mit Lungenvorerkrankungen eine Rolle spielen. Zu den obligat pathogenen Mykobakterien zählen *Mycobacterium-tuberculosis*-Komplex (*M. tuberculosis, M. bovis, M. africanum, M. microti, M. canetti, M. pinnipedii*) und *Mycobacterium leprae*. Tuberkelbakterien sind aufgrund des hohen Wachsanteils ihrer Zellwand besonders säurestabil und durch das intrazelluläre Verweilen in mononukleären Phagozyten weitgehend resistent gegen die antikörpervermittelte Immunreaktion. Die Pathogenese ergibt sich durch die ausgeprägte zellvermittelte Immunantwort, wodurch epitheloidzellige, zentral nekrotisierende Granulome entstehen.

Die Inzidenz der Tuberkulose in Deutschland lag 2016 mit 5915 Fällen um 30 % höher als 2014. Die höchsten Inzidenzraten zeigten sich hierzulande bei 20- bis 24-jährigen Männern. Dabei ist die Inzidenz bei ausländischen Staatsbürgern 19 mal so hoch, wie in der deutschen Bevölkerung. Unter den laut Robert Koch-Institut am häufigsten angegebenen Geburtsländern waren im Jahr 2016: Somalia, Eritrea, Afghanistan, Syrien und Rumänien [1].

Geflüchtete stellen durch den fehlenden Zugang zu medizinischen Strukturen, widrige Fluchtbedingungen, Vertreibung und teils engen Kontakt mit Tuberkulose-(bzw. HIV-Ko-)Erkrankten ein besonders gefährdetes Kollektiv (auch für die MDR-Tuberkulose) dar [2]. In einer 12-monatigen Longitudinalstudie an Flüchtlingen in Deutschland (N = 11.773) zeigten sich im Rahmen des Tuberkulosescreenings 16 radiologisch verdächtige Fälle, elf davon konnten kulturell bestätigt werden. Hieraus ergibt sich eine Prävalenz von 136/100.000 für radiologisch verdächtige Befunde, respektive 93/100.000 für gesicherte Tuberkulosefälle. Die Prävalenz war hier unter Geflüchteten aus Eritrea und ehemaligen Sowjetstaaten vergleichsweise höher als aus den eher häufigen Herkunftsländern Syrien, Afghanistan, Irak, Iran oder Libanon und insgesamt 17,5-mal höher als unter der deutschen Bevölkerung [2].

Aktuell wird weltweit eine Zunahme der resistenten Tuberkulosestämme beobachtet. Laut Angabe der Weltgesundheitsorganisation waren 16 % der 2015 neu diagnostizierten Fälle einer Tuberkulose in Europa resistent gegenüber mindestens 2 Tuberkulostatika der Erstlinie (sog. MDR-Tuberkulose). Unter bereits vorbehandelten Patienten lag die Rate der MDR-Tuberkulose bei 48 % [3]. Osteuropa

https://doi.org/10.1515/9783110502183-005

und Zentralasien weisen derzeit die höchsten Inzidenzraten an MDR-Tuberkulose auf [4].

Die **Infektion** erfolgt durch Inhalation erregerhaltige Aerosole beim Husten und Niesen von Indexpatienten. Die Ansteckungsgefahr ist abhängig von der Bakterienlast in der Ausatemluft, der Kontaktdauer und der Luftzirkulation im Raum. Personen mit „Haushaltskontakt" stecken sich in etwa 30 % der Fälle an. Besonders gefährdet sind Kinder unter fünf Jahren und immunkompromittierte Personen. Bei einmaligem kurzem Kontakt ist das Ansteckungsrisiko dagegen meist sehr gering. Bei knapp 40 % der im Jahr 2016 in Deutschland an Tuberkulose erkrankten Personen lag eine ansteckungsfähige Lungentuberkulose (offene Tuberkulose: mikroskopischer Nachweis säurefester Stäbchen im Sputum/respiratorischem Material) vor [1]. Extrapulmonale Tuberkulosen sind nicht ansteckend, sofern nicht durch Spülungen etc. infektiöses Material in ein Aerosol verwandelt wird. Die Abb. 3.1 zeigt eine Übersicht der verschiedenen Manifestationsformen in Deutschland 2015.

Prozentualer Anteil der Tuberkulose-Organmanifestation nach betroffenem Hauptorgan (N = 5.865)

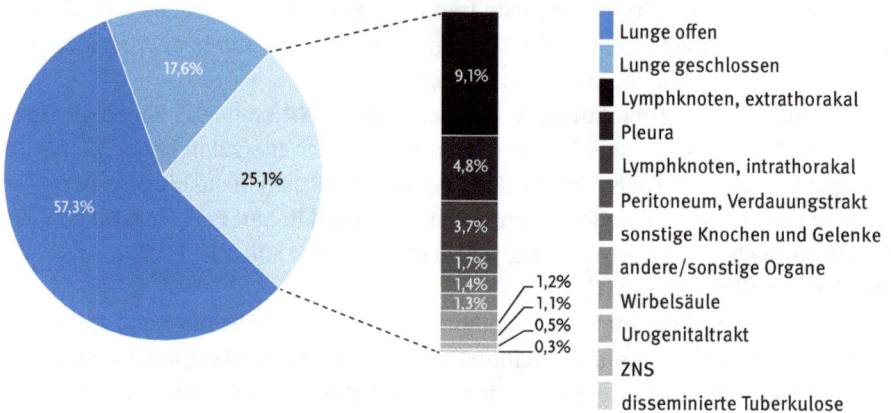

Abb. 3.1: Übersicht über die verschiedenen Manifestationsformen der Tuberkulose in Deutschland 2016 [1].

Schutzmaßnahmen: Unterbringung im Einzelzimmern, ggf. mit raumluft-technischer Anlage. Ein chirurgischer Mund-Nasen-Schutz ist für Patienten mit Lungentuberkulose außerhalb des Patientenzimmers ausreichend. Bei Verdacht auf/oder gesicherter MDR- bzw. XDR-(Extended-drug-resistant-)Tuberkulose sollte der Patient eine FFP-(Filtering-face-piece-)3-Maske ohne Ausatemventil tragen (siehe Abb. 3.2).

Nach Therapieeinleitung und Abgabe von drei mikroskopisch negativen Sputen an drei verschiedenen Tagen kann eine Entisolierung erfolgen (bei MDR-/XDR-Tuberkulose drei kulturell negative Sputen).

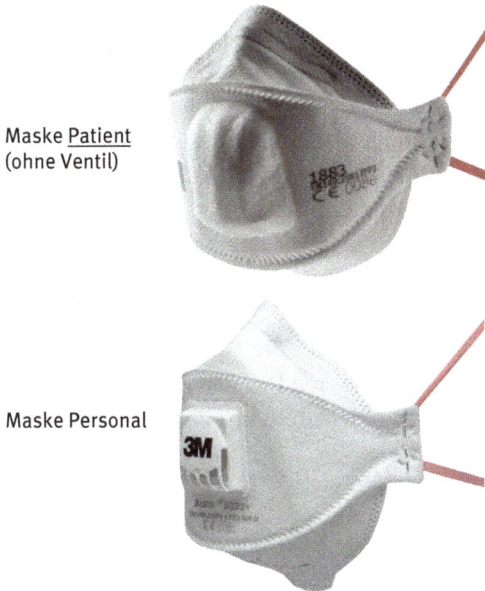

Maske Patient
(ohne Ventil)

Maske Personal

Abb. 3.2: FFP-3-Masken (englisch für „filtering face piece", partikelfiltrierende Maske) (Quelle: Charité Universtitäts-medizin Berlin, Klinik für Infektiologie).

Inkubationszeit: ca. acht Wochen nach Infektion kommt es zur Konversion eines Tuberkulinhauttests (THT) bzw. Interferon-Gamma-Release-Assay-(IGRA-)Tests. Voraussetzung zum Nachweis einer Konversion ist ein negativer THT bzw. IGRA vor Tuberkulosekontakt.

Pathogenese: Gelangen infektiöse Tuberkelbakterien in Form von Aerosolen mit einem Tröpfchendurchmesser von ca. 5 µm in die unteren Atemwege (was nur bei 5–10 % der Kontaktpersonen der Fall ist), werden sie von den Alveolarmakrophagen aufgenommen. Es entsteht eine lokale Entzündung mit Reaktion der zugehörigen Lymphknotenstation (Primärkomplex). Aufgrund der wachshaltigen Zellwand und immunologischer Wechselwirkungen ist eine Abtötung des Tuberkelbakteriums nur schwer möglich. Bei guter Immunlage des Wirtes erfolgt eine Granulombildung (T-Zell-vermittelt) mit Verkapselung des Erregers. In diesen Granulomen könnten die Tuberkelbakterien Jahrzehnte lang überleben oder auch absterben, es wird von einer sogenannten latenten Tuberkulose gesprochen. Etwa 90 % der Personen mit nachgewiesener Tuberkuloseinfektion erkranken nie an einer Tuberkulose.

Etwa 5 % der Patienten entwickeln binnen zwei Jahren nach Tuberkuloseinfektion aufgrund unzureichender Abwehr eine Primärtuberkulose (aktive Tuberkulose).

Diese betrifft meist die Lunge, die mediastinalen Lymphknoten oder ist durch eine einseitige tuberkulöse Pleuritis gekennzeichnet. Die Primärtuberkulose kann symptomarm verlaufen und unerkannt ausheilen. Bei schlechter Abwehrlage kann es aber auch zur lymphogenen und/oder hämatogenen Aussaat kommen (Miliartuberkulose) [5].

Bei weiteren 5 % der Patienten tritt im Laufe des Lebens – meist aufgrund von Immunkompromittierung (Alter, schlechten Lebensbedingungen, Malnutrition, Diabetes mellitus, Alkohol- bzw. Drogenabusus, Schwangerschaft, unbehandelter HIV-Infektion, iatrogen durch Immun- oder Chemotherapie) – eine Reaktivierung einer latenten Tuberkulose (Post-Primärtuberkulose) auf (Abb. 3.3). Diese kann durch lymphogene und/oder hämatogene Aussaat prinzipiell jedes Organ betreffen (extrapulmonale Tuberkulose). Bei Befall mehrerer Organe wird von einer disseminierten Tuberkulose gesprochen. Bei schlechter Abwehrlage ist auch hier eine Miliartuberkulose möglich.

Eine Sonderform der Tuberkuloseerkrankung bildet die Landouzy-Sepsis. Hier kommt es bei Versagen des Immunsystems (insbesondere der T-Zell-vermittelten Abwehr) zu einem schweren septischen Krankheitsbild mit häufig letalem Ausgang.

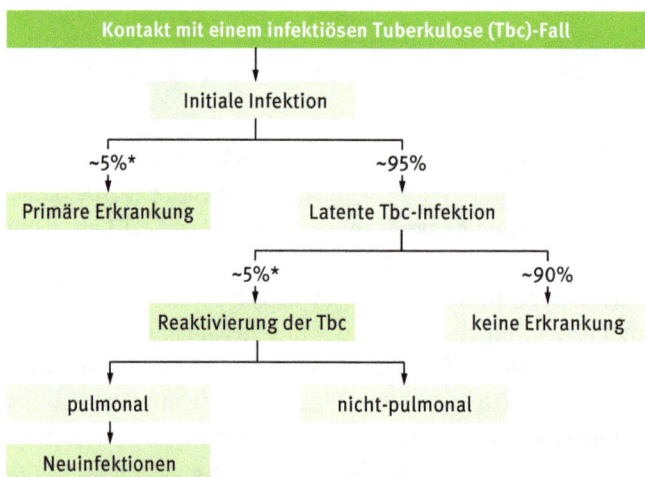

* Die Wahrscheinlichkeit einer Primärerkrankung ist bei Menschen mit schwerer Immundefizienz wie z. B. HIV/AIDS sowie bei Kindern unter 5 Jahren wesentlich höher als 5%.

Abb. 3.3: Verlaufsformen der Tuberkulose. 6th Edition of the Canadian Tuberculosis Standards Government of Canada publications (Quelle: http://publications.gc.ca/collections/collection_2011/aspc-phac/HP40-18-2007-eng.pdf).

Klinik: Die Klinik einer aktiven Tuberkulose reicht von asymptomatischen Fällen bis zu schweren Erkrankungen mit B-Symptomatik (Gewichtsverlust, Fieber, Nachtschweiß, Abgeschlagenheit). Weitere Symptome ergeben sich je nach Organbefall.

Lungentuberkulose: meist Husten (trocken oder produktiv), eher selten Hämoptysen oder Blutbeimengungen im Sputum; Belastungsdyspnoe bei ausgedehnten Veränderungen; Thoraxschmerzen sind bei tiefer Inspiration möglich; radiologische Befunde reichen von dickwandigen Kavernen, über fleckförmigen disseminierten Infiltraten (Abb. 3.4) bis hin zu minimal granulomatösen Veränderungen (Miliartuberkulose bei schlechter Abwehrlage); auskultatorisch zeigen sich oft keine Auffälligkeiten.

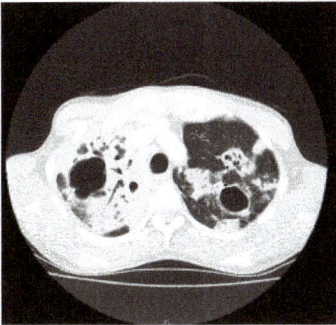 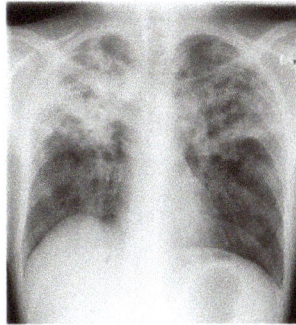

(a)   (b)

Abb. 3.4: Offene kavernöse Lungentuberkulose (Quelle: Charité-Universitätsmedizin Berlin, Medizinische Klinik m. S. Infektiologie und Pneumologie).

Halslymphknotentuberkulose: massive Schwellung der Halslymphknoten binnen weniger Wochen, teils fluktuierend aufgrund Abszedierung, spontane Ruptur nach außen und innen (Cave! Mediastinitis) möglich – charakteristisch ist eine Fistelbildung mit schlechter Heilungstendenz (Abb. 3.5); oft einseitig und mehrere lokale Lymphknoten betreffend; Schmerzen entstehen durch Einengung benachbarter Strukturen. Thrombosen der angrenzenden komprimierten Venen sind möglich.

Tuberkulose der mediastinalen und abdominellen Lymphknoten: Thorax bzw. abdominelle Schmerzen durch Verdrängung benachbarter Strukturen (Abb. 3.6); ggf. Husten/Dyspnoe/Obstipation; bildmorphologisch sind einschmelzende Lymphknoten charakteristisch; Ruptur (Cave! Mediastinitis) möglich.

Klinik der tuberkulösen Spondylodiszitis: lokalisierte Rückenschmerzen, Klopf- und Erschütterungsschmerz, Bewegungseinschränkung; in Bildgebung zunächst Abszess der Bandscheibe mit Zerstörung der angrenzenden Wirbelkörper, Fortleitung des Abszesses in angrenzende Strukturen (z. B. Spondylodiscitis LWK 4/5 mit Psoasabszess → Lasègue-Zeichen positiv), s. Abb. 3.7.

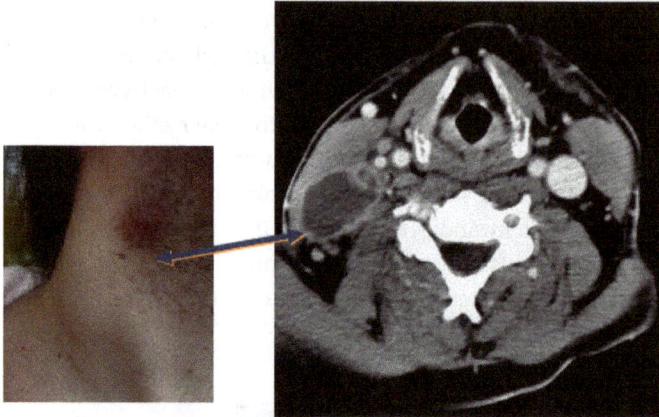

Abb. 3.5: Zervikale Halslymphknotentuberkulose mit Abszedierung (Quelle: Charité Universitätsmedizin Berlin, Klinik für Infektiologie).

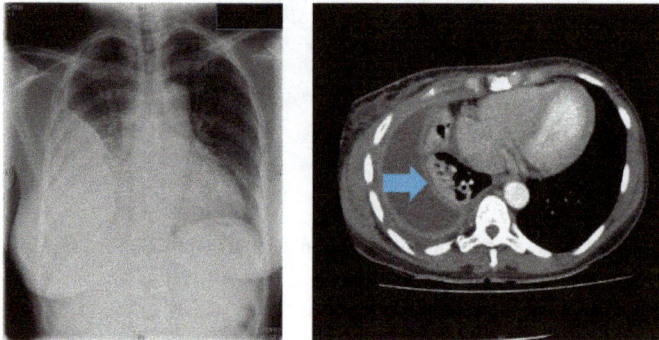

(a)   (b)

Abb. 3.6: Tuberkulöse Pleuritis mit Kontrastmittel-aufnehmender Kapsel: einseitige Thoraxschmerzen, Dyspnoe, Reizhusten; lymphozytäres Exsudat; in Thorakoskopie Granulome der Pleura sichtbar (Quelle: Charité-Universitätsmedizin Berlin, Medizinische Klinik m. S. Infektiologie und Pneumologie).

ZNS-Tuberkulose: epileptische Anfälle (meist fokal), Kopfschmerzen, Somnolenz; in der MRT Zeichen einer basalen Meningitis oder multiple Rundherde verschiedener Lokalisation; im Liquor mäßige lymphozytäre Pleozytose (< 500/µl, stark erniedrigte Glucose, Eiweiß erhöht).

Urogenitaltuberkulose: Unterbauchbeschwerden, Dysurie, Epidydimitis/Adnexitis, unerfüllter Kinderwunsch, Endometritis, Prostatitis, „sterile Leukozyturie".

Tuberkulöse Peritonitis: meist durch hämatogene Streuung verursacht, Klinik: Fieber, Gewichtsverlust, Ascites, Bauchschmerzen, Obstipation; lymphozytäres Punktat, Tuberkel auf dem Peritoneum (DD Peritonealkarzinose).

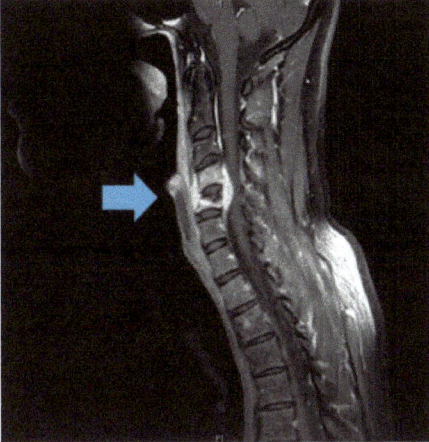

Abb. 3.7: Tuberkulöse Spondylodiscitis, HWK 4/5 mit Abzessbildung (Quelle: Charité-Universitätsmedizin Berlin, Medizinische Klinik m. S. Infektiologie und Pneumologie).

Knochentuberkulose: meist an „Prädilektionsstellen" wie Hüfte, Knie, Schulter; Schmerzen durch osteolytische Knochendestruktion.

Tuberkulöse Perikarditis: Zeichen eines Perikardergusses; im Spätstadium Perikarditis constrictiva.

3.1.1 Diagnostik

Anamnestische Hinweise:
- Tuberkulosefälle im nahen Umfeld oder in der Familie?
- Tuberkulose in der Vorgeschichte?
- Abwehrmindernde Faktoren, wie Malnutrition, Diabetes mellitus, Alkohol- oder Drogenabusus, HIV-Infektion/AIDS, Immunsupression, Schwangerschaft, Kind < 5 Jahre?
- Risiko-Herkunftsland (s. o.)?

Klinische Zeichen:
- Fieber, Nachtschweiß, Gewichtsverlust, Husten.

Körperliche Untersuchung:
Screeningtests:
- Befunde entsprechend Lokalisation der Tuberkulosemanifestation
- Tuberkulin-Hauttest
  - Streng intrakutane Injektion an der Beugeseite des Unterarms mit einer Standarddosis von 0,1 ml (zwei Tuberkulineinheiten); Ablesung nach 72 h, positiv ab einer Induration (nicht Rötung!) > 5 mm.
  - Falsch-positive Ergebnisse durch Kreuzreaktion mit nichttuberkulösen Mykobakterien (MOTT) bzw. nach stattgehabter BCG-Impfung.

- Falsch-negatives Ergebnis unter immunsuppressiver Therapie bzw. bei schwerem, generalisiertem Verlauf (Miliartuberkulose), bis zu sechs Wochen nach Impfung mit einem Lebendimpfstoff, sowie nach kürzlich durchgemachten Virusinfekten wie Mumps, Masern, Röteln, Windpocken.
  - Für Kinder unter fünf Jahren geeignet.
  - Sensitivität bis 71,5 %.
- Interferon-Gamma-Release-Assay (IGRA),
  - Prinzip: Freisetzung von Interferon-gamma bei Stimulation von T-Lymphozyten mit Tuberkuloseantigen.
  - QuantiFERON®-Test: ELISA-Verfahren (Sensitivität 84,5 %), T-Spot®-Test: ELISPOT®-Technologie (Sensitivität 88,5 %) [6], Sensitivität in Hochprävalenzgebieten schlechter.
  - Für Personen ab fünf Jahren geeignet.
  - Vorteil: keine falsch-positiven Ergebnisse durch MOTT (Mycobacteria other than tuberculosis) oder BCG-Impfung.
  - Nachteil: Blutproben müssen innerhalb von 16 Stunden weiterverarbeitet werden.
- Für beide Verfahren gilt:
  - Keine Unterscheidung zwischen latenter und aktiver Tuberkulose, somit nicht zur Diagnose einer aktiven Tuberkulose geeignet.

Röntgen-Thorax:
- Nach § 36 Abs. 4 des Infektionsschutzgesetzes (IfSG) sollen Flüchtlinge oder Asylsuchende über 15 Jahre vor Aufnahme in Gemeinschaftseinrichtungen einen Röntgen-Thorax zum Ausschluss einer ansteckenden Lungentuberkulose erhalten [7].
- Sensitivität 87 %, Spezifität 89 % [7].
- Auch ein unauffälliger Röntgen-Thorax schließt eine offene Tuberkulose nicht aus (Miliartuberkulose, Bronchustuberkulose).
- Auch Schwangere mit hochgradigem Verdacht auf Tuberkulose sollen einen Röntgen-Thorax erhalten [8].

Materialgewinnung:
- Goldstandard! Immer Materialgewinnung vor Therapiebeginn anstreben: Sputum, Tracheal- oder Bronchialsekret, Nüchtern-Magensaft (Kinder, die nicht abhusten können), Biopsiematerial, Urin, Cervixabstrich (während Mensis), ggf. Stuhl (hohe Spezifität, aber sehr variable Sensitivität von 20–80 %) – möglichst Gewinnung von drei Proben an 2–3 aufeinanderfolgenden Tagen [9].
- Färberischer Nachweis von säurefesten Stäbchen und Anlage von Kulturen in Flüssig-(sechs Wochen Bebrütungszeit) oder Festmedien (acht Wochen Bebrütungszeit).

- Zur Abgrenzung von nichttuberkulösen Mykobakterien bzw. bei mikroskopisch negativem Befund und weiter bestehendem hochgradigen Verdacht (z. B. bei Immunsuppression) Nukleinsäureamplifikationstechniken (z. B. PCR). Cave! Auch bei behandelter Tuberkuloseinfektion kann ein Positivbefund bis zu einem Jahr persistieren.
- Schnellresistenzverfahren (PCR-basiert) können die wichtigsten Resistenzen (Rifampicin und Isoniazid – in weiterem Schritt auch Aminoglykoside, Fluorchinolone und ggf. Ethambutol) weitestgehend ausschließen.

> **Cave!**
> Jedem Tuberkulosepatienten sollte zusätzlich ein HIV-Test angeboten werden. Es empfiehlt sich außerdem der Ausschluss einer chronischen Hepatitis B/C.

3.1.2 Therapie

> Die Therapie der Tuberkulose sollte immer durch erfahrene Pneumologen bzw. Infektiologen erfolgen.

Tab. 3.1: Übersicht Standardtherapie [10].

	Dosis (Minimal- bis Maximaldosierung), ggf. abweichend bei MDR/XDR-Tb	Einnahmedauer	
Isoniazid + Pyridoxin	5 mg/kg KG (200–300 mg)	Initialphase, 2 Monate: Rifampicin + Isoniazid + PZA + EMB	Kontinuitätsphase, 4 Monate: Rifampicin + Isoniazid
Rifampicin	10 mg/kg KG (450–600 mg)		
Pyrazinamid	25 mg/kg KG (1500–2500 mg)		
Ethambutol	15 mg/kg KG (800–1600 mg)		

- Die Einnahme aller Medikamente erfolgt einmal täglich zeitgleich nach leichtem Frühstück (Vermeiden fetthaltiger Nahrungsmittel).
- Die intermittierende Gabe (Montag/Mittwoch/Freitag) wird in Deutschland nicht empfohlen.
- Einnahmeunterbrechungen von mehr als zwei Monaten gelten als Therapieabbruch.

> **Tipp**
> Tablettenmuster zur Anschauung bereithalten und mit Patienten besprechen. Bei Kontrolluntersuchung von Patienten die eingenommenen Tabletten zeigen lassen (Wiedererkennung), ggf. Restmedikation nachzählen.

Wechselwirkungen mit anderen Medikamenten sind zu beachten: Rifampicin ist ein Induktor, Isoniazid kann ein Inhibitor der CYP-Isoenzyme sein, sodass die Serumspiegel vieler Medikamente beeinflusst werden. Dies spielt insbesondere bei HIV-Koinfektion und Organtransplantierten eine entscheidende Rolle. Weitere Informationen zu Medikamenteninteraktionen sind unter folgenden Seiten zu finden [11]:
- App Arzneicheck® der ifap GmbH
- www.cdc.gov/tb/publications/guidelines/TB_HIV_Drugs/default.htm
- www.hiv-druginteractions.org/

3.1.2.1 MDR-/XDR-Tuberkulose
MDR-(Multi-Drug-resistant-)Tuberkulose: Resistenz gegen Isoniazid und Rifampicin. XDR-(Extended-Drug-resistant-)Tuberkulose: Resistenz gegen Isoniazid und Rifampicin und zusätzlich gegen mindestens ein Fluorochinolon und mindestens eines der injizierbaren Medikamente (Kanamycin, Capreomycin, Amikacin).

Besonders hohe Prävalenz in NUS-Staaten[1] (12,9 % vs. 0,6 % bei in Deutschland geborenen Patienten), aber auch Indien und China [12]. 2015 gab es weltweit 480.000 Fälle von MDR-Tuberkulose, davon 9,7 % XDR [13].

> Die Therapie der MDR-/XDR-Tuberkulose sollte ausschließlich durch in der Tuberkulosebehandlung besonders erfahrene Ärzte erfolgen.

Zur Verfügung stehen folgende Medikamente, die über einen Zeitraum von ca. 20 Monaten verabreicht werden [10]:
- injizierbare Medikamente: Amikacin, Kanamycin (nicht in Deutschland erhältlich), Capreomycin (in den ersten acht Monaten verabreicht),
- Fluorochinolone: Moxifloxacin oder Levofloxacin,
- Medikamente mit gesicherter Wirkung: Protionamid, Terizidon, Para-Aminosalicylsäure (PAS),
- Medikamente mit unklarem Wirkmechanismus: Clofazimin, Linezolid, Amoxicillin/Clavulansäure, Clarithromycin, Imipenem,
- seit 2014 zur Behandlung der MDR-Tuberkulose zugelassen: Delamanid, Bedaquilin.

3.1.2.2 Kontrolluntersuchungen/Nebenwirkungen
Kontrolle von Blutbild, Transaminasen und Nierenfunktion initial nach zwei, vier und acht Wochen, dann alle vier Wochen. Ein Anstieg der Transaminasen auf das 3-Fache

---

1 Neue unabhänige Staaten Armenien, Aserbaidschan, Belarus/Weißrussland, Georgien, Kasachstan, Kirgisistan, Moldau, Russland, Tadschikistan, Turkmenistan, die Ukraine und Usbekistan.

der oberen Norm kann toleriert werden, erfordert aber engmaschigere Kontrollen, ab einem Anstieg über das 5-Fache der oberen Norm sollte die antituberkulöse Therapie pausiert werden.

Tipp

Bestimmung der Harnsäure im Plasma – erhöhte Werte weisen auf Compliance bei Pyrazinamid-Einnahme hin; etwa 2–4 Stunden nach Rifampicin-Einnahme färbt sich der Urin orange (Farbstoff zur Prüfung der Compliance).

Übelkeit und abdominelle Beschwerden sind eine häufige Nebenwirkung. Gegebenenfalls sollte eine symptomatische Therapie mit Metoclopramid (MCP) oder Pantoprazol (versetzte Einnahme zu antituberkulöser Therapie) erfolgen.

Bei schwerer Thrombopenie, Leukopenie und hämolytischer Anämie sollte die Therapie zunächst abgesetzt werden (Ursache meist Rifamycine).

Allergische Hautreaktionen sind häufig und können unter allen antituberkulösen Medikamenten auftreten. Sie können mit Antihistaminika/topischen Kortikosteroiden behandelt werden, in schweren Fällen muss die Therapie umgestellt werden.

Vor Ethambutol-Therapie ist eine augenärztliche Untersuchung anzustreben, Verlaufskontrollen erfolgen alle vier Wochen mit der Frage nach Optikus-Neuritis. Sofortiges Absetzen bei Visuseinschränkung (Rot-grün-Schwäche und Einschränkungen der Perimetrie oft erstes Zeichen).

Gelegentlich können weitere Neuropathien (auch verursacht durch Isoniazid) auftreten. Auf Verordnung des Kombinationspräparates mit Pyridoxin ist zu achten, ggf. Versuch der hochdosierten Substitution von Pyridoxin.

Audiometrie initial und dann alle vier Wochen, sofern Aminoglykoside verabreicht werden.

EKG initial und dann alle vier Wochen bei Einsatz von Fluorchinolonen zur Bestimmung der QTc-Zeit.

Sputumkontrollen bei aperter Lungentuberkulose (Mikroskopie und Kultur) bei jeder Vorstellung, sofern möglich. PCR-Untersuchungen als Verlaufskontrollen sind nicht hilfreich (Abhusten abgetöteter Erreger).

Radiologische Verlaufskontrollen nach vier und acht Wochen und mindestens zum Therapieende. Nachkontrollen nach Therapieabschluss zu Monat 3, 6, 12 und 24.

Bei fragwürdiger Compliance (Spiegelkontrollen von Rifampicin und Isoniazid 2–4 Stunden nach Einnahme, Überprüfung der verbrauchten Medikamente aus dem verordneten Medikamentenstand – Packungen mitbringen lassen) sollte eine Einnahmeüberwachung (DOT = directly observed therapy), ggf. über eine Hauskrankenpflege, erfolgen. Wiederzulassung zu Gemeinschaftseinrichtungen nach drei mikroskopisch negativen Sputumproben (bei MDR-/XDR-Tuberkulose nach Abgabe von drei kulturell negativen Sputumproben).

Die Untersuchung von Kontaktpersonen und ggf. die Suche nach Indexpatienten erfolgt durch die zuständigen Gesundheitsbehörden. Kinder unter fünf Jahren sind hochgradig ansteckungsgefährdet und sollten auf jeden Fall untersucht werden, da die klinischen Symptome oft gering und unspezifisch ausfallen [17] (vgl. Kap. 11.2).

3.1.2.3 Meldevorschriften

Dem Gesundheitsamt werden gemäß § 6 Abs. 1 Nr. 1 IfSG die Erkrankung und der Tod an einer behandlungsbedürftigen Tuberkulose, **auch wenn kein mikrobiologischer Keimnachweis vorliegt,** sowie gemäß § 7 Abs. 1 IfSG der direkte Nachweis von *Mycobacterium tuberculosis/africanum* und *M. bovis* sowie nachfolgend das Ergebnis der Resistenzbestimmung und vorab auch der Nachweis säurefester Stäbchen im Sputum namentlich gemeldet [12]. Bei Einleitung einer antituberkulösen Therapie erfolgt eine Meldung durch den behandelnden Arzt an die zuständige Behörde (in Berlin: Zentrum für tuberkulosekranke und gefährdete Menschen, Fax: 902964979).
- https://www.berlin.de/lageso/_assets/gesundheit/publikationen/ arztmeldebogen.pdf

3.1.3 Weiterführende Adressen

- www.explaintb.org/: App in vielen Sprachen zur Patienteninformation
- www.pneumologie.de/dzk/files/TBC-Infoschrift_Nr.7_A5%20final.pdf?cntmark: Was man über Tuberkulose wissen sollte – eine Informationsschrift für Patienten und Angehörige
- www.pneumologie.de/dzk/: Deutsches Zentralkomittee zur Bekämpfung der Tuberkulose

Mariana Schürmann, Silvia Kraatz und Joachim Seybold
3.2 Humanes Immunodefizienz-Virus (HIV)

Die Humanen Immundefizienz-Viren (HIV) sind lymphotrope Lentiviren aus der Familie der Retroviren. HIV wird differenziert in HIV-1 und HIV-2, die jeweils weiter in verschiedene Subtypen unterteilt werden. Der Anteil HIV-2-Infizierter liegt in Deutschland unter 0,5 % aller HIV-positiven Menschen.

3.2.1 Epidemiologie

Nach Schätzungen von UNAIDS und der WHO lebten Ende 2014 etwa 36,9 Millionen Menschen weltweit mit einer HIV-Infektion oder AIDS. Davon waren 50 % Frauen. In Deutschland lebten Ende 2014 etwa 83.400 Menschen mit AIDS/HIV.

Zu den so genannten Hochprävalenzregionen, in denen mehr als 1 % der erwachsenen Bevölkerung infiziert ist, zählen derzeit alle Länder in Subsahara-Afrika, große Teile der Karibik und einige Länder in Südostasien. Außerdem steigen die Zahlen von HIV-Infektionen in Osteuropa drastisch an. In den am stärksten betroffenen Regionen im südlichen Afrika werden Prävalenzen bis zu 40 % in der erwachsenen Bevölkerung erreicht.

Bisher zeigt sich eine niedrige Seroprävalenz von HIV bei Flüchtlingen [18, 19]. Sie hängt jedoch vom Herkunftsland ab. Die Erkrankung wird häufig spät entdeckt, da vor dem Hintergrund einer ausgeprägten Angst vor Diskriminierung oder Ausweisung Symptome oder eine bereits bekannte Erkrankung oft nicht in der Anamnese angegeben werden. Die verspätete Diagnosestellung kann jedoch schwere Komplikationen nach sich ziehen. Ein generelles Screening auf HIV wird aufgrund der niedrigen Seroprävalenzen nicht empfohlen [18].

3.2.2 Übertragung

HIV wird durch Blut und andere infektiöse Körperflüssigkeiten, im Wesentlichen Sperma, Vaginalsekret und den Flüssigkeitsfilm der Darmschleimhaut übertragen. Möglich ist auch eine parenterale Übertragung über infizierte Spritzen („needle sharing"). Übertragungen von der Schwangeren auf ihr Kind sind kurz vor, häufiger aber während der Geburt möglich. Nach der Geburt kann die Infektion durch das Stillen übertragen werden. Schleimhautläsionen sind für eine Übertragung keine Voraussetzung, können diese aber begünstigen.

> **Cave!**
> Lokale Faktoren, wie gleichzeitig vorliegende, andere sexuell übertragbare Infektionen, können sowohl die Infektiosität als auch die Empfänglichkeit deutlich steigern und stellen damit wichtige Ko-Faktoren für eine Übertragung von HIV dar.

Inkubationszeit: 2–10 Wochen

3.2.3 Verlauf

Meist zwei bis drei Wochen nach der Infektion tritt bei etwa einem Drittel der Infizierten ein unspezifisches akutes Krankheitsbild im Sinne eines viralen Infektes auf (Fieber, Halslymphknotenschwellung, feinfleckiges Exanthem, vgl. Abb. 3.8).

Jeder Infizierte ist lebenslang potenziell ansteckungsfähig. Die Infektiosität ist in den ersten Wochen nach der Infektion besonders hoch. Danach sinkt die Ansteckungsfähigkeit in der Regel und nimmt bei fortgeschrittenem Immundefekt und dem Auftreten klinischer Symptome wieder zu.

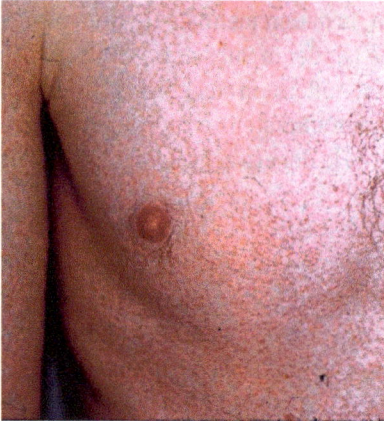

Abb. 3.8: Exanthem bei akuter HIV-Infektion.

Ziel sollte eine möglichst frühzeitige Diagnosestellung sein, um eine erhöhte Morbidität und Mortalität sowie Übertragung zu verhindern (etwa 50 % der HIV-Patienten werden erst aufgrund des fortgeschrittenen Immundefektes diagnostiziert, so genannte „late presenter").

3.2.4 HIV-Test

Die Diagnostik der HIV-Infektion stützt sich primär auf einen Suchtest (Nachweis spezifischer Antikörper mittels ELISA). Dieser erfasst HIV-1 und HIV-2. Im Labor durchgeführte HIV-Teste und Schnellteste der vierten Generation ermitteln das p24-Antigen, welches ab etwa zwei Wochen nach Infektion nachweisbar ist. HIV-spezifische Antikörper sind nach vier Wochen in 60–65 %, nach sechs Wochen in 80 %, nach acht Wochen in 90 % und nach zwölf Wochen in 95 % der Fälle nachweisbar [20].

Bei einem positiven Suchtest erfolgt ein Bestätigungstest – entweder mittels Nachweis von Virusantigen (Western-/Immunoblot) oder durch Bestimmung viraler Nukleinsäuren (PCR) (Stufendiagnostik) [21]. Im Falle eines positiven Suchtests und negativen Western blot handelt es sich entweder um einen falsch-positiven Suchtest oder aber um eine akute HIV-Infektion, sodass bei entsprechenden Risikofaktoren die HIV-PCR bestimmt werden sollte. Anderenfalls sollte der HIV-Test in 8–12 Wochen wiederholt werden.

Vor Durchführung eines HIV-Tests muss der Patient aufgeklärt und ein schriftliches Einverständnis eingeholt werden. Ein HIV-Test ist keine Leistung der gesetzlichen Krankenkassen, wird bei Verdacht auf das Vorliegen einer HIV-Infektion aber erstattet.

Meldepflicht laut IfSG: Gemäß § 7 Abs. 3 IfSG ist der direkte oder indirekte Nachweis von HIV nichtnamentlich direkt an das Robert Koch-Institut (RKI) zu melden. Primär meldepflichtig ist das diagnostizierende Labor, welches dem einsendenden

Arzt einen Durchschlag des Meldebogens schickt. Der einsendende Arzt ist verpflichtet, dem Labor nicht zur Verfügung stehende demographische, anamnestische und klinische Angaben auf dem Meldebogen zu ergänzen und den so vervollständigten Meldebogen direkt an das Robert Koch-Institut zu senden.

3.2.5 Wer sollte getestet werden?

Personen aus Risikogruppen (Herkunft aus Hochprävalenzregionen, Männer, die Sex mit Männern haben [MSM], i. v. Drogenabhängige) sollte großzügig ein HIV-Test angeboten werden. Bei Patienten, bei denen eine sexuell übertragbare Erkrankung diagnostiziert wurde (Gonorrhoe, Syphilis, Chlamydieninfektion, genitaler Herpes, Hepatitis B/C), sollte unbedingt ein HIV-Test erfolgen. Ebenso wird ein HIV-Test bei Diagnose einer aktiven Tuberkulose empfohlen. Außerdem sieht die Mutterschutzrichtlinie die Aufklärung über die Möglichkeit eines HIV-Tests bei allen Schwangeren vor. Es wird nur die erfolgte Aufklärung im Mutterpass dokumentiert, nicht der durchgeführte Test und auch nicht das Testergebnis. Deshalb sollte im Zweifelsfall gezielt nachgefragt oder der Test nochmals angeboten werden.

Bei Patienten mit so genannten Indikatorerkrankungen (in > 0,1 % der Fälle besteht eine HIV-Erkrankung) liegt oft ein fortgeschrittener Immundefekt vor. Deshalb sollte auf diese Zeichen geachtet und ein HIV-Test angeboten werden:

- unklarer Gewichtsverlust von > 10 % des ursprünglichen Körpergewichts,
- unklare, anhaltende Diarrhöen > 30 Tage (mindestens zwei Stuhlgänge pro Tag),
- unklares Fieber über einen längeren Zeitraum,
- anhaltende unklare Halslymphknotenschwellung,
- enoraler Soor (weißliche abstreifbare Beläge, pelziges Gefühl, Geschmacksstörungen, Brennen bei sauren Getränken, ggf. Schmerzen beim Schlucken) (siehe Abb. 3.9),
- orale Haarleukoplakie an lateralen Zungenrändern (Präkanzerose, schmerzlos) (siehe Abb. 3.10),

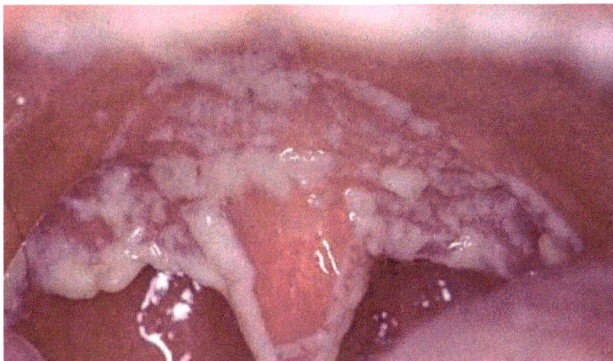

Abb. 3.9: Soor der Mundschleimhaut bei HIV-Erkrankung.

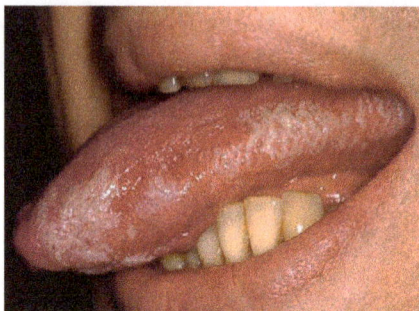

Abb. 3.10: Haarleukoplakie bei HIV-Erkrankung.

- seborrhoische Dermatitis (schuppende Rötung insbesondere im Nasolabial- und Stirnbereich, an der Nasenwurzel),
- Herpes zoster (streng dermatombezogene vesikuläre Effloreszenzen, später Verschorfung, oft sehr berührungsempfindlich und schmerzhaft),
- lang anhaltender (> 1 Monat) ausgedehnter bzw. rezidivierender Herpes simplex,
- Zervixkarzinom, Analkarzinom,
- Kaposi-Sarkom (auf Lymphspalten bezogene leicht erhabene, livide bis bräunliche Hautveränderung, nur aufgrund der Lokalisation schmerzhaft – z. B. Fußsohle, auch Schleimhautbefall enoral, gastrointestinal und pulmonal möglich) (siehe Abb. 3.11).

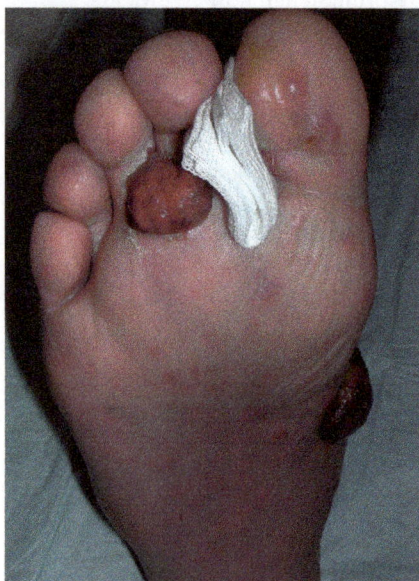

(a)

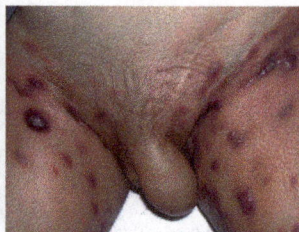

(b)

Abb. 3.11: Kaposi-Sarkome (a, b).

3.2.6 Wenn der HIV-Test positiv ausfällt

Eine HIV-Infektion stellt heutzutage in Deutschland eine gut behandelbare chronische Erkrankung dar. Die Lebenserwartung entspricht sehr wahrscheinlich der nichtinfizierter Personen. Familienplanung ist unter antiretroviraler Therapie und medizinischer Kontrolle gut möglich. Eine Übertragung auf das Baby ist unter regelmäßiger medizinischer Kontrolle nahezu ausgeschlossen. HIV-positiven Müttern wird das Stillen jedoch nicht empfohlen. In Alltagssituationen besteht kein Ansteckungsrisiko für andere Menschen, da HIV nur durch Blut und Geschlechtsverkehr übertragen wird. Allerdings sollte z. B. auf die alleinige Nutzung von Rasierern und Zahnbürsten geachtet werden. Juristisch gesehen, besteht keine Auskunftspflicht gegenüber anderen Personen, auch nicht gegenüber dem Partner, dem Arbeitgeber oder anderen Ärzten. Auch der behandelnde Arzt darf den Partner nicht über die Infektion seines Patienten in Kenntnis setzen. Wegen der starken Stigmatisierung sollte sich der Infizierte gut überlegen, mit wem er über seine Situation reden möchte. Allerdings darf der HIV-Positive andere nicht fahrlässig gefährden (Nutzung von Kondomen). Bei Diagnosestellung sollte gemeinsam überlegt werden, welche Personen exponiert waren und wer informiert und getestet werden sollte. Das betrifft in jedem Fall die Kinder HIV-positiver Mütter!

3.2.6.1 Weitere Diagnostik

Bei Patienten mit nachgewiesener HIV-Infektion sollten die Anzahl der CD4-Helferzellen und die HIV-Viruslast (quantitative HIV-RNA mittels PCR) bestimmt werden, um das Ausmaß des Immundefektes abschätzen und somit das Stadium der HIV-Infektion festlegen zu können. Außerdem ist ein Differentialblutbild vorzunehmen, Leber-/Nierenparameter, LDH sowie Diabetesparameter sind zu ermitteln sowie eine Urindiagnostik und eine komplette körperliche Untersuchung durchzuführen. Des Weiteren sollten andere sexuell übertragbare Erkrankungen (Syphilis, Hepatitis B/C) abgeklärt und der Impfstatus erhoben werden. Bei fortgeschrittener HIV-Infektion werden zusätzlich Toxoplasmose-Serologie, Kryptokokken-Antigen, ggf. augenärztliche Untersuchung, Stuhldiagnostik, Röntgen-Thorax und Abdomensonographie empfohlen.

Aufgrund der zunehmenden Resistenzraten (in Deutschland sind bei ca. 10 % primäre Resistenzen zu erwarten) sollte vor Therapieeinleitung zusätzlich ein genotypischer Resistenztest erfolgen [22].

3.2.6.2 Stadieneinteilung

Anhand der erhobenen Befunde wird eine HIV-Infektion in die Kategorie A (asymptomatische HIV-Infektion), B (symptomatische HIV-Infektion) oder C (Auftreten AIDS-

definierender Erkrankungen) eingeteilt. Parallel hierzu wird die CD4-Helferzellzahl beurteilt.
- Kategorie 1: CD4 > 500/µl,
- Kategorie 2: CD4 200–500/µl,
- Kategorie 3: CD4 < 200/µl.

Kategorie A

Asymptomatische HIV-Infektion
- akute, symptomatische (primäre) HIV-Infektion,
- persistierende generalisierte Lymphadenopathie (LAS).

Kategorie B

Krankheitssymptome oder Erkrankungen, die nicht in die Kategorie C fallen, dennoch aber der HIV-Infektion ursächlich zuzuordnen sind oder auf eine Störung der zellularen Immunabwehr hinweisen.

Hierzu zählen:
- bazilläre Angiomatose,
- Entzündungen des kleinen Beckens, besonders bei Komplikationen eines Tuben- oder Ovarialabszesses,
- Herpes zoster bei Befall mehrerer Dermatome oder nach Rezidiven in einem Dermatom,
- idiopathische thrombozytopenische Purpura,
- konstitutionelle Symptome wie Fieber über 38,5 °C oder eine > 1 Monat bestehende Diarrhö,
- Listeriose,
- orale Haarleukoplakie (OHL),
- oropharyngeale Candidose,
- vulvovaginale Candidose, die entweder chronisch (> 1 Monat) oder nur schlecht therapierbar ist,
- zervikale Dysplasien oder Carcinoma in situ,
- periphere Neuropathie.

Kategorie C

AIDS-definierende Erkrankungen
- Candidose von Bronchien, Trachea oder Lungen,
- Candidose, ösophageal,
- CMV-Infektionen (außer Leber, Milz, Lymphknoten),
- CMV-Retinitis (mit Visusverlust),
- Enzephalopathie, HIV-bedingt,

- Herpes-simplex-Infektionen: chronische Ulzera (> 1 Monat bestehend; oder Bronchitis, Pneumonie, Ösophagitis),
- Histoplasmose, disseminiert oder extrapulmonal,
- Isosporiasis, chronisch, intestinal, > 1 Monat bestehend,
- Kaposi-Sarkom,
- Kokzidioidomykose, disseminiert oder extrapulmonal,
- Kryptokokkose, extrapulmonal,
- Kryptosporidiose, chronisch, intestinal, > 1 Monat bestehend,
- Lymphom, Burkitt,
- Lymphom, immunoblastisches,
- Lymphom, primar zerebral,
- *Mycobacterium avium complex* oder *M. kansasii*, disseminiert oder extrapulmonal,
- Mycobacterium, andere oder nicht identifizierte Spezies disseminiert oder extrapulmonal,
- Pneumocystis-Pneumonie,
- Pneumonien, bakteriell rezidivierend (> 2 innerhalb eines Jahres),
- progressive multifokale Leukoenzephalopathie,
- Salmonellen-Septikämie, rezidivierend,
- Tuberkulose,
- Toxoplasmose, zerebral,
- Wasting-Syndrom,
- Zervixkarzinom, invasiv.

(in Anlehnung an [20])

Es ergeben sich also die Stadien A1 bis C3 nach CDC [23].

3.2.7 Häufige AIDS-definierende Erkrankungen (meist so genannte „late presenter")

Pneumocystis-irovecii-Pneumonie (früher: Pneumocystis carinii PCP): über mehrere Tage bis Wochen langsam zunehmende Verschlechterung des Allgemeinzustandes mit subfebrilen Temperaturen, trockenem Husten und progredienter Belastungsdyspnoe, meist auch enoraler Soor; Auskultation unauffällig, Röntgen-Thorax: beidseits perihiläre Zeichnungsvermehrung.

Zerebrale Toxoplasmose: binnen weniger Tage Entwicklung fokaler neurologischer Defizite wie Lähmungen, Sensibilitäts- oder Sprachstörungen je nach Lokalisation, plötzlich auftretende epileptische Anfälle, Wesensveränderungen; im CCT meist mehrere ringförmig Kontrastmittel aufnehmende Herde.

Soorösophagitis: retrosternales Brennen/Schmerzen insbesondere bei Nahrungsaufnahme, Schluckstörungen, meist auch enoraler Soor.

Kaposi-Sarkom: siehe Abb. 3.11.

CMV-Retinitis: relativ akute Visusstörungen (Schleiersehen, schwarze Punkte o. ä.), umgehende ophthalmologische Vorstellung – durch adäquate Therapie kann Verlauf gestoppt werden, Schäden bleibend, bei Therapieverzögerung droht Erblindung.

Kryptokokkose: Encephalitis (massive Kopfschmerzen, Fieber, Bewusstseinsstörungen, Hirndruckzeichen, Hirnnervenausfälle), auch Lungen- und Lymphknotenbefall möglich; Kryptokokken-Ag im Serum/Liquor positiv.

3.2.8 Therapie

> Die Therapie einer HIV-Infektion gehört in die Hand eines erfahrenen, infektiologisch geschulten Arztes.

Eine antiretrovirale Therapie (ART) sollte allen chronisch infizierten Erwachsenen, unabhängig von der CD4-Helferzellzahl, empfohlen werden (EACS-Guidelines). Die Dringlichkeit des Therapiebeginns hängt von der Höhe der CD4-Helferzellen ab. Unterhalb einer CD4-Helferzellzahl < 350/µl oder bei hoher HI-Viruslast > 100.000 cop./ml sollte auf einen ART-Beginn gedrungen werden. Patienten mit HIV-assoziierten Symptomen, chronischen Komorbiditäten und Schwangere bedürfen in jedem Fall einer ART [24].

Eine ART besteht in der Regel aus einer Kombination von zwei NRTI (Nukleosidaler Reverse-Transkriptase-Hemmer) und entweder einem NNRTI (Nichtnukleosidaler Reverse-Transkriptase-Hemmer) oder einem mit Ritonavir oder Cobicistat geboosteten PI (Proteasehemmer) oder einem INSTI (Integrasehemmer) (Tab. 3.2). Die Auswahl wird gemeinsam mit dem Patienten nach Kriterien wie Therapieadhärenz (Resistenzbarriere), Einnahmemodalitäten (Nahrungsaufnahme, einmal tägliches Regime), zu erwartende Nebenwirkungen, Begleiterkrankungen (Dosisanpassung bei Niereninsuffizienz), Begleitmedikation, Drogenkonsum, Kinderwunsch, Liquorgängigkeit etc. getroffen. Zwei bis drei Wochen nach Therapiebeginn erfolgt eine Verträglichkeitskontrolle mit Bestimmung von Blutbild, Leber-/Nierenparameter, CK, Lipase und Urin-Stix.

Durch die antiretrovirale Therapie (ART) soll die HIV-Vermehrung unterdrückt werden, sodass sich das Immunsystem erholen und selbst wieder die Kontrolle über HIV-assoziierte Erkrankungen übernehmen kann.

Die CD4-Helferzellzahl und die HIV-RNA sollten bei Diagnosestellung (vor Therapiebeginn ebenfalls genotypische Resistenztestung) und anschließend in dreimonatigen Abständen bestimmt werden. Als Therapieerfolg gilt das nachhaltige Absinken der Plasmavirämie unter 50 HIV-RNA-Kopien pro ml [24].

Tab. 3.2: Primärtherapie der HIV-Erkrankung in Anlehnung an [20].

2 NRTIs	Plus eine dritte Substanz
TAF + FTC	PI/r: Darunavir/r/c
ABC[a] + 3TC	NNRTI: Rilpivirin[b]
	INSTI: Dolutegravir, Elvitegravir/c, Raltegravir
Alternativen	
TDF + FTC	PI/r: Lopinavir/r, Atazanavir/r/c
TDF + 3TC	NNRTI: Efavirenz[c], Nevirapin[d]

a nur mit vorheriger HLA-Typisierung, bei hohem kardiovaskulären Riskio eventuell mit Vorsicht;
b nicht bei hoher Viruslast (> 100.000 Kopien/ml);
c Vorsicht bei Frauen im gebärfähigen Alter und Kinderwunsch (Teratogenität);
d Vorsicht bei hohen CD4-Zellen (Frauen > 250/µl, Männer > 400/µl) wegen Hepatotoxizität.

Medikamenteninteraktionen

Da viele HIV-Medikamente Enzym- und Transportersysteme (Cytochrom P450 der Leber, p-Glycoprotein des Darmes, OCT 1 und 2 am Nierentubulus) nutzen, die auch bei anderen Medikamenten eine wichtige Rolle spielen, bestehen vielfältige Interaktionsmöglichkeiten. Aufgrund der Vielzahl von Medikamenteninteraktionen, welche zusätzlich durch pflanzliche Präparate, Nahrungsergänzungsmittel, Drogenkonsum, genetische Polymorphismen etc. beeinflusst werden, ist die Vorhersage von Interaktionen sehr komplex. Es empfiehlt sich dringend, mögliche Arzneimittelinteraktionen in Datenbanken abzufragen und, falls möglich und sinnvoll, eine Medikamentenspiegelbestimmung zu erwägen.

Weitere Informationen zu Medikamenteninteraktionen können hier abgefragt werden:
- http://aidsinfo.nih.gov/guidelines
- Interaktionshotline des ifi: Tel. 0160-90244100,
  E-Mail interaktion@ifi-infektiologie.de
- www.hiv-druginteractions.org
- www.foodmedinteractions.com

Weiterführende Adressen:
- https://www.aidshilfe.de/
- www.aidsmap.com/translations (Übersetzung von HIV-Grundwissen und Broschüren in verschiedene Sprachen)
- www.hiv-migration.de/ (Präventions- und Aufklärungsgruppen von Flüchtlingen für Flüchtlinge)
- www.hiveurope.eu
- www.afrika-center-berlin.com/

Jan Kunkel und Silvia Kraatz

3.3 Virushepatitis – die verschiedenen Formen

Die Virushepatitis ist keine seltene Erkrankung unter Asylsuchenden. Im Jahr 2016 wurden dem Robert Koch-Institut bisher (Stand Dezember 2016) 871 Fälle von Hepatitis B und 237 Fälle von Hepatitis C bei Asylsuchenden gemeldet [25]. Zwischen 2004 und 2014 wurden zwei Hepatitis-A-Ausbrüche in Unterkünften für Asylsuchende gemeldet [26]. In einer Analyse von Daten aus einem weltweiten Surveillance-Netzwerk (GeoSentinel, Juni 2011–November 2015) wurden bei syrischen Flüchtlingen ($n = 44$) vier Fälle einer chronischen Hepatitis B oder C diagnostiziert (9 %) [27]. Ein flächendeckendes Screening auf Hepatitis B bei Asylsuchenden fand in Deutschland bisher nur in Bayern statt.

Für die ausführlichen Darstellungen der verschiedenen Hepatitiden verweisen die Autoren auf die einschlägige Literatur. Einen Überblick über die wichtigsten Fakten soll die nachfolgende Tab. 3.3 geben.

3.3.1 Hepatitis E

Die Hepatitis E kommt mit vier verschiedenen humanpathogenen Genotypen weltweit, schwerpunktmäßig aber in Afrika und Asien (hier wiederum v. a. Nordindien und Bangladesh), vor. Die Übertragung erfolgt fäkal-oral oder über infiziertes, unzureichend gegartes Schweinefleisch. Die Prävalenz von HEV-Antikörpern liegt in Deutschland bei 16,8 % [35], in Ägypten bis 85 % [36]. Der Verlauf ist meist asymptomatisch, fulminante Verläufe sind jedoch bei schwangeren und immunsupprimierten Patienten möglich und können dann auch eine hohe Letalität aufweisen. Ein chronischer Verlauf ist bei den genannten Risikogruppen möglich. Die Diagnose wird aus dem Serum gestellt (Anti-HEV-IgM) bzw. mittels PCR aus dem Stuhl oder Blut. Die Therapie erfolgt symptomatisch; in chronischen und ausgewählten akuten Fällen kann eine Therapie mit Ribavirin erfolgen. Die Meldevorschriften entsprechen denen der Virushepatitiden A–C.

3.3.2 Umgang mit Patienten in Gemeinschaftsunterkünften für Asylbewerber

In Gemeinschaftsunterkünften für Asylbewerber wurden in Griechenland 2016 gehäuft symptomatische Hepatitis-A-Fälle registriert. Die Mehrzahl der Fälle (86 %) betraf Kinder unter 15 Jahren [37]. Im Falle eines Ausbruchs in einer Massenunterkunft für Asylbewerber sollten Patienten mit Hepatitis A bzw. E möglichst von anderen Bewohnern getrennte Sanitäranlagen nutzen. Zudem sollte großer Wert auf eine sorgfältige Händehygiene gelegt werden. Es sollten Händedesinfektionsmittel mit viruzider Wirksamkeit zur Verfügung gestellt werden.

Tab. 3.3: Übersicht über Virushepatitis A–C.

	Hepatitis A	Hepatitis B	Hepatitis C
Epidemiologie	– hohe HAV-Immunität unter Flüchtlingen in Deutschland, Ausbrüche in Unterkünften erscheinen zunächst weniger wahrscheinlich [28] – hohe Seroprävalenz in Entwicklungsländern (> 90 % der Kinder unter 10 Jahren haben eine Infektion durchgemacht) [29]	– höhere Prävalenz unter Migranten, verglichen mit der deutschen Allgemeinbevölkerung, (Querschnittsuntersuchung in Norddeutschland: 14 % der Migranten anti-HBc-positiv, 2,3 % hatten eine aktive Hepatitis-B-Infektion) [30] – höchste Seroprävalenzraten in Subsahara-Gebieten und im ostasiatischen Raum, hohe Prävalenzraten an chronischer Hepatitis B auch in Zentral- und Osteuropa, im Mittleren Osten und auf dem indischen Subkontinent, ca. 240 Mio. Menschen weltweit leiden unter einer chronischen Hepatitis B (WHO)	– Anti-HCV-Prävalenz in einer Metaanalyse 1,9 % unter Flüchtlingen aus Asien, Subsahara-Gebieten und Osteuropa [31] – weltweit verbreitet, höchste Inzidenzraten in Afrika, sowie Zentral- und Ostasien – weltweit leiden ca 130–150 Mio. Menschen an einer chronischen Hepatitis C (Quelle: WHO) – ca. 700.000 hiervon versterben laut WHO jährlich an einer Hepatitis-C-assoziierten Lebererkrankung
Übertragung	– fäkal-oral: – enger Körperkontakt – kontaminiertes Wasser/Nahrungsmittel – Geschlechtsverkehr	– Kontakt mit infiziertem Blut, Sperma, Körperflüssigkeiten: – bei der Geburt – Geschlechtsverkehr – needle-sharing – Nadelstichverletzung	– Kontakt mit infiziertem Blut: – needle-sharing – selten via Geschlechtsverkehr – bei der Geburt – Nadelstichverletzung
Inkubationszeit	15–50 Tage	45–160 Tage	14–180 Tage
Klinik	Fieber, Fatigue, Appetitlosigkeit, Übelkeit, Erbrechen, rechtsseitige Oberbauchschmerzen, entfärbter Stuhl, dunkler Urin, Arthralgien, Ikterus. Oft auch asymptomatisch!		

Tab. 3.3: (fortgesetzt)

	Hepatitis A	Hepatitis B	Hepatitis C
Chronifizierung	– keine	– Säuglinge: > 90 % – Kinder bis 5 Jahre: 25–50 % – Kinder > 5 J und Erwachsene: 6–10 %	– bei 75–85 % der Neuinfizierten
Prognose	– heutzutage nur selten letal bei fulminantem Verlauf mit akutem Leberversagen [32] – meist Ausheilung ohne bleibende Schäden	– fulminanter Verlauf der akuten Infektion mit letalem Ausgang (ohne Lebertransplantation) möglich – bei Infektion im Erwachsenenalter meist Ausheilung ohne bleibende Schäden – je nach Alter bei Infektion Chronifizierung möglich (s. o.) mit entsprechendem Risiko für Folgeerkrankungen (Leberzirrhose, HCC)	– Chronifizierung häufig (s. o.) – 5–20 % der Pat. entwickeln über einen Zeitraum von 20–30 Jahren eine Leberzirrhose – 1–5 % der Patienten sterben an einer Leberzirrhose oder an HCC
Serologische Diagnostik bei akuter Infektion	– anti-HAV IgM	– HBsAg, anti-HBc IgM – bei unklaren Fällen HBV-DNA	– HCV-RNA, anti-HCV (8–12 Wochen nach Infektion positiv) – Wiederholung anstreben
Serologische Diagnostik bei chronischer Infektion	– nicht zutreffend	– HBsAg, anti-HBc, HBV-DNA – bei jeder Hepatitis B mindestens einmal Hepatitis-D-Koinfektion mittels anti-HDV ausschließen – falls positiv, HDV-RNA bestimmen	– anti-HCV – Bestätigung z. B. durch HCV-RNA
Screening-empfehlungen	– keine chronische Infektion – Screening auf stattgehabte Infektion nicht generell empfohlen	– Screening empfohlen bei: Schwangeren – Personen aus Hochprävalenzländern – Kindern HbsAg-positiver Mütter	– Screening empfohlen bei: – i. v. Drogenabhängigen – Empfängern von Gerinnungsfaktoren vor 1987

Tab. 3.3: (fortgesetzt)

	Hepatitis A	Hepatitis B	Hepatitis C
		– Familienangehörigen Infizierter – Sexualpartner Infizierter – bei gemeinsamem Nadelgebrauch – MSM (Men having sex with men) – i. v. Drogenabhängige – Pat. mit unklarer Leberenzymerhöhung (ALT/AST) – Dialysepatienten – Pat. vor immunsuppressiver Therapie (Reaktivierungsrisiko einer chron. Infektion) – HIV-Patienten	– Empfängern von Blutprodukten oder Organempfängern vor 1992 – Dialysepatienten – Gesundheitspersonal mit Blutkontakt zu HCV-Patienten – HIV-Infizierten – Kindern infizierter Mütter – klinischem Verdacht auf Lebererkrankung
Therapie	meist symptomatische Therapie	akute Hepatitis B: – meist symptomatische Therapie chronische Hepatitis B: – Therapie in Abhängigkeit von Virusreplikation im Serum, Entzündungs- und Fibrosestatus, Höhe der Serumtransaminasen – Interferon α bzw. pegyliertes Interferon α (PEG-Interferon α) bei kompensierter Lebererkrankung (in Schwangerschaft kontraindiziert), Therapiedauer: 48 Wochen – alternativ bei Nicht-Ansprechen oder Kontraindikationen: Nukleos(t)id-Analoga mit hoher genetischer Resistenzbarriere (zurzeit: Entecavir oder Tenofovir)	– Es stehen mehrere direkt antivirale Therapien zur Verfügung, die Empfehlungen werden derzeit je nach Neuzulassung und Studienlage engmaschig überarbeitet, daher verzichten wir hier auf eine komplexe Darstellung und verweisen auf die aktuellen Therapieempfehlungen der DGVS (Deutschen Gesellschaft für Gastroenterologie, Verdauungs- und Stoffwechselkrankheiten): www.dgvs.de/leitlinien/ aktuelle-empfehlungen/

Tab. 3.3: (fortgesetzt)

	Hepatitis A	Hepatitis B	Hepatitis C
Prophylaxe	Reiseimpfung – in Ländern mit hoher Hepatitis-A-Prävalenz Indikationsimpfung – homosexuell aktive Männer – Personen mit substitutionspflichtiger Hämophilie – Personen in psychiatrischen oder Fürsorgeeinrichtungen für Zerebralgeschädigte oder Verhaltensgestörte – Personen, die an einer chronischen Hepatopathie einschließlich chronischer Krankheiten mit Leberbeteiligung leiden und keine HAV-Antikörper besitzen – beruflich gefährdetes Personal [33]	– aktive Immunisierung: Standardimpfung im Säuglings-/Kleinkindalter (STIKO-Impfkalender) [34] Indikationsimpfung im Erwachsenenalter (Personen mit beruflichem oder nichtberuflichem Expositionsrisiko), Reisende in Endemiegebiete [33] – Die Impfung schützt gleichzeitig vor Hepatitis D – erfolgreiche Immunisierung sicher ab Anti-HBs-Konzentration von 100 IE/l	– bisher steht keine aktive Immunisierung zur Verfügung – Expositionsprophylaxe – Cave! Eine ausgeheilte Hepatitis C schützt nicht vor Reinfektion
Meldepflicht	Dem Gesundheitsamt werden gemäß § 6 Abs. 1 Nr. 1 IfSG der Krankheitsverdacht, die Erkrankung sowie der Tod an akuter Virushepatitis sowie gemäß § 7 Abs. 1 IfSG der direkte oder indirekte Nachweis von Hepatitis-A-Virus, soweit er auf eine akute Infektion hinweist, namentlich gemeldet.	Dem Gesundheitsamt werden gemäß § 6 Abs. 1 Nr. 1 IfSG der Krankheitsverdacht, die Erkrankung sowie der Tod an akuter Virushepatitis sowie gemäß § 7 Abs. 1 IfSG der direkte oder indirekte Nachweis von Hepatitis-B-Virus, soweit er auf eine akute Infektion hinweist, namentlich gemeldet.	Dem Gesundheitsamt werden gemäß § 6 Abs. 1 Nr. 1 IfSG der Krankheitsverdacht, die Erkrankung sowie der Tod an akuter Virushepatitis sowie gemäß § 7 Abs. 1 IfSG alle Nachweise von Hepatitis-C-Virus, soweit nicht bekannt ist, dass eine chronische Infektion vorliegt, namentlich gemeldet.

Alle Kontaktpersonen sollten im Falle eines Ausbruchs so früh als möglich postexpositionell gegen Hepatitis A immunisiert werden (so genannte Riegelungsimpfung, Zwei-Dosis-Schema) [38].

> **Cave!**
> Die Infektiosität kann bereits vor Symptombeginnn gegeben sein.

Immunsupprimierte Bewohner können nach Risikoabwägung ggf. postexpositionell mit Immunglobulinen behandelt werden (bis spätestens 14 Tage nach Exposition) [39].

Patienten mit Hepatitis B oder C dürfen in Gemeinschaftseinrichtungen unter Beachtung der Standardhygiene verbleiben, sofern von ihnen keine Gefährdung ausgeht (aggressives Verhalten mit Kratzen/Beißen oder entzündliche Hauterkrankungen, vermehrte Blutungen). In solchen Fällen entscheidet das Gesundheitsamt in Einzelfällen über das weitere Procedere. Sie sollten darauf achten, Zahnbürsten und Rasierer nicht zu teilen, um Blut-Blut-Kontakte zu vermeiden.

3.3.3 Weiterführende Informationen

- www.rki.de
- www.who.int/hepatitis/en/
- www.awmf.org

Silvia Kraatz

3.4 Sexuell übertragbare Krankheiten

Nach Schätzungen der Weltgesundheitsorganisation liegt die Rate an Neuinfektionen mit einem der vier häufigen sexuell übertragbaren Bakterien oder Protozoen (Chlamydien, Gonorrhö, Syphilis and Trichomoniasis) weltweit bei über 350 Millionen pro Jahr.

Über dreißig Infektionserreger verursachen sexuell übertragbare Erkrankungen (*sexually transmitted diseases*, STD). Die höchsten Inzidenzraten weltweit verteilen sich auf die folgenden acht Erkrankungen: Syphilis, Gonorrhö, Chlamydien- und Trichomonadeninfektionen, Hepatitis B, Herpes simplex, durch HIV und Humane Papillomaviren ausgelöste Erkrankungen [40]. Die Erstmanifestationsorte hängen von der Sexualpraktik ab und können sich an verschiedenen Körperstellen (u. a. anal, vaginal, pharyngeal) manifestieren.

Bei Untersuchungen von aus Syrien geflüchteten Frauen mit vaginitischen Beschwerden zeigte sich eine erhöhte Prävalenz an *Trichomonas-vaginalis*-Infektionen

(36 %) [41]. Dahingegen ergab sich bei Serumuntersuchungen einer überwiegend männlichen Kohorte Asylsuchender in Deutschland 2015 keine erhöhte Seroprävalenz an *Treponema pallidum* (0,13 %) gegenüber der einheimischen Bevölkerung [42]. Ein generelles Screening auf sexuell übertragbare Erkrankungen kann daher aktuell nicht empfohlen werden [42, 43]. Dennoch gilt: Geschlechtskrankheiten werden häufig tabuisiert und aus Scham verschwiegen. Das Ansprechen von Symptomen im Genitalbereich stellt in allen Kulturkreisen eine große Hürde dar. Umso wichtiger erscheinen die Herstellung eines Vertrauensverhältnisses zwischen Arzt und Patient und eine Sensibilisierung für das Thema Geschlechtskrankheiten unter Einbeziehung des kulturellen Kontextes.

Eine Übersicht über die häufigsten sexuell übertragbaren Erkrankungen gibt Tab. 3.4.

Epidemiologie

- Weltweit kommt es täglich zu mehr als einer Million STD-Neuinfektionen,
- Jährlich ergeben sich ca. 357 Millionen Neuinfektionen der vier STDs: Trichomoniasis (143 Millionen), Chlamydien (131 Millionen), Gonorrhö (78 Millionen), Syphilis (5,6 Millionen).

Komplikationen

- Herpes- und Syphilisinfektionen können das Risiko, sich mit HIV zu infizieren, um das Dreifache steigern.
- Die diaplazentare Übertragung von STDs kann Aborte, Entwicklungsverzögerungen, Pneumonien, Sepsis, neonatale Konjunktividen und kongenitale Missbildungen hervorrufen.
- HPV führt jährlich zu 528.000 neu diagnostizierten Zervixkarzinomen [44].
- Gonorrhö und Chlamydien ziehen entzündliche Beckenerkrankungen und Infertilität nach sich.

Beratungsstellen im Internet

- Bundeszentrale für gesundheitliche Aufklärung (BZgA): Informationen zu sexuell übertragbaren Infektionen (machsmit.de),
- Deutsche AIDS-Hilfe e. V.,
- GSSG – Gemeinnützige Stiftung Sexualität und Gesundheit.

Beratungsstellen von pro familiaBZgA: Informationsportal über sexuelle Gesundheit, Familienplanung und Schwangerschaft in mehreren Sprachen (Zanzu).

Tab. 3.4: Übersicht über die häufigsten sexuell übertragbaren Erkrankungen.

	Erreger	Epidemiologie	IKZ	Symptomatik Mann	Symptomatik Frau	Diagnostik	Therapie	Meldepflicht
Gonorrhö	Neisseria gonorrhö	weltweit ca. 78 Mio. Erkrankungen/Jahr [45]	2–8 Tage	– in 25 % der Fälle asymptomatisch akute Urethritis mit eitrigem Ausfluss; morgendlicher „Bonjour-Tropfen"	– in 50 % der Fälle asymptomatisch – Urethritis, Zervizitis mit schleimigeitrigem Ausfluss	Mikroskopie oder Kultur aus Abstrichmaterial, ggf. NAT	Ceftriaxon 1 g (i. v./i. m.) + Azithromycin 1,5 g p. o. als Einmalgabe [50]	nicht meldepflichtig
Chlamydien	Chlamydia trachomatis	globale Prävalenz bei Frauen im Alter von 15–49 100 Millionen (Jahr 2008) [46]	1–3 Wochen	– bis zu 50 % asymptomatisch – Urethritis – Proktitis – Pharyngitis – Arthritis	– bis zu 80 % asymptomatisch – Urethritis – Proktitis – Pharyngitis – Arthritis	Mikroskopie aus Abstrich, NAT aus Urin/Abstrich	– Therapie der akuten Zervizitis oder Urethritis: Doxycyclin 2 × 100 mg für 7 Tage oder oder Azithromycin 1 g als Einzeldosis – [51]	nicht meldepflichtig

Tab. 3.4: (fortgesetzt)

Erreger	Epidemiologie	IKZ	Symptomatik Mann	Symptomatik Frau	Diagnostik	Therapie	Meldepflicht
Syphilis	Treponema pallidum	in Deutschland 2015: ca. 7.000 Neuinfektionen Steigerung um 19 % gegenüber dem Vorjahr [47]	14–24 Tage	– Primärstadium: Ulcus durum = harter Schanker (schmerzloses, nässendes, hoch-infektiöses Ulcus) meist im Genitalbereich mit vergrößerten Inguinallymphknoten (= Primäraffekt) – Sekundärstadium: 2–3 Monate nach Infektion mit hämatogener und lymphogener Streuung → Roseolen, Condylomata lata, Haarausfall, Plaque muqueuses der Mundschleimhaut, kann bis 5 Jahre andauern – Tertiärstadium: 5–50 Jahre nach Erstinfektion: etwa 30 % entwickeln tuberöse Syphilide, Gummen, Mesaortitis syphilitica mit Aortenaneurysmen und Aortenklappeninsuffizienz, Neurosyphilis: Tabes dorsalis (Demyelinisierung der Hinterstränge mit einschießenden Schmerzen, Ataxie, Sensibilitätsverlust), meningovaskuläre Beteiligung	Mikroskopie oder PCR aus Primäraffekt Treponema-pallidum-Antikörpernachweis TPHA Screeningtest FTA-Abs Bestätigungstest (jeweils 3–4 Wochen post infectionem positiv)	– Primär-/Sekundärstadium: einmalig Benzathin-Penicillin G 1 × 2,4 Mio. IU i. m. oder Ceftriaxon 2 g/d i. v. über 10 Tage – späte/unbekannte Stadien: Benzathinpenicillin G 2,4 Mio. IU i. m. an Tagen 1, 8, 15. – *alternativ bei Penicillinallergie:* Doxycyclin 2 × 100 mg für 14 Tage – Komplikation: Jarisch-Herxheimer-Reaktion [52]	Meldepflicht gemäß IfSG; gemäß § 7 Abs. 3 IfSG ist der direkte oder indirekte Nachweis von Treponema pallidum nichtnamentlich direkt an das RKI zu melden

Tab. 3.4: (fortgesetzt)

	Erreger	Epidemiologie	IKZ	Symptomatik Mann	Symptomatik Frau	Diagnostik	Therapie	Meldepflicht
Herpes simplex	Im Genitalbereich: HSV1 (ca. 20 %), HSV2 (ca. 80 %)	weltweit über 500 Mio. Infizierte zwischen 15 und 49 Jahren [48]	3–7 Tage	Bläschen v. a. an der Glans penis, ggf. Ulzerationen, evtl. Proktitis		– primär in 50 % der Fälle zunächst nur Schmerzen ohne Bläschen, ggf. schmerzhafte Leistenlymphknoten, später Bläschen/Ulzera, schmerzhafte Urethritis/Proktitis – Cave! Ein ausgedehnter primärer Herpes genitalis des Vulvabereichs beim Kind ist selten und nur durch Schmierinfektion von der Mutter oder durch sexuellen Missbrauch möglich	– Aciclovir 3 × 400 mg p. o. oder Aciclovir 5 × 200 mg p. o. jeweils für 5 Tage oder Valaciclovir 2 × 500 mg p. o. oder Famciclovir 3 × 250 mg p. o. für jeweils 5 Tage oder – in schweren Fällen: Aciclovir 5 × 200–400 mg i. v. über 5–10 Tage [53]	keine Meldepflicht
Trichomonaden	Trichomonas vaginalis	weltweit ca. 250 Mio. Fälle/Jahr 2005 [49]	5–28 Tage	Urethritis	Urethritis mit übelriechendem vaginalem Fluor		Metronidazol 2 g als Einzeldosis oder 2 × 400 mg über 5–7 Tage [54]	keine Meldepflicht [55]

Silvia Kraatz und Joachim Seybold
3.5 Influenza

Inkubationszeit: 1–2 Tage.

Vorkommen: Influenza A (in 2017 H1N1 und H3N2) und B sind weltweit verbreitet; Auftreten in Epidemien auf beiden Hemisphären zeitversetzt (Südhalbkugel: Mai–Oktober; Nordhalbkugel: November–April), weltweit 3–5 Millionen schwere Fälle, 250.000–500.000 Todesfälle/Jahr [56].

Symptomatik: plötzlicher Erkrankungsbeginn, Fieber, Husten oder Halsschmerzen, Muskel- und/oder Kopfschmerzen, weitere Symptome: allgemeine Schwäche, Schweißausbrüche, Rhinorrhö, selten auch Übelkeit/Erbrechen und Durchfall; hohe Entzündungswerte und produktiver Husten sind Hinweise für eine bakterielle Superinfektion (oft durch *Streptococcus pneumoniae*, *Staphylococcus aureus*).

Blutuntersuchung: kaum Entzündungszeichen: Leukozyten, CRP und BSG im Normbereich, Differentialblutbild: relative Lymphozytose.

Diagnostik: Goldstandard: PCR, in der Praxis: Influenza-Schnelltest: optimalerweise innerhalb von 24–48 Stunden nach Auftreten der ersten Krankheitssymptome (hohe Spezifität, begrenzte Sensitivität).

Beachte
Abstriche aus der Nase haben eine höhere Sensitivität als Proben aus dem Rachenraum [56].

Ansteckungsfähigkeit: 4–5 Tage ab Auftreten der ersten Symptome.

Komplikationen:
- primäre Influenzapneumonie durch das Virus selbst,
- bakterielle Pneumonie nach Superinfektion (u. a. durch Pneumokokken, Staphylokokken, *Haemophilus influenzae*),
- Exazerbationen chronischer Lungenerkrankungen.

Allgemeinmaßnahmen:
- Flüssigkeitszufuhr,
- fiebersenkende Maßnahmen und Medikamente (z. B. Paracetamol),
- bei trockenem, unproduktivem Husten können Antitussiva (z. B. Dihydrocodein) verabreicht werden.

3.5.1 Medikamentöse Therapie

Falls ein Therapiebeginn zwischen 24 und maximal 48 h nach Auftreten der ersten Symptome möglich ist, können Neuraminidase-Hemmer eingesetzt werden. Die Studienlage zur Wirksamkeit ist jedoch unzureichend. Bisher ist lediglich die Wirksamkeit der Postexpositionsprophylaxe erwiesen [57].

- Zanamivir (Relenza®) 2 × 10 mg/d als Pulverinhalation für fünf Tage (UAW: selten Bronchospasmus),
- Oseltamivir (Tamiflu®) 2 × 75 mg über fünf Tage (Dosisreduktion bei Nireninsuffizienz),
- auch als Prophylaxe zugelassen (UAW: gastrointestinale Beschwerden, Resistenzentwicklung).

3.5.2 Prävention

- Standardhygienemaßnahmen, wie z. B. Händewaschen, Flächendesinfektion und ein entsprechendes Verhalten, wie – so weit möglich – Abstandhalten zu Personen mit Symptomen,
- Impfung: Oktober und November mit tetra- oder trivalentem jährlich festgelegten Impfstoff,

> **Cave!**
> Zeitspanne bis zur Ausbildung eines Impfschutzes etwa zwei Wochen, der Impfschutz variiert stark je nach Zusammensetzung des Impfstoffes und Virustypen und beträgt bei älteren Erwachsenen in etwa 40–60 % [58].

- in Flüchtlingsheimen sind Ausbrüche mit Influenza gefürchtet, weshalb diese Impfungen zusätzlich zu den Standardimpfungen allen Erwachsenen und Flüchtlingen im Kindes- und Jugendalter in Erstaufnahmeeinrichtungen angeboten werden sollen (vgl. Kapitel Impfempfehlungen für Geflüchtete),
- laut Empfehlungen der Ständigen Impfkommission sollten Kinder von zwei bis sechs Jahren bevorzugt mit einem Influenza-Lebendimpfstoff (als Nasenspray) geimpft werden, Kinder zwischen sieben und 17 Jahren wahlweise mit einem Lebend- oder Totimpfstoff, Säuglinge und Kleinkinder zwischen sechs Monaten und zwei Jahren und Erwachsene (inklusive Schwangere) dürfen darüber hinaus nur mit einem Totimpfstoff geimpft werden,
- empfohlene Impfdosis: ab dem 6. Lebensmonat zwei Impfdosen im Abstand von vier Wochen bei erster Influenzaimpfung im Leben des Impflings, darüber hinaus reicht eine jährliche Einzeldosis [59].

> **Cave!**
> Der Influenza-Impfstoff enthält Hühnereiweiß, ein Hühnereiweiß-freier Impfstoff für Allergiker ist derzeit nur über das Ausland zu importieren. Laut Centers of Disease Control können Personen mit leichten-mäßigen allergischen Reaktionen auf Hühnereiweiß unter ärztlicher Aufsicht auch mit dem Standard-Impfstoff geimpft werden [60].
> Impfstoffe für die saisonale Influenza werden jährlich in ihrer Zusammensetzung von der WHO festgelegt und differieren in der Zusammensetzung zwischen Nord- und Südhalbkugel [61].

Meldepflicht: gemäß § 7 Abs. 1 IfSG nur der direkte Nachweis von Influenzaviren, soweit er auf eine akute Infektion hinweist, namentlich gemeldet. Dazu gehören auch in ärztlichen Praxen durchgeführte Schnelltests.

Silvia Kraatz und Gundel Harms-Zwingenberger

3.6 Leishmaniose

Leishmaniosen sind in einem großen Teil der Herkunftsländer der nach Deutschland einreisenden Geflüchteten endemisch. Krankheitserreger sind Leishmanien, Protozoen, die durch den Stich der infizierten weiblichen Sandmücke übertragen werden. Sowohl Menschen als auch Tiere können den Leishmanien als Wirt dienen. Die viszerale Leishmaniose ist v. a. im Sudan, im Süd-Sudan und in Äthiopien, aber auch in Somalia, Kenia und Uganda verbreitet. Die kutane Leishmaniose ist endemisch in Syrien, der südöstlichen Türkei, Afghanistan und dem Iran. Bürgerkriege, stetige Unruhen und Flucht stellen eine entscheidende Determinante für die Verbreitung dar [62, 63]. Von den 216 im Institut für Tropenmedizin der Charité dokumentierten Patienten mit kutaner Leishmaniose stammen 25 aus Syrien und 15 aus Afghanistan. Leishmaniosen sind in Deutschland nicht meldepflichtig.

3.6.1 Viszerale Leishmaniose

Im Vordergrund steht die Trias Fieber, Panzytopenie (v. a. Anämie) und Splenomegalie; hinzu kommen Gewichtsabnahme, Gedeihstörungen bei Kindern und Schwäche. Immunsupprimierte (bzw. unter immunsuppressiver Therapie stehende Patienten) und Kleinkinder sind besonders anfällig.

Bestätigt wird die viszerale Leishmaniose durch Mikroskopie, Kultur oder DNA-Nachweis in der PCR aus Knochenmarkbiopsat. Die Therapie richtet sich nach Erregerspezies und Expositionsgebiet. Liposomales Amphotericin B, Miltefosin und Antimon werden, ggf. auch in Kombination, eingesetzt [64].

3.6.2 Kutane Leishmaniose der Alten Welt

Das klinische Spektrum umfasst Papeln, Knoten, Plaques, Ulzera, einzeln oder multipel (s. Abb. 3.12). Infolge der Exposition gegenüber den Sandmücken finden sich die Hautveränderungen vorwiegend im Gesicht, an Händen, Füßen und Unterschenkeln. Für die Altweltleishmaniose sollten die Spezies *Leishmania tropica* und *L. major*, ggf. auch *L. infantum* abgegrenzt werden. Zur Diagnostik mit Speziesidentifizierung sollte eine kleine Stanzbiopsie vom Läsionsrand erfolgen.

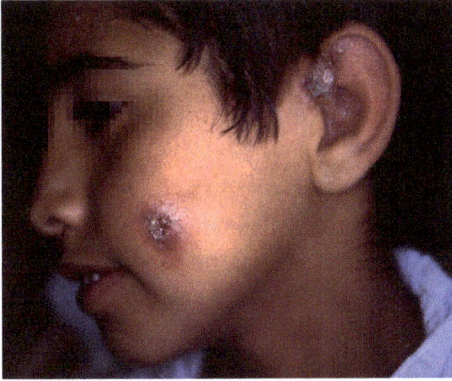

Abb. 3.12: Kutane Leishmaniose im Gesicht.

Die Therapie, mit dem Ziel der schnelleren Abheilung und Narbenreduktion (Stigma besonders bei Mädchen im Gesicht), erfolgt speziesspezifisch und lokal bei einfachen Läsionen (< 4 cm Durchmesser, nicht im Gesicht oder über Gelenken, einzelne Läsionen) oder systemisch bei komplexen Läsionen (> 4 cm Durchmesser, im Gesicht oder über Gelenken, mit Lymphknotenbeteiligung, multiple Läsionen).

Infektionen durch *L. major* haben eine hohe Selbstheilungstendenz, Infektionen durch *L. tropica* müssen in der Regel behandelt werden; hierfür wird als lokale Therapie die periläsionale Infiltration mit fünfwertigem Antimon eingesetzt.

Flüchtlinge aus Syrien weisen z. T. anbehandelte Läsionen oder Läsionen, die bereits verheilt waren und während der Fluchtzeit wieder aufgetreten sind, auf. Diese sprechen auf die lokale Antimontherapie nicht mehr gut an, sodass eine systemische Therapie nötig wird. Diese erfolgt, je nach Leishmanienspezies, mit liposomalem Amphotericin B, Miltefosin, Fluconazol oder systemischem Antimonpräparat [65].

3.7 Tropenerkrankungen

Dagmar Weiß, Silvia Kraatz und Frank Mockenhaupt
3.7.1 Malaria

Erreger: Plasmodien (*Plasmodium malariae*, *P. vivax*, *P. ovale* und *P. falciparum*).
Vorkommen: tropische und subtropische Gebiete. Importierte Fälle kommen v. a. aus Westafrika (75 %, u. a. Nigeria, Ghana, Togo, Kamerun), aber auch aus Ostafrika (z. B. Kenia), Indien und Pakistan. *P. falciparum* (potenziell lebensbedrohlich) ist deutlich häufiger als *P. vivax* (u. a. Eritrea, Äthiopien) [66, 67]. Importierte Fälle von *P. knowlesi* (Südostasien) stellen eine Rarität dar.
Infolge zunehmender Migration steigen in Deutschland (z. T. regional) importierte Infektionen an [66]. Hervorzuheben sind die häufig inapparenten, a- oder oligosymptomatischen Infektionen bei semi-immunen Erwachsenen und Jugend-

lichen aus Endemiegebieten, die über Monate persistieren können, bevor sie ggf. als fieberhafte Erkrankung in Erscheinung treten.

Vektor: weibliche *Anopheles*-Mücke

Übertragungsweg: Stich der weiblichen *Anopheles*-Mücke; sehr seltene Übertragungswege sind Transfusion, Transplantation, Nadelstichverletzung, i. v. Drogengebrauch oder die konnatale Übertragung.

Pathogenese: Primär Befall von Leberzellen mit asexueller Teilung (Inkubationszeit), danach Befall von Erythrozyten → asexuelle Vermehrung → Lyse des Erythrozyten mit Freisetzung neuer Parasiten (Fieberschub) → erneuter Befall der Erythrozyten. Bei *P. falciparum* (Abb. 3.13) unselektiver Befall prinzipiell aller Erythrozyten (hohe Parasitendichte) sowie Adhäsion infizierter Erythrozyten am Endothel (Organkomplikationen), bei den anderen Erregern Begrenzung der Parasitendichte (i. d. R. < 1 %) durch Spezifität für junge bzw. alte Erythrozyten.

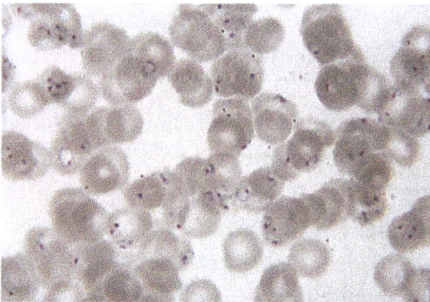

Abb. 3.13: Ringformen bei Malaria tropica (*Plasmodium falciparum*) (Quelle: mit freundlicher Genehmigung von Prof. Kosta Y. Mumcuoglu, Cumhuriyet University).

Tab. 3.5: Verlauf: Die Inkubationszeit und der Verlauf der Fieberschübe variieren je nach Erregerart.

Erreger	Entität	Fieberschübe	Inkubationszeit*	Prognose
Plasmodium malariae	Malaria quartana	alle 72 h	18–40 Tage	meist benigne
Plasmodium vivax	Malaria tertiana	alle 48 h	12–17 Tage	meist benigne
Plasmodium ovale			15–18 Tage	
Plasmodium falciparum	Malaria tropica	unregelmäßig	6 Tage bis wenige Wochen	maligne

* bei Chemoprophylaxe bzw. Semi-Immunität z. T. auf Wochen bis Monate verlängert

Klinik: Bei semi-immunen Erwachsenen und Jugendlichen aus Endemiegebieten oftmals asymptomatisch bzw. subklinischer Verlauf mit milder Anämie, Abgeschlagenheit, evtl. Kopf- und Gliederschmerzen [68, 69].

In akuten Fällen äußert sich die Malaria (ungeachtet der Erregerspezies) als fieberhafte Erkrankung mit Schüttelfrost, Kopf-, Glieder- und Rückenschmerzen, Übelkeit, Erbrechen, passageren Diarrhöen und weiteren unspezifischen Symptomen [68].

Cave!
Jedes unklare Fieber nach Aufenthalt in einem Malaria-Endemiegebiet (auch nach Monaten bis Jahren) begründet einen Krankheitsverdacht und sollte umgehend diagnostisch abgeklärt werden.

Cave!
Bei semi-immunen, fieberhaften Patienten muss eine (niedrige) Parasitämie nicht Ursache der Beschwerden sein! Andere Fieberursachen müssen ausgeschlossen werden.

Cave!
Die Malaria tropica ist ein medizinischer Notfall! Aus der unkomplizierten Erkrankung kann sich binnen Tagen eine schwere und komplizierte Malaria tropica entwickeln (Endotheladhäsion, Mikrozirkulationsstörungen). Dabei können u. a. auftreten: exzessiv hohe Parasitendichten (> 5 %), schwere Anämie, Koma, Krampfanfälle, Hypoglykämie, (Laktat)azidose, Atemnot, Lungenödem, Nierenversagen, Schock, Blutungen (DIC), Ikterus und Hämoglobinurie. Hohe Letalität bei verspäteter Therapie! Auch *P.-vivax*-Infektionen können (allerdings sehr selten) einen schweren Verlauf nehmen.

Cave!
Bei *P.-ovale*- und *P.-vivax*-Infektionen können, ausgehend von in der Leber persistierenden Ruhestadien (Hypnozoiten), auch noch Jahre später Rezidive auftreten.

Diagnostik: Goldstandard: mikroskopischer Nachweis von Plasmodien im „Dicken Tropfen" mit Quantifizierung der Parasitendichte. Die Nachweisgrenze liegt bei 50 Parasiten/µl. Bei negativem Ergebnis kann die Untersuchung in 12- bis 24-stündigem Abstand wiederholt werden. Malariaschnelltests liefern Ergebnisse mit vergleichbarer Sensitivität und Spezifität für *P. falciparum*, sind bei den anderen Spezies aber nur eingeschränkt zuverlässig. Ist eine Speziesdifferenzierung (zur Auswahl der Medikamente) am Blutausstrich nicht möglich oder besteht der Verdacht auf eine Infektion durch *P. knowlesi*, kann eine (rT-)PCR (reverse-Transkriptase-Polymerase-Kettenreaktion) hilfreich sein. Serumantikörper sind zur Akutdiagnostik ungeeignet.

Zusätzlich: (Differential-)Blutbild (häufig Thrombozytopenie), CRP, Blutzucker, Kreatinin, Transaminasen, Bilirubin, Elektrolyte, LDH als Verlaufsparameter; bei schwerer Malaria außerdem: Gerinnungsstatus, Blutgasanalyse, Laktat, Blutkulturen, Harnmenge und ggf. PCT (Procalcitonin). Ergänzend ist in jedem Fall ein Elektrokardiogramm zur Registrierung von QTc-Zeit-Verlängerungen zu schreiben, da dieses zur Abwägung der medikamentösen Therapieoptionen und für das spätere Monitoring entscheidend ist.

Therapie: Abhängig von Art sowie Schweregrad der Malariaerkrankung, einer vorbestehenden medikamentösen Malariaprophylaxe und evtl. Begleitmedikation sowie unter Berücksichtigung von Nebenwirkungen, Interaktionen und Kontraindikationen werden in Tab. 3.6 gelistete Medikamente zur Therapie empfohlen [70].

Tab. 3.6: Therapie der Malaria nach Erregerart.

P. falciparum	*P. ovale, P. vivax*	*P. malariae*
Malaria tropica/Falciparum-Malaria	Malaria tertiana	Malaria quartana
Unkomplizierte Malaria tropica – Atovaquon/Proguanil oder – Artemether/Lumefantrin oder – Dihydroartemisinin/Piperaquin	– Chloroquin Alternativ (Off-label-Use): – Artemether/ Lumefantrin oder – Atovaquon/Proguanil	Chloroquin
Komplizierte Malaria tropica → Intensivstation! Konsil! – Artesunat i. v. (1. Wahl) Orale Anschlusstherapie: Atovaquon/Proguanil oder Chinin i. v. (2. Wahl) in Kombination – mit Doxycyclin bzw. Clindamycin	Anschließend: Primaquin zur Eliminie-rung von Leberdauerstadien	

Bei Malaria trotz eingenommener Chemoprophylaxe wird zur Therapie ein ande-res Medikament gewählt. Bei einer unkomplizierten Malaria tropica mit einer Parasitämie > 2 % sind wegen des schnelleren Wirkungseintrittes Artemisinin-Präparate zu bevorzugen. Leberdauerstadien von *P. vivax* und *P. ovale* werden nach kurativer Chloroquin-Therapie mit Primaquin eliminiert, um ein Rezidiv zu verhindern. Zuvor muss zwingend ein Glucose-6-Phosphat-Dehydrogenase-(G6PD-)Mangel ausgeschlossen werden (andernfalls droht eine Hämolyse durch Primaquin) [70, 71]. Zudem ist Primaquin kontraindiziert für Schwangere und Säuglinge. Der G6PD-Mangel ist weltweit der häufigste Enzymdefekt mit Präva-lenzen von 4–30 % in aktuellen und ehemaligen Malariagebieten [72].

Die aktuellen Dosierungsempfehlungen sind der ausführlichen Leitlinie Malaria der Deutschen Tropenmedizinischen Gesellschaft (DTG) zu entnehmen [70]. Für Kinder und Schwangere gelten gesonderte Therapieempfehlungen. Die Therapie der seltenen *P.-knowlesi*-Malaria entspricht der der Malaria tropica. Resistenzen sind gegen alle zur Verfügung stehenden Malaria-Medikamente bekannt. Im Zwei-fel sollte tropenmedizinische Expertise hinzugezogen werden.

Meldevorschriften: Meldepflicht besteht bei direktem oder indirektem Erregernach-weis gemäß § 7 Abs. 3 IfSG.

Silvia Kraatz und Frank Mockenhaupt
3.7.2 Schistosomiasis (Bilharziose)

Vorkommen: Die wesentlichen Endemiegebiete liegen in folgenden Regionen: ge-samtes Afrika, östliches Brasilien, Venezuela, Yemen, Oman, Irak, Syrien, China, Laos, Kambodscha, Philippinen, Sulawesi. Weltweit sind ca. 230 Mio. Menschen mit *Schistosoma spp.* infiziert [73, 74] (Abb. 3.14).

In einer Studie aus Berlin wies ein Viertel der jugendlichen Asylbewerber aus Subsahara-Afrika eine Schistosomiasis auf [75].

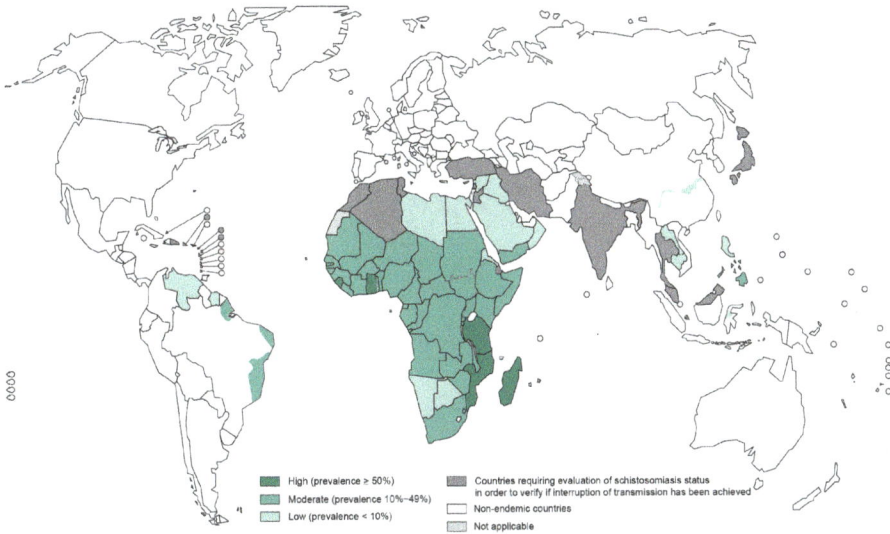

Abb. 3.14: Risikogebiete nach WHO 2012 http://www.who.int/gho/neglected_diseases/ schistosomiasis/en/.

Erreger: *Schistosoma haematobium* (Afrika, Südwestasien): Erreger der Urogenital-Schistosomiasis (Blasenbilharziose), *S. mansoni* (Afrika, Naher Osten, Südamerika), *S. intercalatum*, *S. japonicum* (Ferner Osten), *S. mekongi*: Erreger der intestinalen oder Darm-Schistosomiasis.

Lebenszyklus: siehe Abb. 3.15.

Übertragungsweg: Unter der Voraussetzung, dass eihaltiger Stuhl oder Urin in Süßwasser mit speziellen Schnecken-Zwischenwirten gelangt und Menschen direkten Hautkontakt mit diesem Süßwasser haben, kann eine Übertragung stattfinden.

Pathogenese: Im Vordergrund steht die chronische Manifestation. Die adulten Pärchenegel (6–28 mm Länge; Lebensdauer bis zu 30 Jahren!) in mesenterialen bzw. vesikalen Venen produzieren Eier, die über Stuhl oder Urin ausgeschieden werden. Ein beträchtlicher Teil der Eier verbleibt allerdings im Gewebe (bzw. wird in Leber, Lunge, selten ZNS verschleppt) und verursacht granulomatöse Entzündungen. Die sekundäre, fibrös-bindegewebige Umwandlung des Gewebes bedingt u. a. Beeinträchtigungen der ableitenden Harnwege sowie der portalen und pulmonalen Zirkulation; in der Leber kommt es zur portalen Fibrose und letztlich zu portaler Hypertension. Die akute Symptomatik (Zerkariendermatitis, innerhalb weniger Tage) bzw. Katayama-Fieber (innerhalb weniger Wochen) beruht ebenfalls primär auf immunologischen Reaktionen.

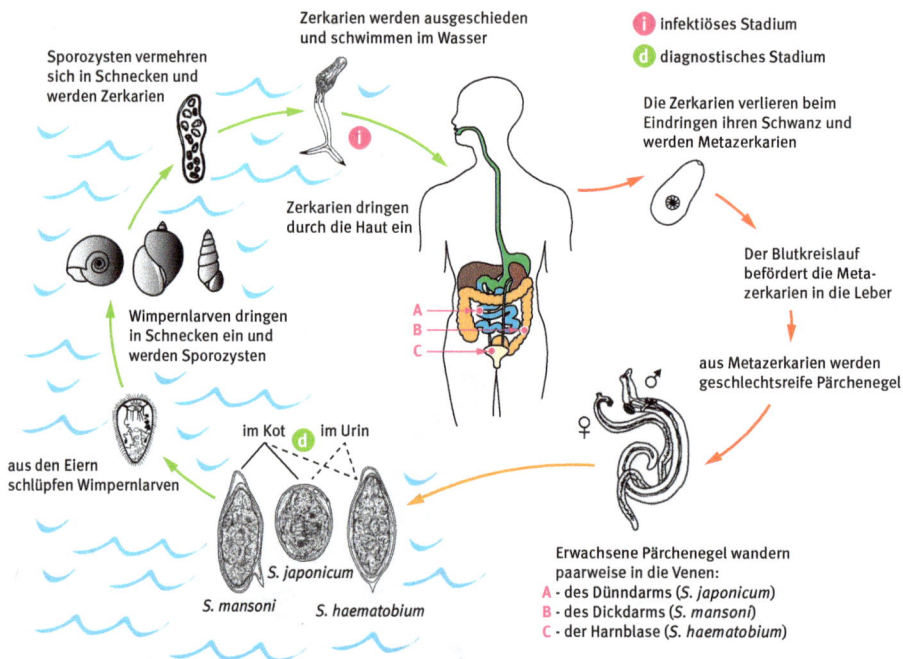

Abb. 3.15: Lebenszyklus der Schistosomen in Anlehnung an Centers of Disease Control and Prevention (Quelle: Ikiwaner Wikimedia Commons, lizenziert unter CreativeCommons-Lizenz by-sa-3.0-de URL: https://creativecommons.org/licenses/by-sa/3.0/).

Symptomatik: Bei der afrikanischen Schistosomiasis erreichen Prävalenz und Intensität der Infektion im Alter zwischen 10 und 20 Jahren ihr Maximum. Ungeachtet dessen entwickelt sich die Symptomatik der chronischen Schistosomiasis mitunter erst Jahre (bis Jahrzehnte) nach der Infektion. Daher sind asymptomatische Infektionen häufig (aber behandlungsbedürftig).

– Darmbilharziose (*S. mansoni, S. japonicum, S. mekongi, S. intercalatum*): unspezifische abdominelle Symptomatik; chronische Enterokolitis; spät: Pseudotumore und Motilitätsstörungen. Schwerwiegende Manifestationen der intestinalen Schistosomiasis ergeben sich allerdings mehr aus der später einsetzenden *Leber- und Milz-Bilharziose* (*S. mansoni, S. japonicum, S. mekongi*): periportale Fibrose, portale Hypertonie mit portosystemischen Kollateralen (u. a. Ösophagusvarizen), Aszites,

– Urogenital-Bilharziose (*S. haematobium*): chronische Entzündung von Harnblase, ableitenden Harnwegen und Geschlechtsorganen mit Hämaturie, Strikturen, aszendierenden Infektionen, Fistelbildung, Blasenkarzinom; v. a. bei *S. haematobium* (aber auch anderen Spezies) treten Eigranulome mit sekundären entzündlichen Veränderungen auch im Genitaltrakt auf,

- ektopische Manifestationen durch Verschleppung der Eier in z. B. Lunge oder ZNS,
- akute Symptomatik ist bei Flüchtlingen infolge der Inkubationszeit unwahrscheinlich. Das *Katayama-Fieber* (akute Schistosomiasis) äußert sich nach einigen Wochen Inkubationszeit mit Fieber, Rumpf-betontem Ausschlag, Husten, Abgeschlagenheit, Myalgien, Cephalgien, Eosinophilie und abdominellen Schmerzen. Eine *Zerkariendermatitis* kann innerhalb weniger Tage nach Hautpenetration der Zerkarien auftreten.

Diagnostik:
- Nachweis spezifischer Antikörper: Einsenden von ca. 2 ml Serum an ein in der Schistosomiasis-Immundiagnostik ausgewiesenes Labor,
- Ei-Nachweis im Stuhl (*S. mansoni, S. intercalatum, S. japonicum, S. mekongi*): Einsenden von drei konsekutiven Stuhlproben in Konservierungsflüssigkeit an ein für den mikroskopischen Ei-Nachweis ausgewiesenes Labor,
- Ei-Nachweis im Urin (*S. haematobium*): möglichst schnelle Einsendung von drei konsekutiven Sammelurinen an ein für den mikroskopischen Ei-Nachweis ausgewiesenes Labor,
- Sonographie von Urogenitaltrakt und Abdomen,
- bei Frauen: gynäkologische Untersuchung.

Screening: Bei allen Personen aus Schistosomiasis-Gebieten sollte eine Screening-Untersuchung durchgeführt werden. In der Regel ist die Serologie (zwei unterschiedliche Tests) ausreichend.

Therapie der Wahl: Praziquantel: 40 mg/kg Körpergewicht pro Tag über drei Tage (60 mg/kg KG bei *S. intercalatum, S. mekongi, S. japonicum*) [76].

Therapiert werden symptomatische Patienten sowie asymptomatisch Infizierte. Behandelt wird auch die vermutete Schistosomiasis ohne Ei-Nachweis (positive Serologie).

> **Cave!**
> In der Schwangerschaft nicht empfohlen (nur nach Risikoabwägung). In der Stillzeit sollte wegen des relevanten Übertritts in die Muttermilch drei Tage lang nicht gestillt werden.

Nachsorge: nach 6, 12 und 24 Monaten [76]:
- Urinstatus,
- dreimal Sammelurin bzw. Stuhlprobe auf Schistosomen-Eier,
- Kontrolle pathologischer Vorbefunde in den bildgebenden Verfahren,
- nach zwölf und 24 Monaten: serologische Untersuchung auf spezifische Antikörper (möglichst im selben Labor, um die Ergebnisse besser vergleichen zu können).

Meldevorschriften: Keine krankheits- oder erregerspezifische Meldepflicht nach dem IfSG.

Silvia Kraatz und Frank Mockenhaupt

3.7.3 Amoebiasis

Erreger: *Entamoeba histolytica*.

Epidemiologie: 500 Millionen Infizierte weltweit, mehrere Dutzend Millionen Er-
krankungsfälle jährlich. Zwischen Infektion und invasiver Amoebiasis können
Monate bis Jahre vergehen; asymptomatische Infektionen (90 %) können ebenfalls über Monate (bis Jahre) persistieren. Prävalenz von 1,4 % in einer Untersuchung bei unbegleiteten minderjährigen Flüchtlingen in Frankfurt [77].

Übertragung: fäkal-oral, entweder direkt (Windeln wechseln, Sexualpraktiken) oder
über kontaminiertes Trinkwasser bzw. Nahrung.

> **Cave!**
> Zysten können in der Außenwelt wochenlang infektiös bleiben und sind resistent gegen Magen-
> säure.

Inkubationszeit: Amöbenruhr: 1–4 Wochen (Monate bis Jahre), Amöbenleberabs-
zess: Monate–Jahre.

Symptomatik: häufig asymptomatisches Trägertum; akute Amöbenruhr (invasive
intestinale Amöbiasis): allmählich einsetzende Bauchschmerzen und blutige
Durchfälle („himbeergeleeartig", aber auch wässrig möglich), Koliken, Tenes-
men, Gewichtsverlust, in einem Drittel der Fälle Fieber; Komplikationen: fulminante Verläufe mit nekrotisierenden Ulzerationen, Perforation, Peritonitis,
toxischem Megacolon.
Bei Leberabszess: i. d. R. rechtsseitige Oberbauchschmerzen (häufig ohne vorangegangene Kolitis), Krankheitsgefühl, subfebrile Temperaturen.

Diagnostik: mikroskopischer Erregernachweis, vorzugsweise aus blutig-schleimigen
Anteilen des frischen Stuhls (mindestens drei unabhängige Stuhlproben) oder in
Darmbiopsaten. Morphologisch unterscheidet sich *E. histolytica* nicht von apa-
thogen Amöben. Finden sich aber Trophozoiten mit phagozytierten Erythrozyten
(„Magnaformen"), gilt dies als beweisend für eine Amöbiasis. Da diese bei asym-
ptomatischen Infektionen i. d. R. fehlen sowie zur Befundsicherung bieten sich
Antigen-Tests bzw. PCR zur Bestätigung von *E. histolytica* an. Die Serologie spielt
in der Diagnostik der Amöbenruhr keine bedeutende Rolle (wohl aber bei extrain-
testinaler Manifestation).
Bei Leberabszess: Sonographie, CT/MRT und Antikörpernachweis.

Therapie: Metronidazol 3 × 10 mg/kg KG/Tag (max. 3 × 800 mg/Tag) über zehn Tage
i. v. oder oral[78].
Anschließend Sanierung mit Paromomycin 3 × 500 mg/Tag oral über zehn Tage
(Metronidazol ist nicht gegen alle intraluminalen Amöbenformen wirksam).
Bei asymptomatischen Zystenausscheidern: Therapie mit Paromomycin zur Prä-
vention einer invasiven Amöbiasis.

Meldevorschriften: Nach § 6, Abs. 1 IfSG ist die Erkrankung nur meldepflichtig, sofern zwei oder mehr gleichartige Erkrankungen auftreten, bei denen ein epidemischer Zusammenhang wahrscheinlich ist oder vermutet wird.

Silvia Kraatz und Frank Mockenhaupt
3.7.4 Giardiasis

Vorkommen: *G. lamblia* (syn. *G. duodenalis*, *G. intestinalis*) (Abb. 3.16) ist weltweit verbreitet; in Entwicklungsländern beträgt die Prävalenz 30 % und mehr [79, 80]. Bei minderjährigen Flüchtlingen verschiedener Herkunftsländer in Frankfurt lag die Lamblienprävalenz bei 14 % [81], in Berlin bei 7,6 % [82]. Klinisch inapparente Infektionen sind häufig!

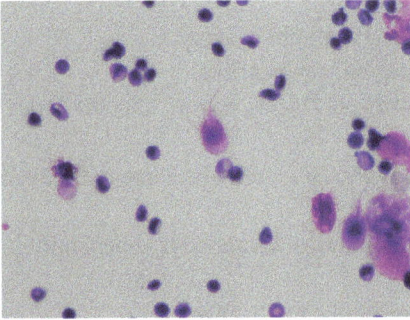

Abb. 3.16: Giardia lamblia. (Jerad M Gardner, MD Wikimedia Commons, lizenziert unter CreativeCommons-Lizenz by-sa-3.0-de URL: https://creativecommons.org/licenses/by-sa/3.0/).

Übertragung: v. a. indirekt über mit Zysten kontaminiertes Trinkwasser bzw. über Nahrungsmittel oder direkt fäkal-oral. Die Zysten sind im feuchten Milieu bis zu drei Monate überlebensfähig. Wirte sind neben Menschen auch zahlreiche Nutz- und Haustiere.

Inkubationszeit: beträgt im Mittel sieben (IKZ-Spanne 3–21) Tage.

Klinik: Die Infektion mit *G. lamblia* verläuft v. a. in den Endemiegebieten häufig asymptomatisch, dabei oft chronisch oder rezidivierend. Dies kann über Malabsorption v. a. bei Kindern zu Entwicklungsverzögerung und Mangelernährung führen [79, 83].

Die symptomatische Giardiasis manifestiert sich akut mit wässrigen, teils explosionsartigen Diarrhöen, ausgeprägter Flatulenz und abdominellen Krämpfen. Meist kommt es nach 2–3 Wochen zu einer Spontanremission, nicht selten sind aber auch chronische Stadien mit intermittierenden akuten Episoden und wechselhaftem Stuhlverhalten [84].

Diagnostik: mikroskopischer Nachweis von Zysten oder Trophozoiten in Stuhl (3 ×), Dünndarmsekret oder Dünndarmbiopsien; alternativ Nachweis von *Giardia*-Antigen im Stuhl (ELISA, Immunfluoreszenztest) oder PCR.

Therapie:
- symptomatisch: Flüssigkeitssubstitution,
- Metronidazol 500 mg p. o. 3 × tägl. für 5–7 Tage, alternativ Tinidazol, Ornidazol, Secnidazol oder Albendazol [85],
- Therapieversagen häufig! (Rücksprache mit Tropeninstitut).

Meldevorschriften: Meldepflicht besteht bei direktem oder indirektem Erregernachweis in Verbindung mit einer akuten Infektion gemäß § 7 Abs. 1 Nr. 16 IfSG.

Silvia Kraatz und Frank Mockenhaupt
3.7.5 Typhus abdominalis, Paratyphus

Erreger: *Salmonella enterica* Serotyp Typhi bzw. Paratyphi A, B und C.

Vorkommen: weltweit, insb. Süd- und Südostasien, sowie Afrika.

Epidemiologie: jährliche Typhus-Inzidenz weltweit 21 Mio., davon 220.000 Todesfälle [86].

In Deutschland wurden 2015 68 Fälle von Typhus abdominalis gemeldet, davon ≥ 15 % bei Asylsuchenden [87].

Übertragung: durch mit Stuhl oder Urin kontaminiertes Wasser oder Lebensmittel.

Inkubationszeit:
- Typhus abdominalis: ca. 3–60 Tage, gewöhnlich 8–14 Tage,
- Paratyphus: ca. 1–10 Tage.

Dauer der Ansteckungsfähigkeit: Ansteckungsgefahr besteht durch Keimausscheidung im Stuhl ab ungefähr einer Woche nach Erkrankungsbeginn. Die Ausscheidung kann über Wochen nach dem Abklingen der Symptome anhalten und in 2–5 % der Fälle in eine lebenslange symptomlose Ausscheidung übergehen.

Klinik: Typhus und Paratyphus sind systemische Infektionskrankheiten [88, 89].
- Prodromalstadium mit Gliederschmerzen, Schwäche, subfebrilen Temperaturen,
- hochfieberhafte Erkrankung (39–41 °C), deutliches Krankheitsgefühl, Kopf- und Gliederschmerzen, zunehmende Somnolenz (typhos, griech. Nebel), uncharakteristische Abdominalbeschwerden. Die hohen Temperaturen können bis zu drei Wochen anhalten (Fieber-Kontinua). Häufig in dieser Phase sind Apathie und Verstopfung, seltener hellrote, stecknadelkopfgroße, nichtjuckende Hauteffloreszenzen (Roseolen), meist an der Bauchhaut. Auffällig ist eine relative Bradykardie trotz hohen Fiebers. Erst spät im Verlauf treten „erbsbreiartige" Durchfälle (Abb. 3.17) auf.

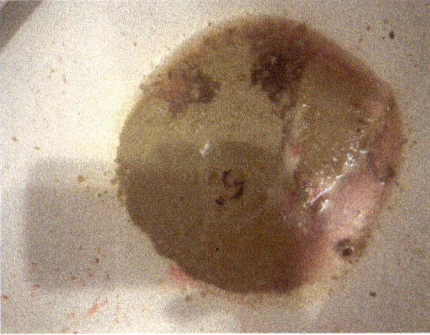

Abb. 3.17: Erbsbreiartiger, hämorrhagischer Stuhl bei *Typhus abdominalis* (Puraverita, Wikimedia Commons, lizenziert unter CreativeCommons-Lizenz by-sa-3.0-de URL: https://creativecommons.org/licenses/by-sa/3.0/).

Komplikationen: Darmblutung oder -perforation mit Peritonitis, Cholezystitis, Osteomyelitis, Endo- und Myokarditis, Thrombembolien.

Das klinische Bild des Paratyphus ist vergleichbar mit dem des Typhus abdominalis, jedoch üblicherweise durch einen milderen Verlauf gekennzeichnet.

> **Cave!**
> Bei jeder über vier Tage andauernden hochfieberhaften Erkrankung ohne zunächst feststellbaren Organbefund müssen Typhus und Paratyphus in die differenzialdiagnostischen Überlegungen mit einbezogen werden.

Diagnostik: Unspezifische Laborbefunde wie Leukopenie, Linksverschiebung und Anstieg von Entzündungsparametern können Hinweise auf Typhus- und Paratyphus-Infektionen geben.

Die Diagnosesicherung erfolgt durch den direkten Erregernachweis in Blut, Knochenmark, Harn, Stuhl oder Duodenalsekret.

> **Cave!**
> Früheste Diagnosestellung über das Blut, Erregernachweis im Stuhl erst nach 2–3 Wochen.

Therapie: empirisch Breitspektrumcephalosporin (z. B. Ceftriaxon) über zwei Wochen, ansonsten gemäß Antibiogramm; alternativ: Azithromycin. Gyrasehemmer wie Ciprofloxacin sind weitverbreitet durch Resistenzen kompromittiert.

Bei Ausscheidern ist eine Belehrung über hygienische Verhaltensregeln und die Vermeidung von Infektionsrisiken erforderlich; eine Sanierung sollte angestrebt werden. Zur Sanierung von Dauerausscheidern wird die Gabe von Ciprofloxacin über einen Zeitraum von mindestens vier Wochen empfohlen.

Prävention des Typhus abdominalis: Impfung mit einem Totimpfstoff (Schutz für ca. zwei Jahre) oder mit einem oralen Lebendimpfstoff (Schutz für mindestens ein Jahr).

Meldepflicht: Dem Gesundheitsamt werden gemäß §6 Abs. 1 Nr. 1 IfSG der Krankheitsverdacht, die Erkrankung sowie der Tod an Typhus abdominalis und Paratyphus sowie gemäß § 7 Abs. 1 IfSG alle direkten Nachweise von *Salmonella typhi* oder *Salmonella paratyphi* namentlich gemeldet.

3.7.5.1 Beratung zur Spezialdiagnostik

Nationales Referenzzentrum (NRZ)
für Salmonellen und andere bakterielle Enteritiserreger
Robert Koch-Institut (Bereich Wernigerode)
Fachbereich Bakterielle Infektionen
Leitung: Prof. Dr. Antje Flieger
Burgstraße 37, 38855 Wernigerode
Tel.: 030.18754–2522; –4206, Fax:–4207
E-Mail: FliegerA@rki.de

Silvia Kraatz und Frank Mockenhaupt
3.7.6 Läuserückfallfieber

Läuserückfallfieber ist eine in Deutschland extrem seltene, hochfieberhafte Erkrankung durch Infektion mit *Borrelia recurrentis* (Abb. 3.18). Die Übertragung erfolgt von Mensch zu Mensch via Kleiderlaus, was Ausbruchssituationen in Flüchtlingsunterkünften ermöglicht. Im Herbst 2015 kam es allein in Bayern zu 25 Erkrankungsfällen bei Flüchtlingen aus Ostafrika [90]. Läuserückfallfieber ist aktuell endemisch in den gebirgigen Gegenden Ostafrikas (Äthiopien, Eritrea, Somalia), aber auch fokal in Südamerika, sowie im Mittleren und Fernen Osten [91–96].

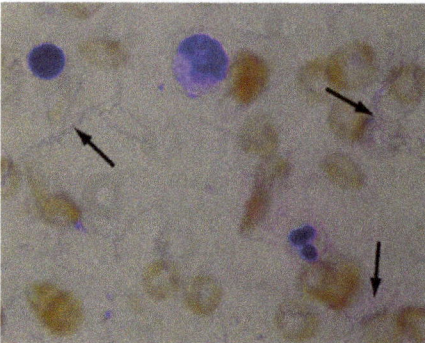

Abb. 3.18: *Borrelia recurrentis* (Gattung der Spirochäten) in Giemsa-gefärbtem Blutausstrich nach Zentrifugation. Mit freundlicher Genehmigung von [91].

Inkubationszeit: 1–18 Tage.
Klinik: meist akuter Beginn mit hohem Fieber, Malaise, Schüttelfrost, Kopfschmerzen, Myalgien, Arthralgien, Tachykardie und Dyspnoe. Konjunktivalinjektion,

Husten, Petechien, Blutungsneigung (v. a. Epistaxis), ein generalisiertes Exanthem kann auftreten, ebenso Ikterus und Bewusstseinstrübung.

Komplikationen: Myokarditis, Leberausfallkoma, akute Herzinsuffizienz, Bronchopneumonie, Meningoencephalitis, Neuropathien, Iritis, Ophthalmitis, Blutungskomplikationen.

Verlauf: Die Symptomatik nimmt etwa über drei bis sechs Tage hinweg zu und verschwindet dann. Nach jeweils fieberfreien Intervallen von einigen Tagen oder Wochen kommt es zu wiederholten Rückfällen mit Fieber und weiteren der o. g. Symptome. Die Erkrankung kann schwer verlaufen. Ohne adäquate Therapie beträgt die Letalität 10–40 %, 2–5 % versterben unter Therapie. Unter antibiotischer Therapie kann es zu einer schweren Jarisch-Herxheimer-Reaktion kommen.

Diagnostik: Labor: deutlicher CRP-Anstieg, Leukozytose, Thrombozytopenie. Mikroskopischer Nachweis im Fieberschub (Dunkelfeldmikroskopie, gefärbter Blutausstrich, „Dicker Tropfen") [91].

Therapie: Doxycyclin 100 mg 2× tgl. p. o. für 4–7 Tage, alternativ Erythromycin.

Meldevorschriften: Meldepflicht bei direktem oder indirektem Nachweis von Borrelia recurrentis in Verbindung mit einer akuten Infektion gemäß § 7 Abs. 1 Nr. 3 IfSG, ggf. Meldung gemäß § 6 Abs. 1 Nr. 5a (bedrohliche Krankheit).

Silvia Kraatz und Frank Mockenhaupt
3.7.7 Fleckfieber (epidemischer Läusetyphus)

Fleckfieber ist eine in Deutschland extrem seltene, hochfieberhafte Erkrankung durch Infektion mit *Rickettsia prowazekii*, die u. a. bei Kriegszuständen, Flucht und schlechten hygienischen Bedingungen epidemisch auftreten kann. Die Übertragung erfolgt von Mensch zu Mensch via Kleiderlaus. Bezüglich anderer *Rickettsien spp.* verweisen wir auf die weiterführende Literatur [97]. *Rickettsia prowazekii* ist endemisch in Zentral- und Ostafrika, Zentral- und Südamerika sowie in Asien; die Verbreitung in andere Klimazonen erfolgt durch Flucht und Vertreibung, wiederkehrende Epidemien sowie das Zusammenleben vieler Menschen auf engem Raum unter schlechten hygienischen Bedingungen [97, 98].

Inkubationszeit: 1–2 Wochen.

Klinik: meist akuter Beginn mit Fieber, starken Kopf- und Gliederschmerzen, Benommenheit, Schüttelfrost, nach ca. 5–6 Tagen makulöses Exanthem.

Komplikationen: ZNS-Beteiligung mit Encephalitis, klinisch Somnolenz, Stupor, Myokarditis.

Letalität unbehandelt: 10–40 %.

Diagnostik: immunfluoreszenzmikroskopischer Erregernachweis, PCR, serologischer Nachweis Rickettsien-spezifischer Antikörper in spezialisierten Laboratorien.

Therapie: Doxycyclin 100 mg zweimal täglich für 7–10 Tage, alternativ Chloramphenicol.

Meldevorschriften: Meldepflicht bei direktem oder indirektem Erregernachweis in Verbindung mit einer akuten Infektion gemäß § 7, Abs. 1 Nr. 37 IfSG, ggf. Meldung gemäß § 6 Abs. 1 Nr. 5a (bedrohliche Krankheit) oder b (Erkrankungshäufung) IfSG.

Silvia Kraatz und Frank Mockenhaupt
3.7.8 Brucellose

Die Brucellose ist eine weltweit verbreitete Anthropozoonose, die über Tierprodukte (v. a. Milch) und direkten Tierkontakt übertragen wird und klinisch sehr variable Krankheitsbilder verursacht. Erreger sind gram-negative Bakterien der Gattung *Brucella* (v. a. *B. abortus*, *B. melitensis*). Im Jahr 2016 wurden in Deutschland 24 Fälle gemeldet (Stand Oktober 2016), mit höchster Inzidenz unter türkischen Einwanderern (0,3/100.000) [99]. Im Irak dagegen liegt die Inzidenz bei 268/100.000 Einwohnern pro Jahr [100].

Übertragung: Für den Menschen relevante Wirte sind Nutztiere, v. a. Rinder, Schafe und Ziegen. Der wichtigste Infektionsweg ist der Konsum nicht pasteurisierter Milchprodukte, aber auch Haut- oder Schleimhautkontakte mit Tieren oder Tierprodukten sowie die Inhalation erregerhaltiger Aerosole ergeben mögliche Übertragungswege.

Durch das Monozyten-Makrophagen-System gelangen die Erreger via Lymphbahn und hämatogen in alle Organe, vorwiegend betroffen sind jedoch Leber, Milz und Knochenmark. Hier entstehen epitheloidzellige, nichtverkäsende Granulome.

Inkubationszeit: eine Woche bis mehrere Monate.

Klinik: Bis 90 % der Fälle verlaufen subklinisch! Die symptomatische Erkrankung ist sehr variabel und wenig charakteristisch!

- **Akutstadium:** Fieber, Malaise, Übelkeit, Kopfschmerzen, Glieder- und Muskelschmerzen, Nachtschweiß, Lymphknotenschwellungen,
- **undulierende Form:** typisch (aber selten) sind Fieberepisoden von 7–21 Tagen unterbrochen von 3- bis 5-tägigen fieberfreien Intervallen,
- **chronische Verlaufsform (> 1 Jahr):** B-Symptomatik, Leistungsminderung, depressive Episoden, Uveitis, Spondylitis.

Komplikationen: Knochen- und Gelenkbeschwerden mit Übergängen zur Osteomyelitis, Endokarditis und anderen Organmanifestationen.

Letalität: ca. 2 %, meist Endokarditis durch *B. melitensis*.

Diagnostik: kultureller Erregernachweis aus Blut, Knochenmarksaspirat (!), Liquor, Urin, Organbiopsien (Cave! Labor über den Verdacht informieren, da Risiko der

Laborinfektion). Die PCR ist der Blutkultur überlegen. Der Nachweis ist auch über einen Titeranstieg in der Serologie möglich.

Therapie: Kombinationstherapie mit Doxycyclin (über sechs Wochen) und Streptomycin (über zwei bis drei Wochen); alternativ: Doxycyclin und Rifampicin (über 6–8 Wochen), ggf. zusätzlich Gentamycin (über ein bis zwei Wochen) [101–103].

Meldevorschriften: Der Nachweis von *Brucella spp.* ist gemäß § 7 Abs. 1 IfSG meldepflichtig.

Silvia Kraatz und Frank Mockenhaupt
3.7.9 Leptospirose

Die Leptospirose ist eine weltweit verbreitete Zoonose mit häufig inapparenten oder milden Verläufen, die seltener als schwere Erkrankung mit Ikterus und Nierenversagen imponiert. 2015 wurden dem RKI 86 Fälle gemeldet; die Inzidenzraten nehmen durch Migration und Tourismus zu [104]. Zahlreiche Tiere, v. a. Ratten und andere Nager, sind Reservoire der Spirochäten der Gattung *Leptospira*. Die Übertragung erfolgt primär durch den Kontakt mit dem Urin infizierter Tiere (u. a. kontaminiertem Wasser), über Schleimhäute und Hautverletzungen.

Inkubationszeit: 7–14 (Zeitspanne zwischen 2–30) Tage.

Klinik: Die Klinik ist ausgesprochen variabel: asymptomatische Infektion oder milde Allgemeinsymptome sind häufig (90 %), fulminante Verläufe treten allerdings auf.

Symptomatische Erkrankung mit biphasischem Verlauf:
- **Bakteriämie** (ca. eine Woche): hochakuter Beginn mit hohem Fieber, Myalgien insbesondere der unteren Extremität, starken Kopf- und betont retrobulbären Schmerzen, Photophobie, Konjunktivitis (!), ggf. morbilliformes Exanthem,
- **Organmanifestationen** (Phase der Antikörperbildung): Hepatitis, Nephritis, Meningitis.

Komplikationen: Nieren- und Leberversagen, selten pulmonale Hämorrhagien; Letalität bis über 20 %.

Diagnostik:
- kultureller Nachweis oder PCR aus Blut bzw. Liquor (1. Woche), Urin (ab 2. Woche),
- Antikörpernachweis ab der zweiten Erkrankungswoche (Mikroagglutinationstest),
- Dunkelfeldmikroskopie (Erfahrung nötig).

Therapie: Wichtig ist ein früher Therapiebeginn. Es besteht keine Isolationspflicht, da eine Mensch-zu-Mensch-Übertragung äußerst unwahrscheinlich ist:
- leichte Fälle: Doxycyclin (2 × 100 mg/d; p. o. für sieben Tage),

- schwere Verläufe: schon bei Verdacht, Ceftriaxon (1 g/d; i. v. für sieben Tage) oder Penicillin G (1,5 Mio. E/6 h; i. v. für sieben Tage).

Meldevorschriften: Dem Gesundheitsamt wird gemäß §7 Abs. 1 IfSG der direkte oder indirekte Nachweis von humanpathogenen *Leptospira* sp., soweit er auf eine akute Infektion hindeutet, namentlich gemeldet.

Joachim Seybold, Silvia Kraatz und Christian Drosten
3.7.10 MERS-Corona-Virus-Infektion

Nach WHO-Angaben gab es zwischen 2012 und Juli 2017 2.040 gemeldete Fälle des *Middle East respiratory syndrome-coronavirus* (MERS-CoV). 82 % der Fälle wurden in Saudi-Arabien gemeldet [105]. Das *Middle East respiratory syndrome virus* ist ein Coronavirus, welches erstmals 2012 in Saudi-Arabien isoliert wurde. Es handelt sich um ein zoonotisches Virus.

Vorkommen: Saudi-Arabien, Oman, Vereinigte Arabische Emirate, Jordanien, Iran, Pakistan. Ägypten ist wahrscheinlich.

Klinik: grippeähnliche Symptome, Fieber, Husten, Dyspnoe, komplizierend Pneumonie, Diarrhö.

> **Cave!**
> MERS-Coronavirus ist in mögliche Differentialdiagnosen einzubeziehen, wenn sich ein Patient oder eine Patientin mit Pneumonie in den zwei Wochen vor Erkrankungsbeginn in einem Land der Arabischen Halbinsel oder angrenzenden Ländern aufgehalten oder einen Kontakt mit einem Patienten mit bestätigter oder wahrscheinlicher MERS-Coronavirus-Infektion hatte [106].

Komplikationen: respiratorische Insuffizienz, Niereninsuffizienz; Letalität ca. 35 % [107].

Übertragung: Erreger-Reservoir v. a. Kamele (Übertragung auf den Menschen durch engen Tierkontakt), ggf. Mensch-zu-Mensch-Übertragung.

Diagnostik: Entnahme von Material aus dem Respirationstrakt (BAL, Sputum, Trachealsekret, alternativ oro- oder nasopharyngealer Abstrich) zur PCR-Diagnostik, zusätzlich Antikörpernachweis (ein bis zwei Wochen nach Symptombeginn).

Therapie: Aktuell steht noch keine spezifische Therapie zur Verfügung; symptomatische Therapie in spezialisierten Zentren.

> **Cave!**
> Patienten mit Diabetes mellitus, chronischer Lungenerkrankung, chronischer Niereninsuffizienz scheinen besonders vulnerabel für MERS-CoV zu sein.

Silvia Kraatz

3.7.11 Lepra

In Deutschland gibt es ca. 1–5 importierte Fälle/Jahr [108], weltweit werden jährlich über 210.000 Neuinfektionen gemeldet [109]. Im Rahmen der Erstuntersuchung in der Erstaufnahmeeinrichtung der Charité fiel 2016 ein aus dem Kongo stammender Patient mit dem Verdacht auf eine kutane Lepraform auf (Abb. 3.20). Tatsächlich konnte in der weiterführenden Diagnostik eine lepromatöse Lepra mittels PCR gesichert werden. Verbreitung: v. a. Südamerika (Schwerpunkt Brasilien), Südostasien, Afrika (Abb. 3.19).

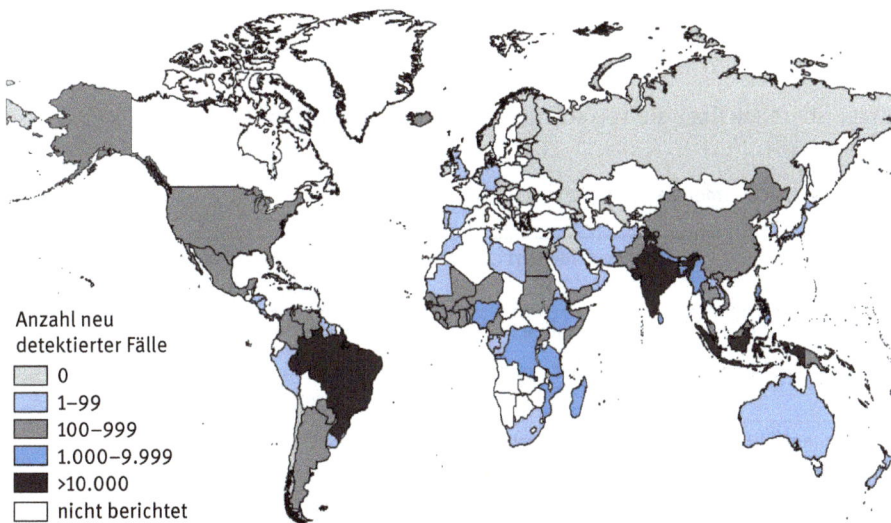

Anzahl neu
detektierter Fälle
- 0
- 1–99
- 100–999
- 1.000–9.999
- >10.000
- nicht berichtet

Abb. 3.19: Lepra-Prävalenzraten nach World Health Organisationi 2015. (Quelle: Reproduziert nach WHO Leprosy epidemiology www.who.int/lep/epidemiology/en/).

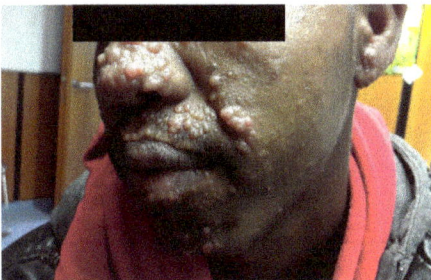

Abb. 3.20: Lepromatöse Lepra (festgestellt im Rahmen der Erstuntersuchung, Mai 2016, Charité).

Erreger: *Mycobacterium leprae.*

Übertragung: Einziger Wirt ist der Mensch. Relativ geringe Kontagiosität, eine Übertragung erfolgt nur bei länger andauerndem körperlichem Kontakt zu einem Patienten. Der Übertragungsweg ist nicht abschließend geklärt, am ehesten findet die Aufnahme via Respirationstrakt (Mykobakterien-reiches Nasensekret) und via Hautkontakt → Inokulation von Mykobakterien in kleinere Hautläsionen statt [110].

Inkubationszeit: Monate bis Jahre.

Diagnostik: Hautbiopsie → PCR oder mikroskopischer Nachweis von Mykobakterien.

Meldevorschriften: Meldepflicht bei direktem oder indirektem Erregernachweis in Verbindung mit einer akuten Infektion gemäß § 7 Abs. 1 Nr. 31 IfSG. Beratung und Spezialdiagnostik sind z. B. im Nationalen Referenzzentrum für Mykobakterien am Forschungszentrum Borstel möglich.

Einen Überblick über die Verlaufsformen der Lepra gibt Tab. 3.7.

Tab. 3.7: Verlaufsformen der Lepra [111–113].

	Tuberkuloide Verlaufsform	Lepromatöse Verlaufsform (Abb. 3.20)
Pathophysiologie	intakte zelluläre Immunantwort	geringe bis fehlende Immunität
Anzahl der Läsionen	solitäre oder vereinzelte Hautläsionen	zahlreiche bzw. generalisierte kutane Herde
Erscheinungsbild der Läsionen	große, flache, scharf begrenzte Plaques mit zentraler Hypopigmentierung und erythematösem Randwall	makulöse, papulöse, noduläre hyperpigmentierte oder erythematöse Plaques oder flächige Infiltrate
Komplikationen	periphere Sensibilitätsstörungen und Lähmungen, Nervenverdickungen, später auch Fazialisbeteiligung, Keratomalazie mit Erblindung	Beteiligung der Nasen-Rachen-Schleimhaut mit Destruktion der Nasenscheidewand bzw. des Kehlkopfes, Beteiligung der Augen, der Ohren und des Hodens, Glomerulonephritis, Verlust der lateralen Augenbraue
Keimzahl/Infektiosität	gering	hoch
Therapie	Dapson 100 mg/d für 6 Monate Rifampicin 600 mg monatlich für 6 Monate [113]	Dapson 100 mg/d für 12 Monate Rifampicin 600 mg monatlich für 12 Monate Clofazimin 50 mg/d und 300 mg monatlich für 12 Monate [113]

Silvia Kraatz und Frank Mockenhaupt
3.7.12 Häufige intestinale Helminthosen

Mindestens ein Drittel der Weltbevölkerung ist mit intestinalen Helminthen infiziert [114]. Der Verlauf gestaltet sich meist asymptomatisch, dennoch bergen einige intestinale Helminthosen die Gefahr der Chronifizierung mit langfristigen gesundheitlichen Folgen, darunter v. a. Malabsorption und nachfolgend reduzierte körperliche und intellektuelle Entwicklung. Bisherige Daten liegen hauptsächlich für minderjährige Geflüchtete vor. Hier zeigt sich in Screeninguntersuchungen eine erhöhte Prävalenz behandlungsbedürftiger Helminthosen (7,6 % behandlungsbedürftige Helminthosen im Rahmen von Screeninguntersuchungen an 102 Geflüchteten im Alter von 12–18 Jahren in Bielefeld [115]). Immerhin einer von vier untersuchten Minderjährigen aus den Herkunftsgebieten sub-saharisches Afrika und Südostasien wies in einer Querschnittsstudie eine behandlungsbedürftige Schistosomiasis oder eine intestinale Helminthose auf [116, 117]. Die Deutsche Gesellschaft für Kinderheilkunde empfiehlt bei unklarer Eosinophilie (> 500/nl) eine Stuhluntersuchung auf Wurmeier (an drei verschiedenen Tagen) sowie eine Strongyloides-Serologie bzw. -PCR im Stuhl [118]. Bei negativen Befunden sollte eine weitere Abklärung auf systemische Helmintheninfektionen (z. B. Filariose) in Absprache mit einem tropenmedizinischen Zentrum stattfinden. Nachfolgende Tabelle 3.8 gibt einen Überblick über häufige intestinale Helminthenarten, gegliedert in Zestoden, Nematoden und Trematoden.

Die Wahl der anthelmintischen Therapeutika wird nicht zuletzt durch Praktikabilität (z.B. *off-label-use*, Großpackungen) beeinflusst. Im Zweifel sind mehrtägige Behandlungsdauern einer Einmaldosis vorzuziehen; eine Kontrolle des Behandlungserfolgs nach 2 bis 4 Wochen ist angezeigt. Regionale Unterschiede in der Wirksamkeit und Resistenzentwicklungen sind zu berücksichtigen. So ist bei Hakenwürmern die Therapie mit Albendazol der Behandlung mit Mebendazol überlegen, bei Peitschenwürmern (*Trichuris*) verhält es sich umgekehrt [119].

3.8 Literatur

[1]   Robert Koch-Institut. Bericht zur Epidemiologie der Tuberkulose in Deutschland 2016. Erscheinungsdatum 13. Oktober 2017. Available from: https://www.rki.de/DE/Content/InfAZ/T/Tuberkulose/Archiv_Berichte_TB_in_Dtl_tab.html.

[2]   Meier V, et al. Tuberculosis in newly arrived asylum seekers: A prospective 12 month surveillance study at Friedland, Germany. Int J Hyg Environ Health. 2016. doi: 10.1016/j.ijheh.2016.07.018.

[3]   WHO Tuberculosis surveillance and monitoring report in Europe. http://www.euro.who.int/en/health-topics/communicable-diseases/tuberculosis/publications/2017/tuberculosis-surveillance-and-monitoring-report-in-europe-2017 ISBN 978-92-9498-037-3 DOI 10.2900/2767.

[4]   Seung KJ, Keshavjee S, Rich ML. Multidrug-resistant tuberculosis and extensively drug-resistant tuberculosis. Cold Spring Harb Perspect Med. 2015; 5: a017863.

Tab. 3.8: Übersicht häufiger intestinaler Helminthosen.

Helminthen	Vorkommen	Infektionsmodi	Pathogenese	Klinik	Diagnostik	Therapie
Zestoden (Bandwürmer)						
Taenia saginata (Rinderbandwurm)	weltweit, v. a. Zentral- und Ostafrika	unzureichend gegartes Rinderfleisch	– Im Dünndarm entwickeln sich die mehrfach in Proglottiden untergliederten adulten Würmer. – Eihaltige Proglottiden werden mit dem Stuhl ausgeschieden.	meist asymptomatisch, milde abdominelle Symptomatik, Gewichtsverlust, Appetitlosigkeit	Nachweis von Proglottiden und/oder Eiern im Stuhl	Praziquantel 10 mg/kg, einmalig
Taenia solium (Schweinebandwurm)	weltweit, v. a. Ostafrika, Mittel- und Südamerika, Asien, Balkanregion	unzureichend gegartes Schweinefleisch	wie bei *Taenia saginata* nur mit anderer Morphologie der Proglottiden	meist asymptomatisch, perianale Pruritus, milde abdominelle Symptomatik, Gewichtsverlust, Appetitlosigkeit	Nachweis von Proglottiden und/oder Eiern im Stuhl	Praziquantel 10 mg/kg, einmalig
		Zystizerkose: orale Aufnahme von Eiern (Proglottiden), häufig Autoinfektion von Bandwurmträgern	– hämatogene Verschleppung geschlüpfter Larven in Muskulatur, Subcutis und Gehirn; dort Zystizerkus (Finne; 6–15 mm) – Bildung innerhalb von 3–4 Monaten – entzündliche Reaktion v. a. auf absterbende Zystizerken	meist asymptomatisch, bei Befall des ZNS: Neurozystizerkose mit Krampfanfällen. Herdbefunden, ggf. Hirndruckzeichen oder Visusverlust	– Nachweis von spezifischen Antikörpern im Serum – Neurozystizerkose: CT, MRT	– Albendazol 15 mg/kg KG (in 2 ED) für 7–14 Tage oder Praziquantel 50 mg/kg für 2 Wochen – ggf. zusätzlich Kortikosteroide

Tab. 3.8: (fortgesetzt)

Helminthen	Vorkommen	Infektionsmodi	Pathogenese	Klinik	Diagnostik	Therapie
Zestoden (Bandwürmer)						
Echinococcus granulosus (Hundeband-wurm)	weltweit, auch Süd-/ Südosteuropa, Türkei	orale Aufnahme von Eiern über kontaminierte Lebensmittel oder bei direktem Tierkontakt	Larven durchwandern Darm-wand → hämatogene Streuung in innere Organe → Zystenbil-dung Produktion von meist einer flüssigkeitsgefüllten Zyste mit Wirtskapsel zu 60 % in der Leber, zu 20 % in der Lunge (zystische Echinokokkose), Bildung von Tochterzysten	häufig und lange asym-ptomatisch. Manifestation abhängig von Zystenlokali-sation (Leber, Lunge), u. a. abdominelle oder thora-kale Schmerzen, Husten, Dyspnoe. Zystenruptur mit anaphylaktischem Schock und Aussaat	Serologie; histologisch-parasitologischer Nachweis aus OP-Präparaten (cave: Ver-schleppung bei Punktion)	je nach Organbefall und Zystenstadium: PAIR- (Punktion-Aspiration-Injektion-Reaspirations-) Therapie; 3- bis 6-monatige Chemothe-rapie mit Albendazol (10–15 mg/kg KG); chirurgische Resektion der Zysten; periopera-tive antihelminthische Therapie (!)
Echinococcus multilocularis (Fuchsband-wurm)	nördliche Hemisphäre, u. a. Mittel- und Ost-europa, Süddeutsch-land	orale Aufnahme von Eiern über kontaminierte Lebensmittel oder bei direktem Tierkontakt	Larven durchwandern Darm-wand → hämatogene Streuung in innere Organe: infiltrati-ves Wachstum (alveoläre Echinokokkose), Larven bil-den multiple kleine (alveoläre) Zysten, zu 97,5 % Leberbefall; Befall angrenzender Organe sowie Streuung möglich	1/3 asymptomatisch; Fa-tigue, Gewichtsverlust, rechtsseitige Oberbauchbe-schwerden; zudem variable Manifestation bei Befall anderer Organe	Serologie; histologisch-parasitologischer Nachweis aus OP-Präparaten (Cave! Verschlep-pung); CT, MRT, Sonographie	je nach Ausmaß des Organbefalls: Hei-lungschancen bei nicht resezierbarem Befall nur in 5–20 %; chirurgische Resek-tion und langfristige Albendazol-Therapie (10–15 mg/kg KG)

Tab. 3.8: (fortgesetzt)

Helminthen	Vorkommen	Infektionsmodi	Pathogenese	Klinik	Diagnostik	Therapie
Nematoden (Rundwürmer)						
Enterobius vermicularis (Madenwurm)	weltweit	orale Aufnahme von Eiern, fäkal-oral bzw. Selbstinfektion	Weibliche Würmer wandern in die Perianalregion und geben dort ihre Eier ab, die teils durch Autoinfestation wiederaufgenommen werden.	oft asymptomatisch, analer Pruritus und perianale Dermatitis sind pathognomonisch; Vulvovaginitis	direkter morphologischer Nachweis der Würmer, Nachweis von Eiern in Analabklatschpräparat (z. B. Tesafilm)	Mebendazol 100 mg oder Pyrantel 10 mg/kg KG (Albendazol 400 mg) als Einmaldosis, Wiederholung nach 2 und 4 Wochen, Waschen von Bettwäsche und Kleidung bei 60 °C; evtl. Familien-/Gruppenbehandlung
Ascaris lumbricoides (Spulwurm)	weltweit, in tropischen Gebieten Prävalenz bis 95 %; > 1 Milliarde Infizierte	orale Aufnahme embryonierter Eier über kontaminierte Erde, Gegenstände und Lebensmittel	– Geschlüpfte Larven penetrieren die Darmwand und gelangen hämatogen über Leber und Herz in die Lunge. Hier durchwandern sie die Alveolen und gelangen über den Tracheobronchialbaum in den Pharynx, von wo aus sie erneut verschluckt werden. Im Darm reifen die Larven schließlich zu geschlechtsreifen, eierlegenden Würmern. – pulmonale Larvenwanderung mit pneumonitischer Reaktion	– meist asymptomatisch! – *Pneumonitis* (7–14 Tage nach Infektion): trockener Husten, evtl. mäßiges Fieber, selten Dyspnoe – *intestinal:* gelegentlich abdominelles Unwohlsein; mit steigender Wurmlast: uncharakteristische gastrointestinale Beschwerden, krampfartige Bauchschmerzen, Obstruktion, Perforation, Peritonitis,	mikroskopischer Nachweis von Eiern im Stuhl; Ausscheidung adulter Würmer	Mebendazol 2 × 100 mg über 3 Tage

Tab. 3.8: (fortgesetzt)

Helminthen	Vorkommen	Infektionsmodi	Pathogenese	Klinik	Diagnostik	Therapie
Nematoden (Rundwürmer)						
			– Adulte Würmer (15–35 cm) können bei v. a. kleinen intestinalen Lumina (Kinder) zu mechanischer Obstruktion führen (Ileus, Volvulus, Infarzierung). – Einwanderung der adulten Würmer in sonstige Gangsysteme (Gallenwege, Pankreas) – Reduktion der resorptiven Oberfläche mit Malabsorption	Gallenwegsobstruktion, Cholangitis, Leberabzesse, Pankreatitis – chronisch: Malabsorption, Entwicklungsverögerung		
Trichuris trichiuria (Peitschenwurm)	weltweit, meist tropische und subtropische Gebiete; ca. 800 Mio. Infizierte	orale Aufnahme larvenhaltiger Eier über kontaminierte Erde, Gegenstände und Lebensmittel	Anteriores Ende der adulten Würmer liegt intramucosal in der Colon-/Zäkumwand. Dort Infiltration inflammatorischer Zellen, z. T. Epithelläsionen; bei schweren Infektionen ödematöse Verdickung der Mukosa und Blutungsneigung.	– meist asymptomatisch – Diarrhö, Meteorismus, Eisenmangelanämie möglich; selten dysenterisches Syndrom und Rektumprolaps – chronisch: Malabsorption, Entwicklungsverögerung	mikroskopischer Nachweis von Eiern im Stuhl; adulte Würmer auf prolabierter Rektumschleimhaut	Mebendazol 2 × 100 mg über 3–6 Tage

Tab. 3.8: (fortgesetzt)

Helminthen	Vorkommen	Infektionsmodi	Pathogenese	Klinik	Diagnostik	Therapie
Nematoden (Rundwürmer)						
Strongyloides stercoralis (Zwergfadenwurm)	v. a. Tropen und Subtropen, weltweit ca. 50–100 Mio. Infizierte	Penetration der Haut durch im Boden befindliche Larven bzw. Autoinfektion (Larvenpenetration intestinal u./o. perianal) →	– Hautpenetration → hämatogene Verschleppung in die Lungen → Wanderung über das Tracheobronchialsystem in den Pharynx und Autoingestion → Reifung im Dünndarm → adulte Würmer – Lungenpassage: pneumonitische Reaktion – duodenal verankerte Adulte: entzündliche Infiltration – Hyperinfektionssysndrom (v. a. bei Immunsuppression, z. B. bei HIV- oder HTLV-Koinfektion): massive Autoinfektion mit exzessivem Larvenbefall und Dissemninierung in Organe	– meist asymptomatisch – Larva currens: juckende Erytheme (entsprechend Larvenwanderung) v. a. Knöchel, perianal – Löffler-Syndrom (trockener Husten etc.) – rezidivierende uncharakteristische abdominelle Beschwerden, Urtikaria – Hyperinfektionssyndrom: unbehandelt häufig letal; Manifestation entsprechend Larvenwanderung in Organe (Darm, Lunge, ZNS etc.) – chronisch: Malabsorption, Entwicklungsverzögerung	– mikroskopischer Nachweis von Larven in frischem Stuhl (mehrere Stuhlproben notwendig; bei Hyperinfektion auch im Sputum, Bronchiallavage – Serologie (StrongyloidesAntikörper im ELISA)	– Ivermectin 200 µg/kg KG Tag für 2 Tage, Wiederholung nach 2 Wochen – bei Hyperinfektionssyndrom ggf. längere Therapiedauer und höhere Dosis

Tab. 3.8: (fortgesetzt)

Helminthen	Vorkommen	Infektionsmodi	Pathogenese	Klinik	Diagnostik	Therapie
Nematoden (Rundwürmer)						
Ancylostoma duodenale und *Necator americanus* (Hakenwurm)	weltweit, v. a. Tropen und Subtropen; ca. 700 Mio. Infizierte	Penetration der Haut durch im Boden befindliche Larven	Hautpenetration → Hämatogene Verschleppung in Lunge → Durchbruch in Alveolarsystem → Wanderung zu Epiglottis → Verschlucken der Larven → Reifung zu Adulten im Duopdenum mit Anheftung an Mukosa und Blutsaugen → chronischer Blut- und Proteinverlust	– juckendes Erythem an Stelle der Penetration – Pneumonitis mit trockenem Husten, Fieber, Eosinophilie – chronisch: meist asymptomatisch, evtl. uncharakteristische Oberbauchbeschwerden – Eisenmangelanämie (!) – chronisch: Malabsorption, Entwicklungsverögerung	mikroskopischer Nachweis von Eiern im Stuhl	Mebendazol 2 × 100 mg über 3 Tage
Trematoden						
Schistosoma spp.	siehe Kapitel 3.7.2: Schistosomiasis					
Fasciola spp.	v. a. Tropen und Subtropen, Europa	orale Aufnahme larvenhaltiger Eier über kontaminierte Lebensmittel, Trink- und Spülwasser	orale Aufnahme der Eier, hepatisches Migartionsstadium, dann Besiedlung der Gallenwege	akutes febriles Invasionsstadium (febriles eosinophiles Syndrom), asymptomatisches Latenzstadium, Episoden mit akuten biliären Koliken	im Akutstadium Serologie, im chronisch-latenten Stadium Serologie und wiederholte parasitologische Stuhluntersuchungen	Triclabendazol 10 mg/kg einmalig, ggf. Wiederholung nach 12 Stunden

[5]   Sharma SK, Mohan A, Sharma A. Miliary tuberculosis: A new look at an old foe. Journal of
      Clinical Tuberculosis and Other Mycobacterial Diseases. May 2016; 3: 13–27. ISSN 2405-5794.
      doi: 10.1016/j.jctube.2016.03.003.

[6]   Fachinformationen zur IGRA Diagnostik. Available from: www.synlab.de/fileadmin/
      fachinformationen/fi_human/meldung_214_igra-diagnotsik.pdf.

[7]   RKI Thorax-Röntgenuntersuchungen bei Asylsuchenden1 gemäß § 36 Abs. 4 IfSG. Stellun-
      gahme des Robert Koch-Instituts. Available from: https://www.rki.de/DE/Content/InfAZ/T/
      Tuberkulose/Tuberkulose_Roentgen-Untersuchungen_Asylsuchende.html.

[8]   Schenkel K. Tuberkulosescreening bei Schwangeren. Pneumologie. 2016; 70: 777–780.

[9]   Herold G. Innere Medizin. 2016; ISBN 978-3-9814660-5-8.

[10] Schaberg T, et al. Empfehlungen zur Therapie, Chemoprävention und Chemoprophylaxe der
      Tuberkulose im Erwachsenen- und Kindesalter. Deutsches Zentralkomitee zur Bekämpfung
      der Tuberkulose (DZK), Deutsche Gesellschaft für Pneumologie und Beatmungsmedizin
      (DGP). Pneumologie. 2012; 66: 133–171. doi: 10.1055/s-0031-1291619.

[11] WHO. Global tuberculosis report 2015. Geneva: World Health Organization. 2015.

[12] RKI Ratgeber für Ärzte. Available from: www.rki.de/DE/Content/Infekt/EpidBull/
      Merkblaetter/Ratgeber_Tuberkulose.html.

[13] WHO on multi-drug-resistant tuberculosis. Available from: www.who.int/tb/areas-of-work/
      drug-resistant-tb/en/.

[14] Hargreaves S, et al. Multidrug-resistant tuberculosis and migration to Europe. Clinical Micro-
      biology and Infection, 2016. doi: 10.1016/j.cmi.2016.09.009.

[15] Therapeutic Drug Monitoring in Tuberculosis: Practical Application for Physicians Clinical
      Infectious Diseases. 2016: ciw677v2-ciw677.

[16] WHO und CDC tuberculosis surveillance monitoring Europe 2016.
      Available from: http://ecdc.europa.eu/en/publications/publications/
      ecdc-tuberculosis-surveillance-monitoring-europe-2016.pdf.

[17] Diel R, Loytved G, Nienhaus A, et al. New recommendations for contact tracing in tuberculo-
      sis. German Central Committee against Tuberculosis. Pneumologie. 2011; 65: 359–378.

[18] Jablonka A, Solbach P, Ringe B, et al. Niedrige Seroprävalenz von Syphilis und HIV bei Flücht-
      lingen in Deutschland im Jahr 2015. Dtsch med Wochenschr. 2016; 141(14): e128–e132. doi:
      10.1055/s-0041-110627.

[19] Alberer M, et al. Erkrankungen bei Flüchtlingen und Asylbewerbern. Dtsch Med Wochenschr.
      2016; 141: e8–e15.

[20] Hoffmann Ch, Jürgen K. Rockstroh HIV 2016/2017. Available from: www.hivbuch.de, https://
      hivbuch.files.wordpress.com/2017/04/hiv2016-17_fix.pdf.

[21] Stellungnahme der Gemeinsamen Diagnostikkommission der DVV und der GfV 2015. Bundes-
      gesundheitsbl. 2015; 58: 877–886. doi: 10.1007/s00103-015-2174–x).

[22] Vogel M, Schwarze-Zander, et al. Therapie der HIV-Infektion. Dtsch Arztebl Int. 2010;
      107(28–29): 507–516. doi: 10.3238/arztebl.2010.0507.

[23] Guide for HIV/AIDS Clinical Care. HIV Classification CDC and WHO Sta-
      ging Systems. April 2014. Available from: https://aidsetc.org/guide/
      hiv-classification-cdc-and-who-staging-systems.

[24] AWMF-Leitlinie Antiretrovirale Therapie der HIV-Infektion. 2014. Available from: www.
      awmf.org/uploads/tx_szleitlinien/055-001l_Antiretrovirale_Therapie_der_HIV_Infektion_
      _2014-05.pdf.

[25] Dem Robert Koch-Institut übermittelte meldepflichtige Infektionskrankheiten bei
      Asylsuchenden in Deutschland November 2016 (44.–48. Kalenderwoche), Stand:
      21. Dezember 2016. Available from: www.rki.de/DE/Content/Gesundheitsmonitoring/
      Gesundheitsberichterstattung/GesundAZ/Content/A/Asylsuchende/Inhalt/meldepflichtige_
      Infektionskrankheiten_bei_Asylsuchenden.pdf?__blob=publicationFile.

[26] Kühne A, Gilsdorf A. Ausbrüche von Infektionskrankheiten in Gemeinschaftsunterkünften für Asylsuchende 2004–2014 in Deutschland. Bundesgesundheitsbl. 2016; 59: 570. doi: 10.1007/s00103-016-2332-9.

[27] Mockenhaupt FP, Barbre KA, Jensenius M, Larsen CS, Barnett ED, Stauffer W, et al. Profile of illness in Syrian refugees: A GeoSentinel analysis, 2013 to 2015. Euro Surveill. 2016; 21(10): pii=30160. doi: 10.2807/1560-7917.ES.2016.21.10.30160.

[28] Jablonka A, Solbach P, Happle C, et al. Hohe Hepatitis-A-Immunitätsrate bei Flüchtlingen in Deutschland. Med Klin Intensivmed Notfmed. 2016. doi: 10.1007/s00063-016-0203-7.

[29] Jacobsen KH, Wiersma ST. Hepatitis A virus seroprevalence by age and world region, 1990 and 2005. Vaccine. 2010; 28: 6653–6657.

[30] Hampel A, Solbach P, Cornberg M, et al. Aktuelle Seroprävalenz, Impfstatus und prädiktiver Wert der Leberenzyme für Hepatitis B bei Flüchtlingen in Deutschland. Bundesgesundheitsbl. 2016; 59: 578. doi: 10.1007/s00103-016-2333-8.

[31] Greenaway C, Thu Ma A, Kloda LA, et al. The Seroprevalence of Hepatitis C Antibodies in Immigrants and Refugees from Intermediate and High Endemic Countries: A Systematic Review and Meta-Analysis.PLoS ONE. 2015; 10(11): e0141715. doi: 10.1371/journal.pone.0141715.

[32] Taylor RM, Davern T, Munoz S, Han SH, McGuire B, Larson AM, et al, US Acute Liver Failure Study Group. Fulminant hepatitis A virus infection in the United States: Incidence, prognosis, and outcomes. Hepatology. 2006 Dec; 44(6): 1589–1597.

[33] RKI. Epidemiologisches Bulletin. 29. August 2016; Nr. 34. Available from: www.rki.de/DE/Content/Infekt/EpidBull/Archiv/2016/Ausgaben/34_16.pdf?__blob=publicationFile.

[34] STIKO Impfkalender 2016. Available from: https://www.rki.de/DE/Content/Kommissionen/STIKO/Empfehlungen/Aktuelles/Impfkalender.pdf?__blob=publicationFile.

[35] Faber MS, Wenzel JJ, Jilg W, Thamm M, Höhle M, Stark K. Hepatitis E virus seroprevalence among adults, Germany. Emerg Infect Dis. 2012 Oct. doi: 10.3201/eid1810.111756.

[36] Taherkhani R, Farshadpour F. Epidemiology of Hepatitis E in Pregnant Women and Children in Iran: A General Overview. Journal of Clinical and Translational Hepatology. 2016; 4(3): 269–276. doi: 10.14218/JCTH.2016.00013.

[37] Mellou K, Chrisostomou A, Sideroglou T, Georgakopoulou T, Kyritsi M, Hadjichristodoulou C, et al. Hepatitis A among refugees, asylum seekers and migrants living in hosting facilities, Greece, April to December 2016. Euro Surveill. 2017; 22(4): pii=30448. doi: 10.2807/1560-7917.ES.2017.22.4.30448.

[38] RKI-Ratgeber für Ärzte Hepatitis A. Available from: https://www.rki.de/DE/Content/Infekt/EpidBull/Merkblaetter/Ratgeber_HepatitisA.html#doc2374552bodyText14.

[39] RKI. Management von Ausbrüchen in Gemeinschaftsunterkünften für Asylsuchende. Stand 09.10.2015. Available from: https://www.rki.de/DE/Content/Gesundheitsmonitoring/Gesundheitsberichterstattung/GesundAZ/Content/A/Asylsuchende/Inhalt/Management_Ausbrueche.pdf?__blob=publicationFile.

[40] World Health Organisation. Fact Sheet Sexually Transmitted Diseases. Available from: www.who.int/mediacentre/factsheets/fs110/en/.

[41] Yentür Doni N, Aksoy M, Şimşek Z, et al. Investigation of the prevalence of Trichomonas vaginalis among female Syrian refugees with the complaints of vaginitis aged between 15–49 years. Mikrobiyol Bul. 2016 Oct; 50(4): 590–597.

[42] Jablonka A, Solbach P, et al. Niedrige Seroprävalenz von Syphilis und HIV bei Flüchtlingen in Deutschland im Jahr 2015. DMW, Deutsche Medizinische Wochenschrift. 2016; 141(14): 128–132. doi: 10.1055/s-0041-110627.

[43] HIV Report Ausgabe 05/2012. Available from: www.hivreport.de/sites/default/files/documents/2012_05_hivreport-vers.pdf.

[44] Ferlay J, et al. Stand: 26.07.2017. Available from: http://globocan.iarc.fr/old/FactSheets/cancers/cervix-new.asp.

[45]   Pan American Health Organisation Antibiotic-resistant gonorrhoea on the rise, new
         drugs needed 11. Juli 2017 http://www.paho.org/hq/index.php?option=com_content
         &view=article&id=13449%3Aantibiotic-resistant-gonorrhoea-on-the-rise-new-drugs-needed
         &catid=1443%3Aweb-bulletins&Itemid=135&lang=en.

[46]   Jeanne Marrazzo Epidemiology of Chlamydia trachomatis infections Oct 25, 2017 https://
         www.uptodate.com/contents/epidemiology-of-chlamydia-trachomatis-infections.

[47]   Robert Koch Institut Epidemiologisches Bulletin Nummer 50 19. Dezember 2016 https://
         www.rki.de/DE/Content/Infekt/EpidBull/Archiv/2016/Ausgaben/50_16.pdf?__blob=
         publicationFile.

[48]   Looker KJ, Magaret AS, Turner KME, Vickerman P, Gottlieb SL, Newman LM. Global Estimates
         of Prevalent and Incident Herpes Simplex Virus Type 2 Infections in 2012. Halford WP, ed.
         PLoS ONE. 2015;10(1):e114989. doi:10.1371/journal.pone.0114989.

[49]   World Health Organization. Prevalence and incidence of selected sexually transmitted infec-
         tions, Chlamydia trachomatis, Neisseria gonorrhoeae, syphilis, and Trichomonas vaginalis:
         methods and results used by the WHO to generate 2005 estimates. Geneva, Switzerland:
         World Health Organization, 2011.

[50]   AWMF Leitlinie Gonorrhoe bei Erwachsenen und Adoleszenten gültig bis 31. 12. 2017 http://
         www.awmf.org/leitlinien/detail/ll/059-004.html.

[51]   AWMF Leitlinie Infektionen mit Chlamydia trachomatis Stand: 30.08.2016 , gültig bis
         29.08.2021 http://www.awmf.org/leitlinien/detail/ll/059-005.html.

[52]   AWMF Leitlinie Syphilis, Diagnostik und Therapie Stand: 31.07.2014 , gültig bis 31.05.2019
         http://www.awmf.org/leitlinien/detail/ll/059-002.html.

[53]   International Union of against sexually transmitted infections European guideline for ma-
         nagement of genital herpes 2010 http://www.iusti.org/regions/europe/pdf/2010/Euro_
         Guideline_2010_herpes.pdf.

[54]   British association for sexual health and HIV National Guideline on the Management of
         Trichomonas vaginalis 2001 Clinical Effectiveness Group (Association for Genitourinary Me-
         dicine and the Medical Society for the Study of Venereal Diseases) https://www.bashh.org/
         documents/53/53.pdf.

[55]   Suttorp N et al. Infektionskrankheiten: verstehen, erkennen, behandeln 10. Dezember 2003
         ISBN-10: 3131316918 ISBN-13: 978-3131316912.

[56]   WHO. Fact Sheet on Influenza November 2016. Available from: www.who.int/mediacentre/
         factsheets/fs211/en/.

[57]   Jefferson T, Jones M, Doshi P, Del Mar C. Neuraminidase inhibitors for preventing and treating
         influenza in healthy adults: systematic review and meta-analysis. The BMJ. 2009;339:b5106.
         doi:10.1136/bmj.b5106.

[58]   Manzoli L, Ioannidis JPA, Flacco ME, De Vito C, Villari P. Effectiveness and harms of seasonal
         and pandemic influenza vaccines in children, adults and elderly: A critical review and re-
         analysis of 15 meta-analyses. Human Vaccines & Immunotherapeutics. 2012;8(7):851–862.
         doi:10.4161/hv.19917.

[59]   Stellungnahme der Deutschen Gesellschaft für Pädiatrische Infektiologie, der Gesellschaft
         für Tropenpädiatrie und Internationale Kindergesundheit und des Berufsverbandes der
         Kinder- und Jugendärzte. Empfehlungen zur infektiologischen Versorgung von Flüchtlin-
         gen im Kindes- und Jugendalter in Deutschland. Monatsschrift Kinderheilkunde. 2015; 163:
         1269–1286. doi: 10.1007/s00112-015-0003-9.

[60]   Centers for Disease Control and Prevention. Flu Vaccine and People with Egg Allergies. http://
         www.cdc.gov/flu/protect/vaccine/egg-allergies.htm.

[61]   WHO Recommended composition of influenza virus vaccines for use in the 2017–2018
         northern hemisphere influenza season. http://www.who.int/influenza/vaccines/virus/
         recommendations/2017_18_north/en/.

[62] Al-Salem W, Herricks JR, Hotez PJ. A review of visceral leishmaniasis during the conflict in South Sudan and the consequences for East African countries. Parasites & Vectors. 2016; 9(1): 460. doi: 10.1186/s13071-016-1743-7.

[63] Du R, Hotez PJ, Al-Salem WS, Acosta-Serrano A. Old World cutaneous leishmaniasis and refugee crises in the Middle East and North Africa. PLOS NTD 2016. 2016. doi: 10.1371/journal.pntd.0004545.

[64] S1-Leitlinie der Deutschen Gesellschaft für Tropenmedizin und Internationale Gesundheit (DTG). Diagnostik und Therapie der viszeralen Leishmaniasis (Kala-Azar). AWMF-Register-Nr. 042/004. Online: AWMF 2012.

[65] Blum J, Buffet P, Visser L, Harms G, Bailey MS, Caumes E, et al. LeishMan recommendations for treatment of cutaneous and mucosal leishmaniasis in travelers, 2014. J Travel Med. 2014 Mar-Apr; 21(2): 116–129. Review.

[66] Roggelin L, Tappe D, Noack B, Addo MM, Tannich E, Rothe C. Sharp increase of imported Plasmodium vivax malaria seen in migrants from Eritrea in Hamburg, Germany. Malar J. 2016 Jun 17; 15: 325. doi: 10.1186/s12936-016-1366-7.

[67] Stich A. Häufige Infektionskrankheiten bei Migranten. Internist. 2016; 57: 409–415. doi: 10.1007/s00108-016-0057-3.

[68] White NJ, Pukrittayakamee S, Hien TT, Faiz MA, Mokuolu OA, Dondorp AM. Malaria. Lancet. 2014 Feb 22; 383(9918): 723–735. doi: 10.1016/S0140-6736(13)60024-0.

[69] Sifft KC, Geus D, Mukampunga C, Mugisha JC, Habarugira F, Fraundorfer K, et al.. Asymptomatic only at first sight: malaria infection among schoolchildren in highland Rwanda. Malar J. 2016 Nov 14; 15(1): 553. doi: 10.1186/s12936-016-1606-x.

[70] AWMF. Leitlinie: Diagnostik und Therapie der Malaria. 2016. Available from: www.awmf.org/uploads/tx_szleitlinien/042-001l_S1_Malaria_Diagnostik_Therapie_2016-08.pdf.

[71] WHO Evidence Review Group meeting report 8–9 October 2014, WHO/UNAIDS Building, Geneva, Switzerland Point-of-care G6PD testing to support safe use of primaquine for the treatment of vivax malaria. Available from: www.who.int/malaria/mpac/mpac-march2015-erg-g6pd.pdf.

[72] Howes RE, Piel FB, Patil AP, Nyangiri OA, Gething PW, Dewi M, et al. G6PD deficiency prevalence and estimates of affected populations in malaria endemic countries: a geostatistical model-based map. PLoS Med. 2012; 9: e1001339.

[73] Colley DG, Bustinduy AL, Secor WE, King CH. Human schistosomiasis. Lancet. 2014 Jun 28; 383(9936): 2253–2264. doi: 10.1016/S0140-6736(13)61949-2.

[74] Robert Koch-Institut. Steckbriefe seltener und importierter Infektionskrankheiten. 2011. Available from: https://www.rki.de/DE/Content/InfAZ/Steckbriefe/Steckbriefe_120606.pdf.

[75] Theuring S, Friedrich-Jänicke B, Pörtner K, Trebesch I, Durst A, Dieckmann S, et al. Screening for infectious diseases among unaccompanied minor refugees in Berlin, 2014–2015. Eur J Epidemiol. 2016 Jul; 31(7): 707–710.

[76] AWMF. Leitlinie: Diagnostik und Therapie der Schistosomiasis (Bilharziose). 2013. Available from: www.awmf.org/leitlinien/detail/ll/042-005.html.

[77] Heudorf U, Karathana M, Krackhardt B, Huber M, Raupp P, Zinn C. Surveillance for parasites in unaccompanied minor refugees migrating to Germany in 2015. GMS Hyg Infect Control. 2016; 11: Doc05. doi: 10.3205/dgkh000265, URN: urn:nbn:de:0183-dgkh0002658.

[78] AWMF. Diagnostik und Therapie der Amöbenruhr. 2016. Available from: www.awmf.org/uploads/tx_szleitlinien/042-002l_S1_Am%C3%B6benruhr_Diagnostik_Therapie_2016-07.docx.pdf.

[79] Ignatius R, Gahutu JB, Klotz C, Steininger C, Shyirambere C, Lyng M, et al. High prevalence of Giardia duodenalis Assemblage B infection and association with underweight in Rwandan children. PLoS Negl Trop Dis. 2012; 6(6): e1677. doi: 10.1371/journal.pntd.0001677.

[80]   Thompson RC, Smith A. Zoonotic enteric protozoa. Vet Parasitol. 2011 Nov 24; 182(1): 70–78.
       doi: 10.1016/j.vetpar.2011.07.016.
[81]   Heudorf U, Karathana M, Krackhardt B, Huber M, Raupp P, Zinn C. Surveillance for parasites
       in unaccompanied minor refugees migrating to Germany in 2015. GMS Hygiene and Infection
       Control. 2016; 11: Doc05. doi: 10.3205/dgkh000265.
[82]   Theuring S, Friedrich-Jänicke B, Pörtner K, Trebesch I, Durst A, Dieckmann S, et al. Screening
       for infectious diseases among unaccompanied minor refugees in Berlin, 2014–2015. Eur J
       Epidemiol. 2016 Jul; 31(7): 707–710. doi: 10.1007/s10654-016-0187-x.
[83]   Berkman DS, Lescano AG, Gilman RH, Lopez SL, Black MM. Effects of stunting, diarrhoeal
       disease, and parasitic infection during infancy on cognition in late childhood: a follow-up
       study. Lancet. 2002 Feb 16; 359(9306): 564–571.
[84]   Robert Koch-Institut. Steckbriefe seltener und importierter Erkrankungen. Available from:
       https://www.rki.de/DE/Content/InfAZ/Steckbriefe/Steckbriefe_120606.pdf.
[85]   S2k-Leitlinie Gastrointestinale Infektionen und Morbus Whipple. Available from: www.awmf.
       org/uploads/tx_szleitlinien/021-024l_S2k_Infekti%C3%B6se_Gastritis_2015-02.pdf.
[86]   Mogasale V, Maskery B, Ochiai RL, Lee JS, Mogasale VV, Ramani E, et al. Burden of typhoid
       fever in low-income and middle-income countries: a systematic, literature-based update with
       risk-factor adjustment. Lancet Glob Health. 2014 Oct; 2(10): e570–580. doi: 10.1016/S2214-
       109X(14)70301-8.
[87]   Robert Koch-Institut. Infektionsepidemiologisches Jahrbuch meldepflichtiger Krankheiten für
       2015. Available from: www.rki.de/DE/Content/Infekt/Jahrbuch/Jahrbuch_2015.pdf.
[88]   Robert Koch-Institut. Steckbriefe seltener und importierter Erkrankungen. Available from:
       https://www.rki.de/DE/Content/InfAZ/Steckbriefe/Steckbriefe_120606.pdf.
[89]   Wain J, Hendriksen RS, Mikoleit ML, Keddy KH, Ochiai RL. Typhoid fever. Lancet. 2015 Mar 21;
       385(9973):1136–1145. doi: 10.1016/S0140-6736(13)62708-7.
[90]   Seilmaier M, Guggemos W, Wieser A, Fingerle V, Balzer L, Fenzl T, et al. 25 Fälle von Läu-
       serückfallfieber bei Flüchtlingen aus Ostafrika. Dtsch Med Wochenschr. 2016 Jul; 141(14):
       e133–142. doi: 10.1055/s-0042-108180.
[91]   Larsson C, Bergström S. A Novel and Simple Method for Laboratory Diagnosis of
       Relapsing Fever Borreliosis. The Open Microbiology Journal. 2008; 2: 10–12. doi:
       10.2174/1874285800802010010.
[92]   Robert Koch-Institut. Läuserückfallfieber (Borrelia recurrentis). Available from: www.rki.de/
       DE/Content/InfAZ/L/Laeuserueckfallfieber/Laeuserueckfallfieber.html.
[93]   Center for Disease Control and Prevention. Louse-borne Relapsing Fever (LBRF). Available
       from: www.cdc.gov/relapsing-fever/resources/louse.html.
[94]   Wilting KR, Stienstra Y, Sinha B, et al. Louse-borne relapsing fever (Borrelia recurrentis)
       in asylum seekers from Eritrea, the Netherlands, July 2015. Euro Surveill. 2015; 20. doi:
       10.2807/1560-7917.ES2015.20.30.21196.
[95]   Borgnolo G, Hailu B, Ciancarelli A, et al. Louse-borne relapsing fever. A clinical and an epi-
       demiological study of 389 patients in Asella Hospital, Ethiopia. Trop Geogr Med. 1993; 45:
       66–69.
[96]   Sundnes KO, Haimanot AT. Epidemic of louse-borne relapsing fever in Ethiopia. Lancet. 1993;
       342: 1213–1215.
[97]   Knobloch J, Löscher T. Rickettsiosen. In: Löscher T, Burchard GD, Hrsg. Tropenmedizin in Kli-
       nik und Praxis. Stuttgart: Georg Thieme Verlag; 2010. ISBN 978-3-13-785804-1.
[98]   Bechah Y, Capo C, Mege JL, Raoult D. Epidemic typhus. Lancet Infect Dis. 2008 Jul; 8(7):
       417–426. doi: 10.1016/S1473-3099(08)70150-6.
[99]   Dahouk SA, Neubauer H, Hensel A, Schoneberg I, Nockler K, et al. Changing epidemiology of
       human brucellosis, Germany, 1962–2005. Emerg Infect Dis. 2007; 13: 1895–1900.

[100] Dean AS, Crump L, Greter H. Global burden of human brucellosis: a systematic review of disease frequency. PloS Negl Trop Dis. 2012; 6: e1865.

[101] RKI Ratgeber für Ärzte – Brucellose. Available from: https://www.rki.de/DE/Content/Infekt/EpidBull/Merkblaetter/Ratgeber_Brucellose.html.

[102] Center for Disease Control and Prevention. Brucellosis. Available from: https://www.cdc.gov/brucellosis/.

[103] Yousefi-Nooraie R, Mortaz-Hejri S, Mehrani M, Sadeghipour P. Antibiotics for treating human brucellosis. Cochrane Database of Systematic Reviews. 2012; Issue 10. Art. No.: CD007179. doi: 10.1002/14651858.CD007179.pub2.

[104] Bandara M, Ananda M, Wickramage K, Berger E, Agampodi S. Globalization of leptospirosis through travel and migration. Globalization and Health. 2014; 10: 61. doi: 10.1186/s12992-014-0061-0.

[105] World Health Organization. Middle East respiratory syndrome-coronavirus (MERS-CoV). 2017. Available from: www.who.int/emergencies/mers-cov/en/.

[106] WHO MERS-CoV global summary and assessment of risk 21 July 2017. Available from: www.who.int/emergencies/mers-cov/risk-assessment-july-2017.pdf?ua=1.

[107] Informationen des Robert Koch-Instituts zu Erkrankungsfällen durch das MERS-Coronavirus. Available from: https://www.rki.de/DE/Content/InfAZ/M/MERS_Coronavirus/MERS-CoV.html.

[108] RKI Epidemiologisches Bulletin 4. Oktober 2016. Available from: www.rki.de/DE/Content/Infekt/EpidBull/Archiv/2016/Ausgaben/39_16.pdf?__blob=publicationFile.

[109] RKI Epidemiologisches Bulletin 26. Januar 2017. Available from: www.rki.de/DE/Content/Infekt/EpidBull/Archiv/2017/Ausgaben/04_17.pdf?__blob=publicationFile.

[110] RKI. Steckbriefe seltener Infektionskrankheiten. Available from: https://www.rki.de/DE/Content/InfAZ/Steckbriefe/Steckbriefe_120606.pdf?__blob=publication.

[111] Centers of Disease Control Leprosy. Available from: https://www.cdc.gov/leprosy/index.html.

[112] Burchard, Gerd D. Lepra – Epidemiologie, Diagnostik und Therapie. Dtsch Arztebl. 2006; 103(11): A-701/B-597/C-577.

[113] World health organization. Leprosy elimination WHO recommended MDT regimens. Available from: www.who.int/lep/mdt/regimens/en/.

[114] Chan MS. The global burden of intestinal nematode infections – fifty years on. Parasitol Today. 1997; 13: 438–443.

[115] L. Marquardt, et al. Health status and disease burden of unaccompanied asylum-seeking adolescents in Bielefeld, Germany: cross-sectional pilot study. Tropical medicine and international Health. 2016 Feb; 21(2): 210–218. doi: 10.1111/tmi.12649. Epub.2015Dec22.

[116] Mockenhaupt FP. Screening for infectious diseases among unaccompanied minor refugees in Berlin, 2014–2015. Eur J Epidemiol. 2016; 31(7): 707–710.

[117] Theuring S, Friedrich-Jänicke B, Pörtner K, Trebesch I, Durst A, Dieckmann S, et al. Screening for infectious diseases among unaccompanied minor refugees in Berlin, 2014–2015. Eur J Epidemiol. 2016; 31(7): 707–710. doi: 10.1007/s10654-016-0187-.

[118] Pfeil J., et. al. Empfehlungen zur infektiologischen Versorgung von Flüchtlingen im Kindesund Jugendalter in Deutschland. Monatsschrift Kinderheilkunde. 2015; 163(12): 1269–1128. Available from: http://link.springer.com/article/10.1007/s00112-015-0003-9/fulltext.html.

[119] Moser W, Schindler C, Keiser J. Efficacy of recommended drugs against soil transmitted helminths: systematic review and network meta-analysis BMJ. 2017 Sep 25;358:j4307. doi: 10.1136/bmj.j4307.

4 Nichtinfektiologische Erkrankungen

Tilmann Kallinich und Silvia Kraatz

4.1 Familiäres Mittelmeerfieber

Das familiäre Mittelmeerfieber ist ein erblich bedingtes Fiebersyndrom, welches durch Mutationen im MEFV-Gen auf Chromosom 16 bedingt ist (→ Aktivierung des Inflammasoms mit vermehrter Interleukin-1β-Produktion). Durch Migration ist die Erkrankung inzwischen auch in Europa endemisch geworden. Bei jungen Patienten, deren Familien aus der Türkei, Syrien, Iran, Irak oder Nordafrika stammen und die an rezidivierenden kurzen, aber schweren Fieberschüben, einhergehend mit starken Schmerzen bei Serositis (Peritonitis, Pleuritis, Arthritis), leiden, sollte das familiäre Mittelmeerfieber immer in differentialdiagnostische Überlegungen mit einbezogen werden [1].

Vorkommen: Armenien, Türkei, Mittlerer Osten; die Trägerhäufigkeit einer MEFV-Mutation beträgt 20 % für die Türkei, Nordafrika, Ashkenazi-Juden und -Araber, bis 39 % für irakische Juden und Armenier. Aber auch Patienten in Italien, Griechenland, Spanien sind betroffen. In 90 % erfolgt eine Manifestation vor dem 20. Lebensjahr.

Erbgang: Mutationen mit unterschiedlicher Penetranz im MEFV-Gen; typischerweise erkranken Patienten mit zwei pathogenen Varianten, bei einem Teil der Patienten findet sich aber auch nur eine oder keine Mutation.

Klinik: spontane, d. h. unprovozierte Fieberschübe über sechs Stunden bis drei Tage im Intervall von Wochen bis Monaten, gelegentlich auslösende Faktoren wie Infektionen, Regelblutung oder Stress bzw. körperliche Belastung. Polyserositis: meist akute Peritonitis, außerdem Synovitis, Pleuritis, Orchitis. Akute Monoarthritiden der großen Gelenke sind häufig überlagert von einem Erythem („red arthritis") (Tage bis Wochen anhaltend) (Abb. 4.1).

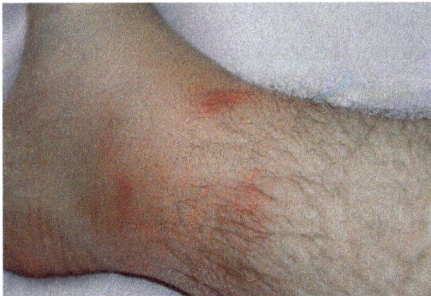

Abb. 4.1: Charakteristisches Erythem um das Sprunggelenk im akuten Schub bei familiärem Mittelmeerfieber [2].

https://doi.org/10.1515/9783110502183-006

Tab. 4.1: FMF-Diagnosekriterien nach [3].

Tel-Hashomer-Kriterien	
Hauptkriterien	Typische Attacken ≥ 3 derselben Art mit Fieber ≥ 38,0 °C von 12–72 h 1. (generalisierte) Peritonitis 2. (einseitige) Pleuritis/Perikarditis 3. Monarthritis (Sprung-, Knie- oder Hüftgelenk) 4. Fieber alleine
Nebenkriterien	**1–3 untypische Attacken (Temp. < 38,0 °C, Dauer < 12 h oder > 72 h) mit folgenden Beschwerden** [1, 3, 4] 1. Bauchschmerzen 2. Brustschmerzen 3. Gelenkschmerzen **Punkte 4 und 5: zusätzliche Charakteristika** 4. belastungsabhängige Beinschmerzen 5. gutes Ansprechen auf Colchizin
Zusatzkriterien	1. FMF in der Familie 2. entsprechende ethnische Herkunft 3. Alter < 20 Jahre bei Manifestation **Punkte 4–7: Ausprägung der Attacken** 4. schwer, bettlägerig 5. spontane Remission 6. symptomfreie Intervalle 7. erhöhte Akute-Phase-Reaktion 8. episodische Hämaturie/Proteinurie 9. unauffällige Laparatomie 10. konsanguine Eltern

Die Diagnose eines FMF kann beim Vorliegen von ≥ 1 Hauptkriterium oder ≥ 2 Nebenkriterien oder einem Nebenkriterium plus fünf Zusatzkriterien gestellt werden.

Komplikationen: Amyloidose überwiegend der Nieren, andere Organe wie Herz, Darm, Schilddrüse können auch betroffen sein.

Diagnostik: laborchemische Entzündungszeichen (Leukozytose, CRP, Serumamyloid A (SAA)), Proteinurie bei Nierenamyloidose, MEFV-Mutationsnachweis. Eine weit verbreitete Hilfestellung zur Diagnosefindung bieten die Tel-Hashomer-Kriterien [3] (s. Tab. 4.1).

Therapie: prophylaktisch Colchizin (Alkaloid aus der Herbstzeitlosen, Mitosehemmung) (lebenslang zur Verhinderung von Schüben und zur Verhinderung einer Amyloidose; UAW: gastrointestinale NW; Myoneuropathien, Exantheme), alternativ Anakinra (IL-1-Rezeptorantagonist); symptomatisch bei Schüben nichtsteroidale Antirheumatika [4].

Stephan Lobitz, Lena Oevermann und Silvia Kraatz

4.2 Hämoglobinopathien

Die Verbreitung geht durch die heutigen Migrationsbewegungen weit über die Ur-sprungsländer im Mittelmeerraum, Asien und Afrika hinaus. Ca. neun Millionen Immigranten in Deutschland stammen aus Hochprävalenzländern. Rechnerisch tra-gen somit ca. 400.000 Menschen in Deutschland eine für eine Hämoglobinopathie kodierende Genmutation [5].

Indikationen für eine Hämoglobinanalyse sind [6]:
- Herkunft aus einem Risikoland, insbesondere
- wenn eine Anämie und/oder Mikrozytose vorliegt,
- unklare Schmerzepisoden,
- Schlaganfälle in jungem Alter,
- Niereninsuffizienz in jungem Alter,
- Sehstörungen,
- wenn eine Schwangerschaft geplant ist oder sich in einem frühen Stadium befin-det.

4.2.1 Sichelzellkrankheit

Hochrisikogebiete: subsaharisches **Westafrika,** östlicher Mittelmeerraum, Naher und Mittlerer Osten, Süd- und Zentralamerika. Im tropischen Afrika sind regional bis zu 40 % der Bevölkerung Anlageträger.

Ätiologie: autosomal-rezessiv, qualitative Hämoglobinopathie (Punktmutation im β-Globin) → führt zur Bildung von Hämoglobin S.

Unterschieden werden:
- SCD-S/S – homozygote, häufigste und am schwersten verlaufende Form,
- SCD-S/beta-Thalassämie – gemischte Heterozygotie für die Sichelzell- und eine β-Thalassämie-Mutation,
- SCD-S/C – ein Allel von der Sichelzell-Mutation, das andere von der HbC-Mutation betroffen (klinisch meist etwas mildere Verlaufsform der Sichelzell-krankheit).

Pathophysiologie: Deoxygeniertes HbS neigt zur Polymerisation und fällt dann als Festkörper in den Erythrozyten aus. Die Zellen werden dadurch unflexibel und bleiben in den kleinsten Blutgefäßen stecken. In der Folge kommt es zu Ischämie-Reperfusionsschäden. Außerdem ist die Lebenszeit von HbS-haltigen Erythrozy-ten um ca. 90 % verkürzt. Die damit verbundene Hämolyse verursacht die charak-teristischen chronischen Probleme, insbesondere eine Aktivierung der zellulären und plasmatischen Gerinnung, vermehrte zelluläre Interaktionen und Umbau-prozesse in der Gefäßwand („vascular remodeling"). Dadurch kommt es auch zu

Veränderungen größerer Gefäße bis hin zu deren Verschluss. Eine häufige Folge ist ein pulmonalarterielle Hypertonie.

Klinik: Variable Anämie mit akuten schmerzhaften vasookklusiven Krisen, ausgelöst durch Infekte, Azidose, Dehydratation oder Hypoxie. Symptome beginnen ab dem 3. Lebensmonat (Hämoglobin-Switch). Die Erkrankung setzt oft mit schmerzhaften Schwellungen der Füße und Hände (Hand-Fuß-Syndrom) ein und wird nicht selten erst im Rahmen einer lebensbedrohlichen Komplikation diagnostiziert.

- Knochenschmerzen,
- akutes Thoraxsyndrom (Fieber, Husten, Tachypnoe, Thoraxschmerzen, Leukozytose und pulmonale Infiltrate),
- abdominelle Schmerzen mit peritonealer Reizung,
- Milzsequestration, ggf. mit hypovolämischem Schock (lebensbedrohlich!),
- funktionelle Asplenie mit konsekutivem OPSI-Risiko,
- zerebrale Durchblutungsstörungen (stille und symptomatische Infarkte, Krampfanfälle etc.),
- aplastische Krisen (meist durch eine Infektion mit *Parvovirus B19*),
- Nierenfunktionsstörungen bis zum terminalen Nierenversagen,
- hämolytische Anämie,
- Wachstumsretardierung, verspäteter Beginn der Pubertät,
- Cholelithiasis, Ikterus,
- Ulcera crures,
- Sehstörungen (Retinopathie),
- Schädigung des Skelettsystems (Hand-Fuß-Syndrom mit Daktylitis, avaskuläre Knochennekrose),
- Priapismus.

Labordiagnostik: häufig normozytäre, teilweise mikrozytäre Anämie, Retikulozytose, Sichelzellen im Blutausstrich (nicht immer!), Hämoglobinanalyse (Hb-Elektrophorese oder HPLC = high pressure liquid chromatography), Molekulargenetik.

Im Rahmen der Pränataldiagnostik kann die β-Globin-Genotypisierung durch eine Mutationsanalyse aus Chorionzottengewebe oder Amniozyten erfolgen.

> **Cave!**
> Den Familien von Patienten sollte sofort nach der Diagnosestellung eine genetische Beratung angeboten werden. Zudem sollten sie mit den Alarmzeichen (Fieber, Milzvergrößerung, Anämiezeichen) vertraut gemacht werden und eine Anlaufstelle für den Notfall übermittelt bekommen. Auf der Homepage der AWMF oder unter www.sichelzellkrankheit.info sind die aktuell gültige S2k-Behandlungsleitlinie sowie Kontaktdaten von Experten verfügbar.

Therapie:

Symptomatisch:
- Rehydrierung,
- analgetische Behandlung (Start mit Metamizol/Ibuprofen/Tramal, dann ggf. Eskalation häufig Morphin notwendig),
- ggf. Sauerstoffgabe,
- bei klarer Indikation Bluttransfusion (**Cave!** Hohes Immunisierungsrisiko).

Langfristig:
- Hydroxycarbamid (Hydroxurea) ab dem vollendeten 2. Lebensjahr 15–35 mg/kg KG (Therapiedauer unbegrenzt).

Kurativ:
- Stammzelltransplantation

Weiterführendes Informationsmaterial: www.sichelzellkrankheit.info (Notfallausweis)

4.2.2 Thalassämie

Thalassämien sind quantitative Störungen der Globinkettensynthese [7]. Der Erbgang ist autosomal-rezessiv. Thalassämien werden danach klassifiziert, welche der Globinketten vermindert produziert wird. Die Klinik einer Thalassämie wird durch das Ausmaß des Ungleichgewichts zwischen alpha- und beta-Ketten-Produktion bestimmt. Es sind mehrere hundert Mutationen beschrieben, die in unterschiedlichsten Kombinationen vorkommen können. Bei den schwersten Formen liegt eine massiv gestörte so genannte ineffektive Erythropoese vor. Die betroffenen Patienten sind ohne regelmäßige (zwei- bis vierwöchentliche) Bluttransfusionen nicht lebensfähig (Thalassaemia major).

Klinisch bedeutsame Formen der Thalassämie treten in Deutschland immer noch selten auf. Da allerdings auch der Trägerstatus (Thalassaemia minor) mit einer Mikrozytose und leichten Anämie verbunden ist, bietet die Thalassämie eine wichtige Differentialdiagnose zum Eisenmangel. In der Regel sind diese Diagnosen aber recht einfach voneinander zu differenzieren.

Die β-Thalassämie stellt die in Deutschland häufigste Thalassämieform dar. Einen Überblick über die verschiedenen Formen der Thalassämie gibt Tab. 4.2.

Tab. 4.2: Überblick über die verschiedenen Thalassämieformen [5–8].

Form	α-Thalassaemia minima	α-Thalassaemia minor	HbH	Hb Barts	β-Thalassaemia minor	β-Thalassaemia intermedia	β-Thalassaemia major
genetischer Defekt	3 Kopien intakt	2 Kopien intakt	1 Kopie intakt	alle Kopien defekt	heterozygote Mutation im β-Globingen	gemischt heterozygote bzw. homozygote Mutation im β-Globingen	gemischt heterozygote bzw. homozygote Mutation im β-Globingen
Klinik	klinisch und hämatologisch unauffällig		hämolytische Anämie, Splenomealie, ggf. Transfusionsbedarf, Wachstumsretardierung	Hydrops fetalis		extramedulläre Hämatopoese, Splenomegalie, erhöhtes Thrombose- und Thrombembolie-Risiko, pulmonaler Hypertonus und v. a. kritische Eisenüberladung auch ohne Transfusionsanamnese (durch erhöhte Resorption)	Hepatosplenomegalie, ineffektive Erythropoese, Wachstumsretardierung; Skelettdeformitäten, Eisenüberladung durch Transfusionstherapie unbehandelt sterben die meisten Patienten vor dem 5. Lebensjahr an der Anämie
Diagnostik	BB, Hb-Elektrophorese, bei unauffälliger Hb-Elektrophorese und Thalassämieverdacht aus dem BB → molekulargenetische Diagnostik (Diagnose der alpha-Thalassämie nur molekulargenetisch)						
Therapie	keine Therapie	keine Therapie	ggf. Transfusion	keine, intrauterine Transfusionen (experimentell)		regelmäßige Transfusionen (Ziel: Prätransfusions-Hb > 9,5) in Kombination mit Chelattherapie	

Cave!
Eine Eisensubstitution ist bei allen Thalassämieformen mit Ausnahme eines koexistenten Eisenmangels kontraindiziert! Behandlung in spezialisierten Zentren, einzige kurative Therapieoption ist die Stammzelltransplantation.

4.3 Literatur

[1] Samuels J, Aksentijevich I, Torosyan Y, Centola M, Deng Z, Sood R, et al. Familial Mediterranean fever at the millennium. Clinical spectrum, ancient mutations, and a survey of 100 American referrals to the National Institutes of Health. Medicine (Baltimore). 1998; 77(4): 268–297.

[2] Lachman HJ, Hawkins PN. Developments in the scientific and clinical understanding of auto-inflammatory disorders. Arthritis Research & Therapy 2009, https://doi.org/10.1186/ar2579 BioMed Central Ltd 2009.

[3] Livneh A, Langevitz P, Zemer D, Zaks N, Kees S, Lidar T, et al. Criteria for the diagnosis of familial Mediterranean fever. Arthritis Rheum. 1997; 40(10): 1879–1885.

[4] Ozen S, Demirkaya E, Erer B, Livneh A, Ben-Chetrit E, Giancane G, et al. EULAR recommendations for the management of familial Mediterranean fever. Ann Rheum Dis. 2016; 75(4): 644–651. doi: 10.1136/annrheumdis-2015-208690.

[5] Kohne E. Hämoglobinopathien – klinische Erscheinungsbilder, diagnostische und therapeutische Hinweise. Deutsches Ärtzeblatt. 2011; 108(31–32). Available from: www.aerzteblatt.de/pdf/108/31/m532.pdf.

[6] Kohne E, Kleihauer E. Hemoglobinopathies in Germany – a longitudinal study over four decades [Hämoglobinopathien – eine Langzeitstudie über vier Jahrzehnte]. Dtsch Arztebl Int. 2010; 107: 65–72.

[7] Piel FB, Steinberg MH, Rees DC. Sickle Cell Disease. N Engl J Med. 2017; 376(16): 1561–1573. doi: 10.1056/NEJMra1510865.

[8] Ware RE, de Montalembert M, Tshilolo L, Abboud MR. Sickle cell disease. The Lancet. 2017; 390(10091): 311–323. doi: 10.1016/S0140-6736(17)30193-9.

Patricia Panneck, Malek Bajbouj und Andreas Heinz

5 Psychiatrische Versorgung geflüchteter Erwachsener

5.1 Einleitung

Für geflüchtete Personen ist das Risiko, eine psychische Erkrankung zu entwickeln, erhöht. Neben potenziell traumatisierenden Erfahrungen, denen viele Migranten in ihrem Herkunftsland oder auf der Flucht ausgesetzt waren, leben sie im Aufnahmeland häufig weiter unter belastenden Bedingungen. Insbesondere Traumafolgeerkrankungen und depressive Störungen treten in der Population Geflüchteter deutlich häufiger auf als in der Allgemeinbevölkerung [1, 2]. Die Entwicklung einer Traumafolgestörung stellt jedoch keine zwangsläufige Konsequenz erlebter Gewalt dar. Die differentialdiagnostische Abgrenzung der Störungsbilder ergibt den ersten wichtigen Schritt zur Einleitung einer adäquaten Therapie. Neben der strukturierten Anamnese mithilfe muttersprachlicher Ärzte oder eines geschulten Dolmetschers ist der Einsatz psychometrischer Instrumente sinnvoll, wovon viele bereits in validierten Übersetzung vorliegen [3, 4].

In Berlin besteht das Angebot der Clearingstelle zur psychiatrischen Behandlung Geflüchteter. Diese niederschwellige Anlaufstelle bietet Geflüchteten unabhängig vom Versicherungs- und Aufenthaltsstatus die Möglichkeit einer diagnostischen Ersteinschätzung bei Verdacht auf das Vorliegen psychiatrischer Erkrankungen. Die Anamnese verläuft durch muttersprachlich arabische Ärzte oder gestützt durch Übersetzer. Bei Bedarf wird hier auch eine Anbindung an bestehende psychiatrische Versorgungsstrukturen vermittelt.

5.2 Besonderheiten bei der Anamneseerhebung

Es ist sinnvoll, zu Beginn des Gesprächs auf die aktuelle Situation einzugehen und sie zu erklären. Viele Geflüchtete kommen aus Regionen der Welt, die eine niedrige Dichte an Psychiatern und ein hohes Maß an Stigmatisierung mentaler Erkrankungen aufweisen. Häufig wurden fast nur schwer (psychotisch) erkrankte Patienten behandelt. Bei vielen Patienten bestehen daher falschen Annahmen über psychische Erkrankungen sowie die Angst, als „verrückt" angesehen zu werden, weshalb psychische Beschwerden häufig bagatellisiert bzw. somatische Beschwerden an erster Stelle berichtet werden. Eine vertrauensvolle und sensible Aufklärung zu Beginn der Untersuchung kann helfen, Vorurteile zu beseitigen und Ängste zu nehmen.

Gerade beim Erstgespräch kann es sinnvoll sein, die Grenzen und Möglichkeiten einer psychiatrischen Einschätzung zu thematisieren. Es sollte zum Beispiel darüber aufgeklärt werden, ob die Befunddokumentation im Rahmen eines Arztberichtes er-

https://doi.org/10.1515/9783110502183-007

folgt oder ob auch Atteste/Gutachten ausgestellt werden können, welche möglicherweise Einfluss auf das Asylverfahren haben. Wenn eine über die normale Befunddokumentation hinausgehende Attestierung nicht möglich ist, sollte dies gleich zu Gesprächsbeginn kommuniziert werden, um spätere Enttäuschungen zu vermeiden.

Es kann hilfreich sein, zu Beginn des Gespräches einen Einblick in die Krankheitskonzepte der Patienten zu gewinnen [5]. Der Vorstellungsgrund (körperliche versus psychische Beschwerden) sowie der Einweisemodus (Termin durch Patienten selbst, ärztliche Kollegen oder Sozialdienst vereinbart) sind häufig schon wegweisend.

Es bietet sich an, das Gespräch mit offenen Fragen zu beginnen („Was belastet Sie aktuell am meisten? Hat sich Ihre psychische Verfassung verändert? Wenn ja, wie und seit wann?"). Eine ausführliche Traumaanamnese ist für die Diagnosestellung nicht unbedingt erforderlich und häufig am Anfang einer Anamnese kontraindiziert. Die Exploration möglicher Traumata sollte im Rahmen dessen geschehen, was für den Patienten derzeit kommunizierbar ist. Die Beantwortung der Frage nach der aktuellen Symptomatik und deren zeitlichen Verlauf fällt vielen Patienten leichter als die Schilderung belastender Erinnerungen. Es sollten auch aktuelle psychosoziale Belastungsfaktoren ausführlich exploriert und das Augenmerk auf den Zusammenhang zu psychischen Symptomen gelegt werden. Viele Patienten bejahen zum Beispiel die Frage nach somatischen Symptomen wie Appetitminderung, Gewichtsverlust und Schlafstörungen, begründen dies jedoch mit der ungewohnten Ernährung sowie der Lärmbelastung in Notunterkünften. Hier ist es wichtig, die Zusammenhänge zu erfragen, da die geschilderten Symptome je nach Ursache nicht als Ausdruck einer psychischen Störung eingeschätzt werden können. Teilweise sind Verlaufskontrollen (zum Beispiel nach Wechsel der Unterkunft) notwendig, um die Befunde abschließend einordnen zu können.

Die Frage nach psychiatrischen Vorbehandlungen wird häufig verneint, was jedoch, wie oben erwähnt, teilweise auf fehlende psychiatrische Versorgungsmöglichkeiten zurückzuführen ist und somit nicht unbedingt auf einen bisher blanden Verlauf schließen lässt. Auch die Familienanamnese ist aus den oben genannten Gründen häufig erschwert. Somit liegt der Fokus auf den aktuellen Befunden.

5.3 Häufige Diagnosen

5.3.1 Anpassungsstörung

Die Anpassungsstörung tritt nach den ICD-10 Kriterien der WHO [6] als eine Reaktion auf eine nicht außerordentliche Belastung auf (Änderung der Lebenssituation/Verschlechterung der Lebensbedingungen, aber auch Trauer), die jedoch keine katastrophalen Ausmaße aufweist. Es treten psychiatrische Symptome und/oder Verhaltensstörungen auf, die aber nicht hinreichend ausgeprägt sind, um die Diagnose einer affektiven oder anderen psychiatrischen Erkrankung zu rechtfertigen, und eine Dauer von sechs Monaten nicht überschreiten [6]. Liegen die Beschwerden über diesen Zeitraum hinaus vor, sollte eine weitere Abklärung erfolgen.

5.3.2 Posttraumatische Belastungsstörung

Die posttraumatische Belastungsstörung tritt als Folgestörung nach Erleben eines schwerwiegenden Ereignisses auf. Das zugrunde liegende Ereignis ist sehr bedrohlich oder hat katastrophale Ausmaße [6], wie zum Beispiel die Konfrontation mit Tod, Todesgefahr, schwerer körperlicher Verletzung oder deren Androhung sowie angedrohte oder umgesetzte sexuelle Gewalt. Hierbei ist nicht die Schwere des Ereignisses, sondern dessen emotionale Bewertung durch die betroffene Person entscheidend für die mögliche Entwicklung einer posttraumatischen Belastungsstörung. Durch andere Menschen erfahrene Gewalt wie Vergewaltigung, Krieg oder Folter führt häufiger zu psychischen Traumafolgeschäden als die Konfrontation mit Naturgewalten [7]. Trotzdem kommt es selbst nach Erleben besonders schwerwiegender prädisponierender Ereignisse nur in bis zu 65 % der Fälle zur Entwicklung einer posttraumatischen Belastungsstörung, wobei wiederholte Exposition das Erkrankungsrisiko steigert [7, 8].

Symptome treten in Folge eines belastenden Ereignisses oder einer Belastungsperiode innerhalb eines Zeitraumes von bis zu sechs Monaten auf [6]: es bestehen intrusive (sich plötzlich aufdrängende) Erinnerungen und/oder Albträumen, die sich mit dem Erlebten beschäftigen. Situation und Reize, die an das Ereignis erinnern, werden vermieden. Dabei liegen entweder teilweise oder vollständige Erinnerungslücken für das belastende Ereignis vor, oder es bestehen mindestes zwei Symptome, die Ausdruck einer erhöhten psychischen Sensitivität sind. Diese Symptome können sich in Form von Schlafstörungen, Reizbarkeit, Konzentrationsstörungen, gesteigerter Wachsamkeit/Fluchtbereitschaft oder erhöhter Schreckhaftigkeit äußern und lagen vor der Belastungssituation nicht vor [6].

Häufig tritt komorbid ein depressives Syndrom auf, wobei Patienten insbesondere emotionale „Taubheit", Teilnahmslosigkeit und Interessenverlust an der Umgebung sowie Freudlosigkeit beschreiben. Ängste und somatoforme Beschwerden, dissoziative Zustände, Substanzmissbrauch, Suizidalität und organische Erkrankungen (Traumafolge!) sind ebenfalls häufig assoziiert und bei der Diagnostik entsprechend zu berücksichtigen [9].

Therapeutisch sollte Patienten mit gesicherter Diagnose einer Posttraumatischen Belastungsstörung (PTBS) (nicht prophylaktisch nach Erleben eines belastenden Ereignisses) eine traumaspezifische Psychotherapie angeboten werden. Hierbei ist auf die Qualifikation des Therapeuten zu achten [9].

Es kann eine adjuvante Psychopharmakatherapie mit Antidepressiva aus der Gruppe der Serotonin-Wiederaufnahme-Hemmer (SSRI) eingeleitet werden. Diese ersetzt jedoch nicht die spezifische psychotherapeutische Behandlung [9]. Eine

Behandlung mit Benzodiazepinen sollte sehr kritisch geprüft werden und nur in Ausnahmefällen erfolgen [10]. Eine sozialdienstliche Unterstützung zur Verbesserung der Umgebungsfaktoren (Unterkunft, Exposition zu Triggerreizen) sollte den Patienten angeboten werden [11].

5.3.3 Depression

Häufig werden im Gespräch mit Geflüchteten Vergesslichkeit, Reizbarkeit/Aggressivität sozialer Rückzug, Schlafstörungen sowie körperliche Beschwerden (z. B. Kopfschmerzen) geschildert.

Bei Verdacht auf ein depressives Syndrom sollten die ICD-10-Diagnosekriterien [6] geprüft werden. Diese beinhalten in einem Zeitraum von wenigstens zwei Wochen mindestens zwei der drei Kernsymptome (anhaltende gedrückte Stimmung, Anhedonie sowie reduzierten Antrieb/gesteigerte Ermüdbarkeit). Zusätzlich treten, je nach Schweregrad der depressiven Episode, eine oder mehrere der folgenden Beschwerden auf: Mangel an Selbstvertrauen/Selbstwertgefühl, Selbstvorwürfe/Schuldgefühle, Suizidgedanken oder suizidales Verhalten, Ambivalenz, Konzentrationsstörungen, psychomotorische Auffälligkeiten, Schlafstörungen, Minderung oder Steigerung des Appetits [6].

Wenn die Summe der Kernsymptome und der weiteren Symptome vier bis fünf ist, kann von einer leichten depressiven Episode ausgegangen werden, liegt sie bei sechs oder sieben, besteht eine mittelgradig depressive Episode. Bei schweren depressiven Episoden treten alle Kernsymptome sowie mindestens fünf weitere Symptome auf [6].

Ab einer mittelgradig depressiven Episode ist eine medikamentöse Therapie indiziert [12]. Das Krankheitskonzept vieler Geflüchteter ist situational, d. h., dass Beschwerden als Konsequenz erschwerter Lebensumstände und aktueller Sorgen verstanden werden [13]. Die Erläuterung eines bio-psycho-sozialen Krankheitsmodells, welches die durch den Patienten geschilderten Stressoren mit einbezieht, aber auch Behandlungsoptionen aufzeigt, wirkt häufig entlastend und kann die Selbstwirksamkeitserwartung steigern. Neben Pharmakotherapie spielen spezielle psychotherapeutische Angebote eine Rolle, wobei eine Anbindung aufgrund von Sprachbarrieren und Abrechnungsschwierigkeiten häufig erschwert ist. Gruppentherapeutische Angebote (zum Beispiel in psychiatrischen Institutsambulanzen) sowie supportive Therapien sind oftmals schneller verfügbar und sollten den Patienten zeitnah angeboten werden.

5.4 Literatur

[1] Fazel M, Wheeler J, Danesh J. Prevalence of serious mental disorder in 7000 refugees resettled in western countries: a systematic review. Lancet. 2005; 365, 1309–1314.

[2] Heeren M, Mueller J, Ehlert U, Schnyder U, Copiery N, Maier T. Mental health of asylum seekers: a cross-sectional study of psychiatric disorders. BMC Psychiatry. 2012; 12: 114.

[3] Montazeri A, Harirchi AM, Shariati M, Garmaroudi G, Ebadi M, Fateh A. The 12-item General Health Questionnaire (GHQ-12): translation and validation study of the Iranian version. Health Qual Life Outcomes. 2003; 1: 66.

[4] www.phqscreeners.com

[5] Penka S, Schouler-Ocak M, Heinz A, Kluge U. Interkulturelle Aspekte der Interaktion und Kommunikation im psychiatrisch/psychotherapeutischen Behandlungssetting. Bundesgesundheitsbl. 2012; 55: 1168–1175.

[6] World Health Organization. Taschenführer zur ICD-10-Klassifikation psychischer Störungen, 7., überarbeitete Auflage entsprechend ICD-10-GM.

[7] Kessler R, et al. Posttraumatic Stress Disorder in the National Comorbidity Survey. Arch Gen Psychiatry. 1995; 52: 1048–1060.

[8] Kessler, R, Posttraumatic stress disorder: the burden to the individual and to society. J Clin Psychiatry. 2000; 61(5): 4–12.

[9] Flatten G, Gast U, Hofmann A, Knaevelsrud Ch, Lampe A, Liebermann P, et al. S3-Leitlinie Posttraumatische Belastungsstörung. Trauma & Gewalt. 2011; 3: 202–210.

[10] The Management of Substance Use Disorder Working Group, VA/DoD. Clinical Practice Guideline for Mangement of Post-Traumatic Stress (Version 2.0). Departement of Veterans Affairs and the Departement of Defense, Washington, DC. 2010. Available from: www.healthquality. va.gov/guidelines/MH/ptsd/.

[11] Porter M, Haslam N. Predisplacement and postdisplacement factors associated with mental health of refugees and internally displaced persons a meta-analysis. JAMA. 2005; 294(5).

[12] DGPPN, BÖK, KBV, AWMF, BPtL, BApK, DAGSHG, DEGAM, DGPM, DGPs, DGRW (Hrsg.) für die Leitliniengruppe Unipolare Depression*. S3-Leitlinie/Nationale VersorgungsLeitlinie Unipolare Depression – Langfassung, 2. Auflage, Version 1, November 2015. Available from: www.versorgungsleitlinien.de (*Organisationen, die in der Leitliniengruppe kooperieren: DGPPN, BÄK, KBV, AWMF, ACKPA, AkdÄ, BPtK, BApK, DAHSHG, DEGAM, DGPM, DGPs, DGRW, BDK, BDP, BPM, BVDN, BVDP, BVVP, CPKA, DÄVT, DFT, DGGPP, DGPT, DPG, DPV, DPtV, DVT, GwG, Stiftung Depressionshilfe).

[13] Alemi Q, James S, Montgomery S. Contextualizing Afghan refugee views of depression through narratives of trauma, resettlement stress, and coping. Transcultural Psychiatry. 2016; 53: 630–653.

6 Dermatologie

6.1 Ektoparasiten

Dorothea Terhorst-Molawi, Torsten Zuberbier und Silvia Kraatz
6.1.1 Skabies

Skabies (Krätze) ist eine stark juckende Infestation durch *Sarcoptes scabiei*.

Vorkommen: weltweit, ca. 300 Millionen Fälle/Jahr; in Industrienationen üblicherweise in Form von Ausbrüchen in öffentlichen Einrichtungen (Pflege-, Behinderten-, Obdachlosenheime, Gefängnis etc.).

Endemisches Vorkommen in tropischen und subtropischen Gebieten. Durch bakterielle Superinfektionen (Streptokokken, Staphylokokken) mit Lymphadenopathie und komplizierender Post-Streptokokken-Glomerulonephritis ist die Morbidität in solchen Ländern deutlich erhöht [1]. Im Zeitraum zwischen 2004 und 2014 wurden in Deutschland 72 Skabies-Ausbrüche in Unterkünften für Asylsuchende gemeldet (an dritter Stelle nach Masern und Windpocken) [2].

Übertragung: durch engen Körperkontakt (Kuscheln, Geschlechtspartner, Pflege von Angehörigen, Schlafen im gleichen Bett), indirekt via Kleidung, Bettwäsche.

Inkubationszeit: bei Erstinfektion ca. 2–5 Wochen, bei Reinfektion 1–4 Tage.

Pathogenese: Die auf der Hautoberfläche befruchteten weiblichen Krätzmilben (ca. 0,3–0,5 mm groß) bohren tunnelartige Gänge (ca. 1–10 mm lang) im stratum corneum der Haut und persistieren dort ca. 30–60 Tage. Pro Tag werden ca. 2–3 Eier gelegt. Die Larven gelangen an die Hautoberfläche zurück; nach ca. 2–3 Wochen entwickeln sich geschlechtsreife Milben. Die Überlebenszeit der Krätzmilben ist temperaturabhängig und schwankt zwischen 24 und 48 Stunden. Bei einer 50-°C-Wäsche überleben die Milben ca. zehn Minuten.

Die kommaförmigen Gänge sind typischerweise in den Interdigitalräumen der Hände (siehe Abb. 6.1), den Beugeseiten der Handgelenke und der Ellbogen sowie im Genitalbereich und in den Axillae, dem Nabel, der Gürtellinie, den Mamillen, am Gesäß und am Penisschaft lokalisiert [2].

Der Pruritus geht aus einer allergischen Spätreaktion (Typ-IV) auf Milben, deren Exkremente, Eier oder Larven hervor. Hieraus entstehen Papeln, Pusteln, Vesikel und Exkoriationen (siehe Abb. 6.2) [2].

Die Verdachtsdiagnose wird gestellt bei neu aufgetretenem lokalisierten oder generalisierten Juckreiz und entsprechenden Hauterscheinungen an den genannten Prädilektionsstellen und positiver Umfeldanamnese.

https://doi.org/10.1515/9783110502183-008

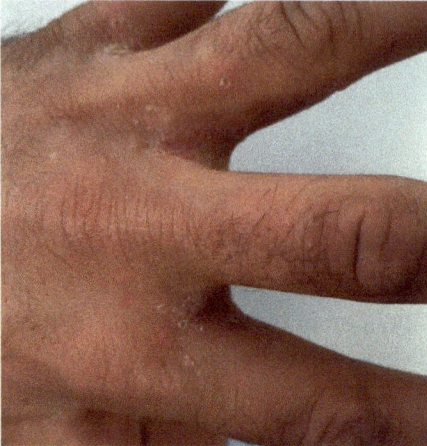

Abb. 6.1: Manifestation an der Prädilektions-
stelle: Interdigitalräume der Hände.

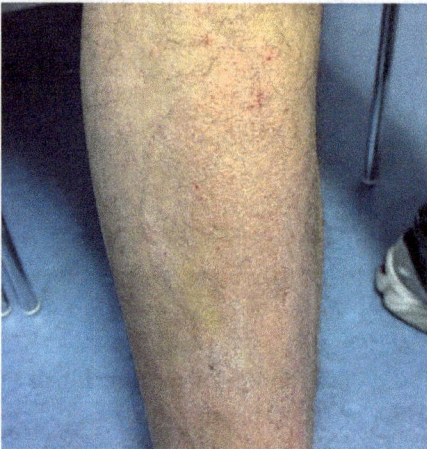

Abb. 6.2: Skabies-Befall am Unterschenkel,
typische Kratzeffloreszenzen.

Diagnosesicherung mittels:

– Dermatoskopie,
– mikroskopischen Nachweises von Milben, Eiern oder Skybala aus einem Hautgeschabsel (Klebebandtest: hierfür wird durchsichtiges Klebeband fest auf verdächtige Hautstellen gedrückt, ruckartig abgezogen und anschließend auf einem
  Objektträger mikroskopisch untersucht).

Cave!
Da die Sensitivität gering ist, müssen mehrere Hautstellen untersucht bzw. der Test wiederholt
werden (ggf. PCR aus Hautgeschabsel),

> **Wichtig!**
> Bezogen auf die Sondersituation in Sammelunterkünften kann bei Vorliegen eines eindeutigen
> klinischen Befundes auch ohne weitere diagnostische Sicherung eine Therapie eingeleitet werden.
> Die Therapie sollte unter diesen Wohnbedingungen nach 14 Tagen wiederholt werden.

6.1.1.1 Sonderform Scabies crustosa

- Hoch-infektiöse Scabiesform prädominant bei Patienten unter Immunsuppression, wie HIV-Patienten, HTLV-1-Patienten, Trisomie-21-Patienten.
- Klinisch psoriasiforme Dermatitis mit Hyperkeratosen, Krusten und Borken.
- Lokalisation: akral, Gesicht und behaarte Kopfhaut, Gesäß, subungual.
- Patienten mit V. a. Scabies crustosa sollen umgehend isoliert und stationär behandelt werden. Zudem sind alle Personen, mit denen der Patient in den vergangenen sechs Wochen Kontakt hatte, klinisch zu untersuchen.

6.1.1.2 Therapie

Topisch: Mittel der Wahl ist 5%iges Permethrin, es wird perkutan kaum resorbiert, ist gut verträglich und wird über die Nieren ausgeschieden. Es wird das gesamte Integument (unter Aussparung von Augen und Schleimhäuten) eingecremt, anschließend folgt eine mindestens 8-stündige Einwirkzeit (am besten über Nacht), danach kann die Creme abgeduscht werden.

Üblicherweise ist die einmalige Anwendung ausreichend. Bei Patienten in Sammelunterkünften wird eine Wiederholung nach 14 Tagen empfohlen. Permethrin kann auch in der Schwangerschaft angewendet werden. In der Stillzeit sollte eine Stillpause von fünf Tagen erfolgen. Permethrin ist ebenfalls für Säuglinge ab zwei Monaten zugelassen. Anschließend sollten pflegende Lotionen verwendet werden, um die Haut vor Austrocknung zu bewahren.

Ist eine topische Therapie nicht sicher und verlässlich durchzuführen, so sollte eine systemische Therapie mit Ivermectin erfolgen. Aus der klinischen Erfahrung der Autoren heraus ist die Anwendung bei Asylbewerbern, die in Sammelunterkünften unterkommen, häufig nicht sicher (oftmals fehlende Krankheitseinsicht, Scham), sodass in diesem speziellen Fall eine systemische Therapie (wenn möglich in Anwesenheit von medizinischem Personal) bevorzugt angewendet wird.

Systemisch: Ivermectin (in Deutschland seit Februar 2016 für diese Indikation zugelassen).

Dosierung: einmalig 200 µg pro kg KG. Ivermectin ist in der Schwangerschaft und Stillzeit sowie für Kinder unter fünf Jahren kontraindiziert. Eine Wiederholung nach 10–14 Tagen wird in diesem Kontext empfohlen.

Begleitend kann eine Therapie mit Antihistaminika erfolgen, um den Juckreiz zu lindern und damit eine bakterielle Superinfektion zu verhindern. Neugeborene und Säuglinge unter zwei Monaten sollten stationär behandelt werden. Anschlie-

ßend ist ggf. eine Therapie des postskabiösen Ekzems mit lokalen glukokortiko-
idhaltigen Cremes zu empfehlen.

Weiterführende Maßnahmen:
- Fingernägel kurz halten und sorgfältig reinigen,
- über einen Zeitraum von 14 Tagen Bekleidung, Bettwäsche und Handtücher täglich wechseln und bei mindestens 60 °C waschen,
- nicht bei mindestens 60 °C waschbare Gegenstände (z. B. Oberbekleidung) einige Tage in einem geschlossenen Plastikbeutel bei mindestens 21 °C mindestens 72 Stunden aufbewahren,
- Teppiche und Polster intensiv saugen,
- kontaminierte textile Gegenstände (z. B. Kuscheltiere) und Schuhe können auch für zwölf Stunden in der Tiefkühltruhe gelagert werden.

Enge Kontaktpersonen sollten im Kontext von Sammelunterkünften für Flüchtlinge möglichst zeitgleich mitbehandelt werden. Die Anwendung der o. g. Medikamente bei Kontaktpersonen ohne Symptome ist jedoch offiziell nicht zulassungs-
konform (Off-label-Use), sodass eine erweiterte Aufklärung und Dokumentation
erfolgen müssen.

6.1.1.3 Meldepflicht gemäß IfSG

Skabies bzw. der Nachweis von Skabiesmilben ist nicht gemäß § 6 und 7 IfSG meldepflichtig.

Leiter von Gemeinschaftseinrichtungen (gemäß § 33 IfSG) haben gemäß § 34
Abs. 6 IfSG das zuständige Gesundheitsamt aber unverzüglich zu benachrichtigen,
wenn in ihrer Einrichtung betreute oder betreuende Personen an Skabies erkrankt
oder dessen verdächtig sind, und dazu krankheits- und personenbezogene Angaben
zu machen.

Beratungsstellen: Beratung zur Epidemiologie und zum Infektionsschutz: Robert
Koch-Institut, Abteilung für Infektionskrankheiten, Fachgebiet für Erreger von
Pilz- und Parasiteninfektionen und Mykobakteriosen, Seestraße 10, 13353 Berlin

Ansprechpartner: Fachgebietsleitung, Dr. Anton Aebischer Tel.: 030 18754-2771

Katarina Braune
6.1.2 Läuse

Läuse leben als obligat stationäre Ektoparasiten. Sie sind zwingend auf einen Wirt
angewiesen, um zu überleben, und verlassen diesen während ihrer Wachstumsperi-
ode nicht. Sie können in Form von Kopfläusen (Abb. 6.3) (*Pediculosis capitis*), Klei-
derläusen (*Pediculosis corporis*) und Filzläusen (*Pediculosis pubis*) vorkommen und

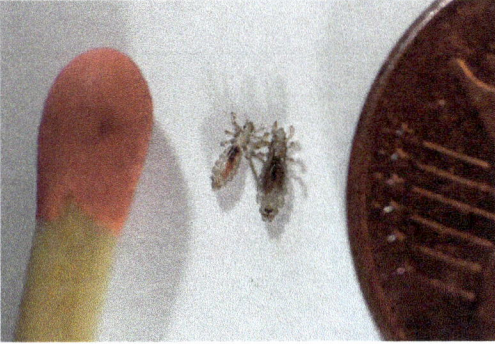

Abb. 6.3: Kopfläuse im Größenvergleich mit Streichholz bzw. 1-Cent-Stück (Quelle: Wikimedia Commons, lizenziert unter CreativeCommons-Lizenz by-sa-3.0-de URL: http://creativecommons.org/licenses/by-sa/3.0/de/legalcode).

weisen in der Regel Wirtsspezifität auf (Menschen werden von Menschenläusen befallen, Tiere von Tierläusen).

Lauserkrankungen sind weltweit sehr stark verbreitet und zu jeder Jahreszeit zu finden. Durch die hygienischen Bedingungen in den Flüchtlingsunterkünften tritt Lausbefall besonders häufig auf und ist in seiner Ausbreitung aufgrund der Schwierigkeiten bei der Umsetzbarkeit der notwendigen Hygienemaßnahmen nur schwer einzudämmen.

Ein Screening auf parasitären Befall und somit auch auf Läuse ist bei der Erstuntersuchung für Asylsuchende nach § 62 AsylG obligat (vgl. Kapitel 1). In ausgeprägten Fällen kommen Bisswunden von Kopfläusen typischerweise am nuchalen Haaransatz bzw. im Nackenbereich zum Vorschein (Abb. 6.4).

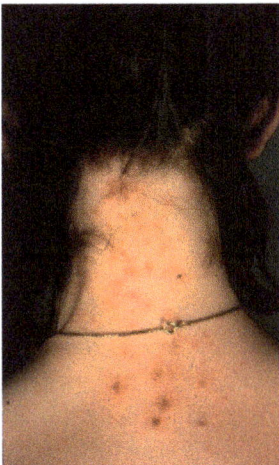

Abb. 6.4: Bisswunden von Kopfläusen (mit freundlicher Genehmigung von Prof. Kosta Y. Mumcuoglu).

Bei positivem Befund sollte möglichst sofort eine Therapie eingeleitet werden, welche alle Familienmitglieder und engen Kontaktpersonen mit einschließt. Als Lokaltherapie werden Dimeticon oder Permethrin zum Auftragen auf Haut und Haare ange-

Tab. 6.1: Übersicht über verschiedene Lauserkrankungen [6–8].

Art	Kopflausbefall	Kleiderlausbefall	Filzlausbefall
Erreger	*Pediculus humanus capitis* Nissen: 0,8 mm adulte Laus: 3 mm	*Pediculus humanus corporis* Nissen: 0,5–0,8 mm adulte Laus: 3–5 mm	*Phthirus pubis* Nissen: 1 mm adulte Laus: 1,3–1,6 mm
Übertragungs-weg	von Mensch zu Mensch über direkten oder indirekten Kontakt (über Kleidung, Bettwäsche, Bürsten)	von Mensch zu Mensch über direkten oder indirekten Kontakt, v. a. über gemeinsam genutzte Kleidung (die Laus bewohnt die Kleidung und sucht den Wirt nur zur Nahrungsaufnahme auf)	von Mensch zu Mensch, v. a. über direkten Kontakt (Geschlechtsverkehr), seltener über Kleidung, Bettwäsche
Symptomatik	Juckreiz der Kopfhaut, Verfilzung der Kopfhaare, Prädilektionsstellen Haaransatz, Nacken, retroaurikulär	Juckreiz der Haut an den Einstichstellen	Juckreiz, „Taches bleues" (juckende, bläulich-graue Einstichstellen), Prädilektionsstellen Schambereich, Achseln, Augenbrauen
Komplikation	bakterielle Superinfektion durch Kratzen	Laus als Vektor für Borrelien und Rickettsien → Läuserückfallfieber (vgl. Kapitel 3.8), Fleckfieber **Cave! Letalität liegt unbehandelt bei bis zu 10 %!)**	bakterielle Superinfektion durch Kratzen

wendet. Silikonöle (Dimeticone) wirken dabei physikalisch, indem die Atemwege der Läuse verlegt werden. Hierbei wird das Mittel gründlich im gesamten trockenen Haar verteilt und einmassiert. Je nach Präparat folgt nach einer bestimmten Einwirkzeit (zehn Minuten bis eine Stunde) das sorgfältige Auskämmen der Läuse und Nissen mit einem speziellen Läusekamm. Anschließend sollte das Haar mit einem Shampoo gewaschen werden. Es empfiehlt sich, die Anwendung nach acht bis zehn Tagen zu wiederholen. Daneben gibt es chemisch (insektizid) wirkende Läusemittel wie Permethrin. Permethrin (0,5 %) wird nach dem Haarewaschen aufgetragen und nach üblicherweise 30–45 Minuten ausgewaschen. Anschließend werden die Haare gründlich mit einem Läusekamm gekemmt. Drei Tage nach der Anwendung sollten keine Haarwaschmittel verwendet werden. Die Haare können jedoch mit klarem Wasser ausgespült werden (siehe Fachinfo). Darüber hinaus müssen Kleidung und Bettwäsche saniert und die Einrichtung, in der Lauserkrankungen bekannt sind, dem zuständigen Gesundheitsamt gemeldet werden.

Dorothea Terhorst, Torsten Zuberbier und Silvia Kraatz

6.2 Impetigo contagiosa

Die Impetigo contagiosa ist eine hoch-kontagiöse, oberflächliche Hautinfektion, die durch β-hämolysierende Streptokokken der Gruppe A und/oder durch *Staphylococcus aureus* verursacht wird. Betroffen sind hauptsächlich Kinder, aber auch Erwachsene können erkranken.

Prädisponierend wirken hohe Außentemperaturen, Luftfeuchtigkeit, schlechte hygienische Bedingungen und Störungen der Hautbarriere (Ekzeme, Verletzungen). Lokale Ausbrüche (v. a. in Kindergärten oder Schulen) sind möglich.

Pathogenese: Die Bakterien bilden gewebedestruierende Toxine, welche zur Ablösung des Stratum corneum der Haut und damit zur Bildung von Bullae führen. Aus kleinen Bläschen und oberflächlichen Pusteln entwickeln sich Erosionen und typische honiggelbe Krusten. Prädilektionsstellen sind exponierte Areale wie Gesicht und Extremitäten (s. Abb. 6.5).

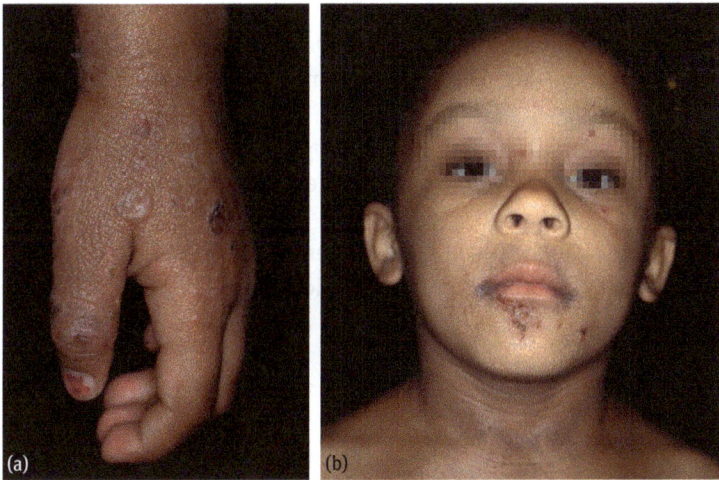

Abb. 6.5: 5-jähriges Mädchen mit seit ein paar Tagen bestehender Blase an der Hand (a) sowie gelblichen Krusten perioral (b): Impetigo contagiosa bei atopischer Diathese.

Bei der großblasigen Form treten 1–2 cm große subkorneale Blasen auf gerötetem Grund auf, die erst klar sind und dann eintrüben.

Die **Diagnose** wird klinisch gestellt, ggf. erfolgt eine kulturelle Erregeranzucht aus dem Abstrich.

Komplikationen: Lymphangitis, Sepsis, Poststreptokokken-Glomerulonephritis nach Streptokokken-Infektion.

Therapie: Bei leichten Fällen ist eine Lokaltherapie ausreichend. Hierzu stehen antiseptische Therapien, z. B. mit Polyhexanid, oder Polyvidon sowie verschiedene antibiotische Salben (z. B. Fusidinsäure) zur Verfügung.

Bei schweren Fällen sollte eine systemische Therapie z. B. mit Cefalexin erfolgen (Jugendliche ab zwölf Jahren und Erwachsene Tagesdosis 1–4 g aufgeteilt auf mindestens zwei Einzeldosen, Kinder < 12 Jahre 25–50 mg/kg KG in mindestens zwei Einzelgaben). Bei Penicillinallergie kann eine Therapie mit Clindamycin oder Makroliden erfolgen.

Zusätzlich sollte auf eine gründliche Körperhygiene und Waschen der Kleidung und Bettwäsche (möglichst mit 60 °C) hingewiesen werden.

Eine Ansteckungsfähigkeit ist bis zum vollständigen Abheilen der Läsionen gegeben.

Dorothea Terhorst, Torsten Zuberbier und Silvia Kraatz
6.3 Follikulitis

Definition: üblicherweise bakteriell (häufig *Staphylococcus aureus*) bedingte Entzündung der Haarfollikel; gelegentlich auch Vorkommen von Hefepilzinfektionen (insb. bei HIV-Patienten).

Prädisponierend sind männliches Geschlecht, tropische Klimazonen, Diabetes mellitus, atopische Diathese, schlechte hygienische Bedingungen, Reibung, z. B. durch enge Hosen.

Therapie: Im Vordergrund steht die Beseitigung der verursachenden Faktoren. Lokal können Antiseptika (z. B. Chlorhexidin) und antibiotische Salben (Fusidinsäure) angewendet werden.

6.3.1 Furunkel/Karbunkel

Furunkel: häufig durch *Staphylococccus aureus* bedingte, den gesamten Haarfollikel umfassende, zentral einschmelzende Entzündung

Furunkulose: multiple bzw. rezidivierende Furunkel.

Karbunkel: Konglomerat mehrerer benachbarter Furunkel, rötliche, teils derbe, stark schmerzhafte Knoten mit zentraler Nekrose und Einschmelzung; später spontane Entleerung von Pus und zentralem Pfropf; Abheilung unter Narbenbildung.

Prädilektionsstellen: Gesicht, Nacken, Achselhöhlen, Anogenitalbereich, Oberschenkel.

Komplikationen: Im Gesichtsbereich können Furunkel zu Orbitaphlegmonen, Sinuscavernosus-Thrombose und Meningitis führen. Bei Karbunkeln besteht die Gefahr der Lymphangitis und Sepsis.

Diagnostik: Abstrich und Erregeranzucht bei rezidivierenden Furunkeln/Furunkulose, insbesondere bei V. a. PVL-(Panton-Valentine-Leukozidin-)positiven Staphylokokken.

Therapie:

- Ruhigstellung,
- keine selbstständige Manipulation an den Furunkeln,
- Ichthyol-Salbe („Zugsalbe"),
- bei Fluktuation Inzision unter sterilen Bedingungen,
- systemische antibiotische Therapie mit Cefalexin, Flucloxacillin, oder Clindamycin (ggf. nach Antibiogramm),
- bei ausgeprägter Manifestation im Gesichtsbereich stationäre Therapie.

Dorothea Terhorst, Torsten Zuberbier und Silvia Kraatz

6.4 Tinea

Infektion durch Dermatophyten. Dermatophyten besitzen Keratinasen, die humanes Keratin verdauen können, und befallen ausschließlich Haut, Haare und Nägel. Die Dermatophyten und ihre Sporen werden je nach Gattung aus dem Erdboden, von Tieren oder von Mensch zu Mensch übertragen. Dermatophyten breiten sich nach dem Eindringen in die Epidermis zentrifugal im Stratum corneum aus und rufen eine Entzündungsreaktion hervor, im Zentrum heilt die Mykose wieder ab. Es wird eine oberflächliche Tinea mit typischen randbetonten, langsam wandernden erythematösen Herden beschrieben, Prädilektionsstellen sind u. a. Kontaktstellen am Körper (Tinea corporis, s. Abb. 6.6), an den Füßen und auch Händen (Tinea pedis, Tinea palmoplantaris). Insbesondere im Bartbereich (Tinea barbae) und am behaarten Kopf (Tinea capitis, s. Abb. 6.7) können die Pilze auch entlang den Haarfollikeln in die Tiefe wandern, es entwickeln sich Pusteln mit entzündlichen Infiltraten. Die chronische, langsam die Nagelplatte zerstörende Dermatophyteninfektion der Finger- und/oder Zehennägel neigt zu Rezidiven.

Diagnostik: Schuppen werden aus der Randzone der mykotischen Läsion gewonnen. Pilzelemente (Hyphen und Sporen) werden mikroskopisch im Nativpräparat (in Kalilauge) oder in der kulturellen Anzucht nachgewiesen.

Therapie: Allgemeinmaßnahmen: Haut trocken und warm halten, Barfußlaufen sowie feuchte Arbeiten bei Tinea manuum vermeiden; Therapie von prädisponierenden Faktoren wie Adipositas, Stoffwechselstörungen (z. B. Diabetes) so weit möglich.

Lokaltherapie: Einzelne Herde einer oberflächlichen Tinea können mit antimykotischen Lösungen oder Cremes behandelt werden. Breitspektrumantimykotika gegen Dermatophyten, Hefen und gram-positive Bakterien sind Ciclopiroxolamin oder Azole.

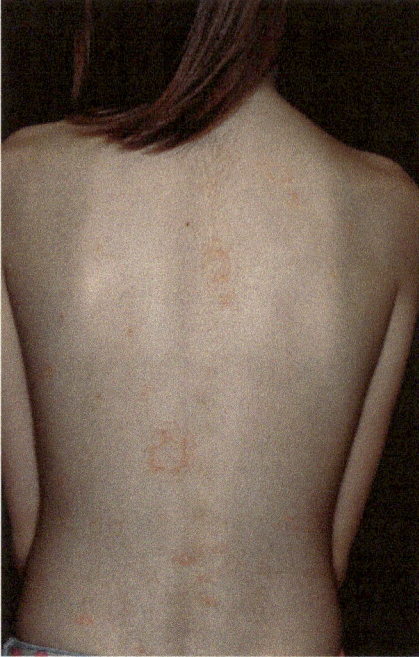

Abb. 6.6: Tinea corporis bei einem 14-jährigen Mädchen.

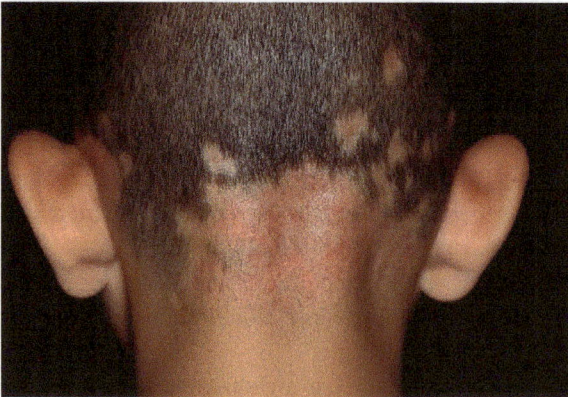

Abb. 6.7: Tinea capitis bei einem 8-jährigen Jungen.

Systemische Therapie: Tinea capitis, Tinea corporis und Tinea unguium mit Matrixbeteiligung sind meist nur durch eine systemische Therapie, z. B. mit Terbinafin, Fluconazol, Itraconazol oder Griseofulvin, heilbar. Wichtig ist die Kombination mit der Lokaltherapie, um Therapiedauer und Nebenwirkungsrisiko zu reduzieren. Im Kindesalter sind in Deutschland nur Griseofulvin und Fluconazol (ab zwei Jahren) zugelassen. Off-label bestehen aber auch sehr gute Erfahrungen für die Therapie mit Terbinafin bei Kindern.

Meldevorschriften: Kopfpilzinfektionen sind nicht meldepflichtig. Gemäß § 6 Abs. 1 Nr. 5b IfSG besteht jedoch dann eine Meldepflicht, wenn zwei oder mehr gleichartige Erkrankungen auftreten, bei denen ein epidemischer Zusammenhang wahrscheinlich ist oder vermutet wird, wenn dies auf eine schwerwiegende Gefahr für die Allgemeinheit hinweist.

Gemäß § 34 Abs. 6 haben Gemeinschaftseinrichtungen bei einem Auftreten von zwei oder mehr gleichartigen, schwerwiegenden Erkrankungen, wenn als deren Ursache Krankheitserreger anzunehmen sind, das zuständige Gesundheitsamt unverzüglich zu benachrichtigen. Dies erfolgt unter der Angabe krankheits- und personenbezogener Daten [16].

Maßnahmen bei Ausbrüchen von Tinea capitis [16]:

– Untersuchung und gegebenenfalls Behandlung enger Kontaktpersonen,
– Waschen aller Textilien bei 60 °C,
– Desinfektion aller Kontaktflächen mit einem Desinfektionsmittel der VAH-Liste (Verbund für angewandte Hygiene e. V.),
– Desinfektion der Fußböden und Flächen mit einem Desinfektionsmittel der VAH-Liste,
– eventuell Händedesinfektionsmittel zur Verfügung stellen.

Dorothea Terhorst, Torsten Zuberbier und Silvia Kraatz

6.5 Pityriasis versicolor

Häufige, weit verbreitete oberflächliche Infektion mit dem Hefepilz *Malassezia furfur*, welche zur Hyper- und Hypopigmentierungen führt.

Hyperpigmentierung wahrscheinlich Folge einer Erreger-induzierten Hyperkeratose, Hypopigmentierung erfolgt entweder durch einen direkten UV-Filtereffekt oder eine Behinderung der melanozytären Melaninsynthese.

Nach Sonnenbräunung und auf dunkler Haut sind die Krankheitsherde meist heller als die umgebende Haut, die Ergänzung „versicolor" der Erkrankung bezeichnet den Farbwechsel [17, 18].

Klinik: Besonders am Oberkörper finden sich hypo- oder hyperpigmentierte, häufig konfluierende, ein bis mehrere Zentimeter große ovaläre Bezirke.

Diagnostik: „Hobelspanphänomen": Durch Kratzen mit dem Holzspatel entsteht eine kleieartige Schuppung.

Nachweis von Sporenhaufen und Pilzfäden („Spaghetti and meat balls"): im Kalilaugepräparat oder nach Färbung eines Tesafilmabrisses mit Methylenblau.

Therapie: ketokonazolhaltige Shampoos (Wichtig: Mitbehandlung der Kopfhaut als Erregerreservoir) für zehn Tage, anschließend als Rezidivprophylaxe 1- bis 2-mal/ Woche, in hartnäckigen Fällen ggf. Itraconazol bzw. Fluconazol per os [19, 20].

Dorothea Terhorst, Torsten Zuberbier und Silvia Kraatz

6.6 Pityriasis rosea

Selbstlimitierende erythematosquamöse Hauterkrankung – v. a. bei jungen Erwachsenen. Die Genese ist (anders als bei der Pityriasis versicolor) wahrscheinlich viral (HHV 6 und 7 werden vermutet, derzeit Gegenstand der Forschung); Beginn mit einem Primärherd (größere rötliche, schuppende Plaque). Anschließend breiten sich die Effloreszenzen über den Stamm aus. Gesicht, Hände und Fußsohlen sind meist ausgespart; Dauer bis zu drei Monaten.

Diagnose: Wird klinisch gestellt.

Therapie: Der Patient sollte über die Harmlosigkeit des Befundes und den selbstlimitierenden Verlauf aufgeklärt werden. Bei subjektivem Krankheitsgefühl können topisch Steroide und systemisch evtl. Antihistaminika zur Anwendung kommen [21, 22].

Dorothea Terhorst, Torsten Zuberbier und Silvia Kraatz

6.7 Kutane Leishmaniose

Südeuropa, Mittlerer Osten, Asien und Afrika. In den letzten Jahren wird ein Anstieg der Inzidenz in Kriegsgebieten, in denen das Gesundheitswesen zusammengebrochen ist, und durch Flucht und Vertreibung auch in Zufluchtsländern beobachtet [23]. In einer Longitudinalstudie aus der Türkei waren 69 % der zwischen 2011 und 2014 untersuchten, von einer kutanen Leishmaniose betroffenen Patienten Syrer [24]. Leishmanien werden durch Sandmücken übertragen, die meisten Leishmania-Infektionen treten bei Tieren auf, Menschen werden nur „versehentlich" infiziert. Hauptsächlich werden unbedeckte Körperpartien befallen.

Die Klinik ist variabel, abhängig von der auslösenden Leishmania-Spezies (vgl. Kapitel 3.6, Leishmaniose). 90 % der Erkrankungen treten in der „Alten Welt" auf (Mittelmeerregionen, Asien, Afrika). Klassischerweise imponiert bei der kutanen Leishmaniose der alten Welt eine juckende Papel, welche sich im Verlauf in einen Plaque bzw. in ein Ulcus umwandelt (*„Orientbeule"*). Das Ulcus ist meist indolent, trocken oder feucht und teils krustig belegt (s. Abb. 6.8). Meist zeigt sich ein hyperkeratotischer Randwall. Die Läsion heilt im Verlauf von mittig nach außen hin ab und hinterlässt eine zentrale Narbe. Insbesondere bei der Leishmaniose der neuen Welt (Südamerika) kann es auch zu einer diffusen kutanen Form mit einer disseminierten Aussaat papulöser oder knotiger Läsionen über das gesamte Integument kommen (s. Abb. 6.9).

Diagnostik: Anamnese, Histologie (Giemsa-Färbung) oder kultureller Erregernachweis, ggf. Kultur und PCR-Diagnostik in einem tropenmedizinischen Speziallabor. Es kann auch ein direkter Nachweis von Leishmanien im Abstrich mittels Giemsa-Färbung gelingen.

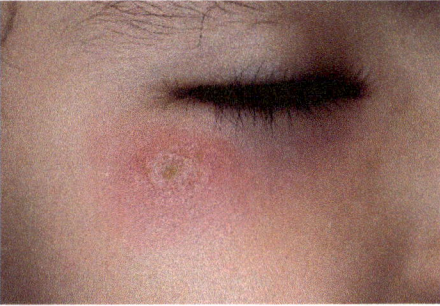

Abb. 6.8: Kutane Leishmaniose der alten Welt bei einem 6-jährigen Jungen.

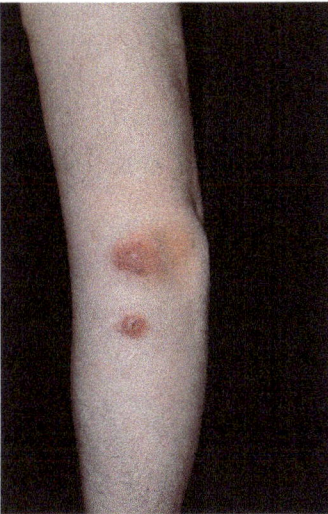

Abb. 6.9: Disseminierte, kutane Leishmaniose der neuen Welt bei einem 55-jährigen Mann, weitere Läsionen fanden sich am Oberkörper an den Beinen und am Hals.

Therapie: Zur Therapieevaluation ist die Kenntnis des Leishmanien-Subtyps erforderlich. Bei lokal begrenzten Stadien können die Lokaltherapie mit einer Paromomycin-Salbe, der Infiltration von Antimonpräparaten in die Umgebung der Läsion und ggf. eine Kryotherapie erfolgen. Die systemische Therapie findet meist mit liposomalem Amphotericin B oder Miltefosin statt. Häufig kommt es zu einer Spontanheilung nach ca. einem Jahr.

Meldevorschriften: Keine krankheits- oder erregerspezifische Meldepflicht nach dem IfSG.

6.8 Literatur

[1] Feldmeier H, Jackson A, Ariza L, Calheiros CM, Soares Vde L, Oliveira FA, et al. The epidemiology of scabies in an impoverished community in rural Brazil: presence and severity of disease are associated with poor living conditions and illiteracy. J Am Acad Dermatol. 2009; 60: 436–443. doi: 10.1016/j.jaad. 2008.11.005 PMID: 19064303.

[2] Hengge UR, Currie BJ, Jager G, Lupi O, Schwartz RA. Scabies: a ubiquitous neglected skin disease. Lancet Infect Dis. 2006; 6: 769–779. PMID: 17123897.

[3] Kühne A, Gilsdrog A. Ausbrüche von Infektionskrankheiten in Gemeinschaftsunterkünften für Asylsuchende 2004–2014 in Deutschland. Bundesgesundheitsbl. 2016; 59: 570–577. doi: 10.1007/s00103-016-2332-9 Online publiziert: 12. April 2016.

[4] RKI. Epidemiologisches Bulletin Ratgeber für Ärzte – Skabies. Available from: https://www.rki.de/DE/Content/Infekt/EpidBull/Merkblaetter/Ratgeber_Skabies.html.

[5] S1-Leitlinie zur Diagnostik und Therapie der Skabies. Available from: www.awmf.org/leitlinien/detail/ll/013-052.html.

[6] Centers of disease control Pediculosis online. Available from: https://www.cdc.gov/dpdx/pediculosis/index.html.

[7] Nutanson I, Steen CJ, Schwartz RA, Janniger CK. Pediculus humanus capitis: an update. Acta Dermatovenerol Alp Pannonica Adriat. 2008 Dec; 17(4): 147–154, 156–157, 159. PMID: 19104739.

[8] Richter J, Müller-Stöver I. Walter S, Mehlhorn H, Häussinger D. Kopfläuse – Umgang mit einer wieder auflebenden Parasitose Dtsch Arztebl International. 2005; 102(36): A-2395/B-2016/C-1909.

[9] AWMF S2k + IDA Leitlinie: Diagnostik und Therapie Staphylococcus aureus bedingter Infektionen der Haut und Schleimhäute. Available from: www.awmf.org/uploads/tx_szleitlinien/013-038l_S2k_Staphyococcus_aureus_2011-abgelaufen.pdf.

[10] Meves A. Intensivkurs Dermatologie Urban & Fischer Verlag/Elsevier GmbH; Auflage: 1.A. 2006. ISBN-10: 3437411624.

[11] RKI-Ratgeber für Ärzte, Hinweise für Ärzte, Leitungen von Gemeinschaftseinrichtungen und Gesundheitsämter zur Wiederzulassung in Schulen und sonstigen Gemeinschaftseinrichtungen. Aktualisierte Fassung vom Juli 2006. Erstveröffentlichung im Bundesgesundheitsblatt, 2001; 44: 830–843.

[12] AWMF S2k + IDA Leitlinie: Diagnostik und Therapie Staphylococcus aureus bedingter Infektionen der Haut und Schleimhäute. Available from: www.awmf.org/uploads/tx_szleitlinien/013-038l_S2k_Staphylococcus_aureus_2011-abgelaufen.pdf.

[13] AWMF Leitlinie. Tinea der freien Haut. Available from: www.awmf.org/leitlinien/detail/ll/013-002.html.

[14] Nenoff P, Krüger C, Schulze I, Lietzberg B, Friedlein H, Ginter-Hanselmayer G. Dermatophyten-Infektionen der Haut, Haare und Nägel bei Kindern – ein Update. Diagnostik und Therapie Kinder- und Jugendmedizin. 2013; 13 4: 262–269. Available from: www.schattauer.de/t3page/1214.html?manuscript=20622.

[15] CDC Ringworm Information for Healthcare Professionals. Available from: www.cdc.gov/fungal/diseases/ringworm/health-professionals.html.

[16] Landeszentrum Gesundheit Nordrhein-Westfalen. Tinea capitis (Pilzerkrankung der Kopfhaut) Informationen für Ausbrüche in Gemeinschaftseinrichtungen (Kinderbetreuungseinrichtungen, Schulen und andere Einrichtungen gemäß § 33 IfSG).

[17] Schwartz RA. Superficial fungial infections. Lancet. 2004; 364(9440): 1173–1182.

[18] Acosta Quintero ME, Cazorla Perfetti DJ. Clinical-epidemiological aspects of pityriasis versicolor (PV) in a fishing community of the semiarid region in Falcon State, Venezuela. Rev Iberoam Micol. 2004; 21: 191–194.

[19] Sharma A, Rabha D, Choraria S, Hazarika D, Ahmed G, Hazarika NK. Clinicomycological profile of pityriasis versicolor in Assam. Indian J Pathol Microbiol. 2016; 59: 159–165.

[20] John E. Bennett JE, Dolin R, Blaser MJ. Mandell, Douglas, and Bennett's Principles and Practice of Infectious Diseases. 8th Edition 2-Volume ISBN: 978-1-4557-4801-3.

[21] Bologna JL, Lorizzo J, Rapini RP. Dermatology (2 Volume Set). ISBN-13: 978-0323024099 ISBN-10: 0323024092.

[22] Mahajan K, Relhan V, Relhan AK, Garg VK. Pityriasis Rosea: An Update on Etiopathogenesis and Management of Difficult Aspects. Indian Journal of Dermatology. 2016; 61(4): 375–384. doi: 10.4103/0019-5154.185699.

[23] Acosta-Serrano A. Department of Parasitology and Department of Vector Biology, Liverpool School of Tropical Medicine, Pembroke Pl, Liverpool L3 5QA, UK.

[24] Inci R, Ozturk P, Mulayim MK, Ozyurt K, Alatas ET, Inci MF. Effect of the Syrian Civil War on Prevalence of Cutaneous Leishmaniasis in Southeastern Anatolia, Turkey. Med Sci Monit. 2015; 21: 2100–2104.

[25] Kutane Leishmaniasis. Dt. Ärzteblatt. 15. 2016; 113-(15). Available from: https://www.aerzteblatt.de/pdf/113/15/a717.pdf?ts=12.04.2016+08%3A40%3A32.

[26] S1-Leitlinie – Revision November 2010. Diagnostik und Therapie der kutanen und mukokutanen Leishmaniasis in Deutschland JDDG. 2011; 8(9).

Silvia Kraatz und Joachim Seybold

7 Nicht übertragbare Erkrankungen – Non-communicable Diseases

Als so genannte „Non-communicable Diseases" (NCD) oder nicht übertragbare Erkrankungen werden Erkrankungen bezeichnet, die nicht dem infektiologischen oder traumatologischen Formenkreis angehören, d. h., es handelt sich meist um chronische Erkrankungen wie respiratorische Erkrankungen (Asthma bronchiale, COPD), kardiovaskuläre Erkrankungen (KHK, arterielle Hypertonie, pAVK), Diabetes mellitus und Arthritis. Sie gehören zusammengenommen zu den häufigsten Todesursachen weltweit (63 %) [1]. Nach WHO-Angaben liegt die Prävalenz einiger NCDs wie Diabetes mellitus und arterieller Hypertonie in Niedrig- und Mittellohnländern bei 25–35 % [2]. Bezogen auf den Mittleren Osten beträgt die Prävalenz zwischen 9 und 50 % [3]. Die Belastungssituation durch die Reise führt häufig – u. a. auch wegen Therapieunterbrechungen – zur Exazerbation der jeweiligen Erkrankung und damit zu einer erhöhten Morbidität und Mortalität. Angst vor Familientrennung, vor Kosten und Verhinderung der Weiterreise bewirken häufig, dass trotz dringenden medizinischen Behandlungsbedarfs kein Arzt aufgesucht wird. Darüber hinaus ist während der Flucht der Zugang zu medizinischer Versorgung oft nicht gegeben, verschärft wird die Problematik durch Sprachbarrieren. Hinzu kommt, dass die genannten Erkrankungen aufgrund ihres oft schleichenden Verlaufs häufig nicht als dringlich behandlungsbedürftig eingeschätzt werden. So kommt es oftmals zu Therapieverzögerungen mit teils schwerwiegenden Folgen.

Während der Flucht

Unabhängig von der eingeschlagenen Fluchtroute treten während der Reise oft extreme Belastungssituationen durch wechselnde Klimazonen, Schlafmangel, starke psychische Belastungssituationen, schlechte hygienische Bedingungen, fehlende bzw. unhygienische Sanitäranlagen sowie Mangelernährung auf. Im Zuge dessen werden auf dem Weg häufig Dehydratation, Verbrennungen oder Hypothermien sowie respiratorische, gastrointestinale und Hautinfektionen beobachtet. Zudem entstehen durch die lange Reise und unzureichendes Schuhwerk in vielen Fällen dringend behandlungsbedürftige Wunden, Wundinfektionen und orthopädische Probleme (siehe Kapitel Orthopädie/Unfallchirurgie).

https://doi.org/10.1515/9783110502183-009

Nach der Ankunft

Die Prävalenz chronischer Erkrankungen aus dem oben genannten Formenkreis erscheint auf den ersten Blick geringer zu sein als unter der deutschen Bevölkerung [4, 5]. Lediglich 2 % der 102 untersuchten minderjährigen Flüchtlinge litten in einer Querschnittsstudie aus Bielefeld an nichtinfektiösen Erkrankungen wie Adipositas, Asthma oder dem Post-Polio-Syndrom [1]. In einer Stichprobe (n = 1.469) von untersuchten Asylsuchenden in den Flüchtlingsambulanzen des Projekts „Charité hilft" in Berlin waren 165 (11 %) nichtinfektiöse Akuterkrankungen und 88 (6 %) chronische Erkrankungen zu verzeichnen.

Laut Asylbewerberleistungsgesetz (AsylBLG) sollen chronische Erkrankungen, welche unbehandelt in einem Notfall enden können, kontinuierlich behandelt werden. Hierzu gehören KHK, Diabetes mellitus, Hypertonie und Niereninsuffizienz. Für darüber hinausreichende Leistungen muss eine Kostenzusage eingeholt oder der Abschluss des Asylverfahrens abgewartet werden. Im Rahmen der Erstuntersuchung nach § 62 Asylgesetz (vgl. Kap. 1) sollten jedoch immer Hinweise auf chronische Erkrankungen aufgenommen und mit dem Kostenträger nach AsylBLG nach jedweden Wegen gesucht werden, um die betroffenen Geflüchteten möglichst zeitnah behandeln zu können.

Silvia Kraatz und Joachim Seybold
7.1 Muskuloskelettale Erkrankungen bzw. chronische Schmerzen

Die Prävalenz muskuloskelettaler Beschwerden bei Flüchtlingen reicht von 5 bis 16,6 % [7] je nach Herkunftsland. Im Rahmen einer im Jahr 2015 durchgeführten Studie gaben in einem eigenanamnestischen Fragebogen 37,9 % (81 von 214) der Flüchtlinge an, unter nicht näher spezifizierten Schmerzen zu leiden, damit lag die Prävalenz direkt nach Depression und Angststörung auf Platz 3 der genannten Symptome bzw. nicht übertragbaren Erkrankungen [8]. Häufig sind posttraumatische Belastungsstörungen mit chronischen Schmerzen vergesellschaftet [9], die Prävalenz beträgt hier zwischen 75 und 88 % [10, 11].

Oftmals werden unspezifische Schmerzen angegeben, wie diffuse Kopfschmerzen, Rücken- und Bauchschmerzen, welche teilweise als Somatisierung psychischer Beschwerden zu werten sind [12]. Die neuen Anforderungen des Alltags im Asylland, die Unsicherheit über den Ausgang des Asylverfahrens, die klimatische und kulinarische Umstellung sind empirisch gesehen insbesondere bei weiblichen Patienten starke Belastungsfaktoren, die eine Somatisierung auslösen können. Jung [12] gibt an, die häufigsten Befundgruppen nach ICD-10 seien Symptome, die andernorts nicht näher klassifiziert sind (R00-R99). Diese würden bei 52,5 % der Asylsuchenden einmal oder mehrmals auftreten und müssten im Kontext der aktuellen Belastungssituation interpretiert werden.

Nach Asylbewerberleistungsgesetz werden die Kosten für akute Erkrankungen und Schmerzzustände übernommen. Unter Schmerzzuständen versteht man einen „mit einer aktuellen oder potenziellen Gewebeschädigung verknüpften unangenehmen Sinnes- und Gefühlszustand, der aus medizinischen Gründen der ärztlichen oder zahnärztlichen Behandlung bedarf" [13].

Chronische Erkrankungen und die Versorgung mit den notwendigen Medikamenten gehören nach einem Urteil des Bundesverfassungsgerichtes (BVerfG) vom 18.07.2012 zu den nach §6 AsylbLG zu gewährenden Leistungen. Die Bewilligung dieser Leistungen ist jedoch grundsätzlich vom Einzelfall abhängig und somit eine so genannte Ermessensleistung.

Schmerzzustände sind in ihrer Wahrnehmung und Toleranz je nach kulturellem Hintergrund sehr unterschiedlich. Um die Schmerzen des Patienten einordnen zu können und eine stabile Arzt-Patienten-Beziehung herzustellen, sind Migrationsanamnese (Ursache und Umstände der Flucht, Ziele und Hoffnungen im Heimatland und deren Erfüllung oder Nicht-Erfüllung) und die aktuelle psychosoziale Situation des Patienten und seiner Familie zu berücksichtigen. Insofern ist ein multimodales Behandlungskonzept mit psychosomatischer, sozialmedizinischer und medikamentöser Therapie anzustreben. Voraussetzung hierfür ist natürlich eine adäquate Arzt-Patienten-Kommunikation mithilfe von Dolmetschern. Die Kosten von Dolmetschern fallen im Asylbewerberleistungsgesetz (AsylbLG) unter „sonstige Leistungen" und es muss zuvor eine Genehmigung durch den Kostenträger eingeholt werden. Dies gestaltet sich wegen der langen Vorlaufzeit in der praktischen Umsetzung oft schwierig. Eventuell können Familienangehörige oder Freunde herangezogen werden, dennoch ist die psychosoziale Anamnese in solchen Fällen durch die fehlende Abgrenzung erschwert.

Auf der Seite der Bundesärztekammer und der Kassenärztlichen Bundesvereinigung finden sich Informationsbögen zu wichtigen Krankheitsbildern in verschiedenen Sprachen: www.patienten-information.de/kurzinformationen/uebersetzungen.

Inzwischen haben sich einige Initiativen entwickelt, die ehrenamtlich Dolmetscherdienste anbieten (z.B. Netzwerk Berlin hilft, Aktion Mensch). Im Berliner Modell arbeiten Sprachmittler verschiedener Sprachen teils im Angestellten-Verhältnis, teils ehrenamtlich. Zusätzliche Unterstützung bietet ein Online-Dolmetschersystem (www. videodolmetschen.com).

Katarina Braune

7.2 Geflüchtete mit Diabetes

Die allgemeine Diabetesprävalenz liegt unter den in Europa lebenden Migranten deutlich höher als in der europäischen Bevölkerung [14]. In einer Longitudinalstudie (Beobachtungszeitraum 20 Jahre) war die Diabetesinzidenz unter Geflüchteten mindestens doppelt so hoch wie unter Einheimischen (14 % unter Europäern, 34 % unter Asiaten/Indern, 30 % unter Afrokariben) [15].

Die Diabetestherapie stellt während der Flucht und nach Ankunft in einem fremden Land eine besondere Herausforderung für Geflüchtete dar. In Konfliktgebieten und während der Flucht sind Insulin, orale Antidiabetika, Teststreifen und weiteres Diabeteszubehör nur sehr schwer erhältlich. Oft kommt es hier zu Versorgungsengpässen. Außerdem ist der Zugang zu Fachpersonal äußerst schwierig. Weiterhin haben körperliche Anstrengung und Stress Einfluss auf den Blutzuckerspiegel. Häufig liegen die Werte bei Ankunft außerhalb des Zielbereichs. Um die Schwere einer möglichen Stoffwechselentgleisung einschätzen zu können, sollte der Geflüchtete nach Polyurie, Polydipsie und Gewichtsverlust gefragt werden. Weiterhin sollten Bestimmungen des Blutzuckers, der Ketone (Urin oder besser kapillär) sowie in der Klinik eine Blutgasanalyse erfolgen. Liegt eine akute Ketoazidose vor, muss diese stationär überwacht und mit intravenöser Insulinperfusion sowie mit Volumen- und Elektrolytsubstitution unter engmaschiger Überwachung des Blutzuckerspiegels und der Serumkaliumkonzentration therapiert werden. Eine kontinuierliche, ambulante Anbindung an eine diabetologische Schwerpunktpraxis bzw. Kinderdiabetesambulanz sollte möglichst schnell eingeleitet werden. Weiterhin sollte die Unterkunft des Geflüchteten darüber informiert werden, dass aufgrund einer drohenden Unterzuckerung der Zugang zu Nahrung jederzeit gewährleistet sein muss. Oft ist es aus hygienischen Gründen nicht erlaubt, Nahrungsmittel mit in die Schlafräume zu nehmen.

Neue Schulungsprogramme sollen zukünftig den kulturellen Hintergrund, Sprachbarrieren, andere Essgewohnheiten und religiös motiviertes Fasten berücksichtigen. Für insulinpflichtige Diabetiker sind längere Fastenzeiten, wie z. B. während des Ramadan oder im orthodoxen Christentum, aufgrund des katabolen Stoffwechsels und der Unterzuckerungsgefahr eine besondere Herausforderung. Auf http://migration.deutsche-diabetes-gesellschaft.de ist dafür Schulungsmaterial erhältlich (siehe auch [16, 17]).

Ein Diabeteswörterbuch auf Arabisch und weiteren Sprachen ist bei Diabetes.de erhältlich: www.diabetesde.org/ueber_diabetes/diabetes_dolmetscher.

Silvia Kraatz und Joachim Seybold

7.3 Menschen mit Behinderung

Geflüchtete mit Behinderungen gehören laut EU-Recht zur Gruppe der besonders schutzbedürftigen Personen. Nach EU-Aufnahmerichtlinie (EU-RL) vom 27.01.2003 (2003/9/EG) Art. 15 Abs. 2 bzw. der Neufassung der EU-RL vom 26.06.2013 (2013/33/EU) Art. 19 Abs. 2 soll besonders schutzbedürftigen Flüchtlingen die „erforderliche medizinische oder sonstige Hilfe, einschließlich erforderlichenfalls einer geeigneten psychologischen Betreuung" bewilligt werden. Unter Berufung auf diesen Paragraphen ist es möglich, in begründeten Einzelfällen über die Pflichtleistungen hinaus weitere Leistungen zu gewähren. Das Gesetz sieht hier beispielhaft folgende Leistungen vor,

– die zur Sicherung des Lebensunterhalts unerlässlich sind (z. B. erhöhter Hygienebedarf),
– die zur Sicherung der Gesundheit unerlässlich sind (z. B. die Behandlung chronischer Erkrankungen),
– die zur Deckung besonderer Bedürfnisse von Kindern geboten sind (z. B. Kostenübernahme für die Klassenfahrt),
– die zur Erfüllung einer verwaltungsrechtlichen Mitwirkungspflicht erforderlich sind (z. B. Passbeschaffungskosten).

Bei § 6 AsylbLG handelt es sich um Ermessensleistungen mit einem gewissen Spielraum für die zuständige Behörde im Einzelfall. Daher sollte aus ärztlicher Sicht in notwendigen Fällen eine schriftliche Stellungnahme erfolgen, aus der die individuellen Bedürfnisse des Patienten hervorgehen, die für die langfristige Aufrechterhaltung der Gesundheit notwendig sind. Hierbei helfen auch die örtlichen Sozialämter. Am Beispiel Berlins ist hierfür das Landesamt für Flüchtlinge zuständig. Ein ärztliches Gutachten sollte möglichst transparent, präzise und auch für den medizinischen Laien nachvollziehbar formuliert werden.

7.3.1 Hilfsmittelversorgung

Hilfsmittel können unter der Voraussetzung, dass diese (Hinweis auf § 33 SGB V, Leistungsumfang der gesetzlichen Krankenversicherung) während des erlaubten Aufenthalts (einschließlich während der festgesetzten Ausreisefrist) unerlässlich sind, zur Verfügung gestellt werden. Besteht ein Anspruch, dann beinhaltet dieser auch die Einweisung in den Gebrauch des Hilfsmittels und die Instandhaltung.

7.3.2 Pflegesachleistungen

Auch hier ist der Nachweis der Unerlässlichkeit der Pflegedienstleistung erforderlich. Dieser Fall ist gegeben, wenn im Falle der Ablehnung ein erheblicher gesundheitlicher Schaden für den Asylsuchenden resultiert. Eine weitere Voraussetzung besteht darin, dass die Pflege nicht anderweitig (z. B. durch Familienangehörige) erbracht werden kann. Sofern es Familienangehörige gibt, muss begründet werden, warum diese die Pflege nicht übernehmen können.

Anträge hierzu sind bei den jeweiligen Landesämtern zu finden.

7.3.3 Weiterführende Informationen

Suche von wohnortnahen Beratungsstellen über die Suchmaske des BAMF:
–   www.bamf.de/DE/Willkommen/InformationBeratung/ErwachseneBeratung/erwachseneberatung-node.html

Informationen des Flüchtlingsrats Baden-Württemberg:
–   http://fluechtlingsrat-bw.de/informationen-fuer-fluechtlinge.html

7.3.3.1 In Berlin
–   Fachstelle für Flüchtlinge mit Behinderung sowie ältere und chronisch kranke Flüchtlinge,
–   Berliner Zentrum für selbstbestimmtes Leben behinderter Menschen e. V. (BZSL e. V.)
–   Gustav-Adolf-Straße 130, 13086 Berlin, Tel 44 054 424, www.bzsl.de

7.3.3.2 Quellen
–   Bundesamt für Migration und Flüchtlinge (www.bamf.de)
–   Leitfaden für die medizinische Versorgung von Flüchtlingen mit Behinderung der Amadeu Antonio Stiftung www.amadeu-antonio-stiftung.de/aktuelles/2016/leitfaden/
–   https://www.verbraucherzentrale.de/wissen/gesundheit-pflege/aerzte-und-kliniken/medizinische-versorgung-von-asylbewerbern-12312

7.4 Literatur

[1]   L. Marquardt, et al. Health status and disease burden of unaccompanied asylum-seeking adolescents in Bielefeld, Germany: cross-sectional pilot study. Tropical medicine and international Health. 2016 Feb; 21(2): 210–218. doi: 10.1111/tmi.12649.

[2] World Health Organization. Migration and health: key issues. Available from: www.euro.who.int/en/health-topics/health-determinants/migration-and-health/ migrant-health-in-the-european-region/migration-and-health-key-issues [Accessed 24 June 2016].

[3] Amara and Aljunid Notes: Noncommunicable diseases among urban refugees and asylum-seekers in developing countries: a neglected health care need Globalization and Health. 2014;10: 24. Available from: www.globalizationandhealth.com/content/10/1/24.

[4] Alberer M, et al. Erkrankungen bei Flüchtlingen und Asylbewerbern. Dtsch Med Wochenschr. 2016; 141: e8–e15.

[5] Mockenhaupt F, Barbre K, Jensenius M, Larsen C, Barnett E, Stauffer W, et al. Profile of illness in Syrian refugees: A GeoSentinel analysis, 2013 to 2015. Euro Surveill. 2016; 21(10): pii=30160. doi: 10.2807/1560-7917.ES.2016.21.10.30160.

[6] World Health Organization. Global action plan for the prevention and control of non-communicable diseases 2013–2020. Geneva: WHO. 2013.

[7] Amara and Aljunid Notes: Noncommunicable diseases among urban refugees and asylum-seekers in developing countries: a neglected health care need Globalization and Health. 2014; 10: 24. Available from: www.globalizationandhealth.com/content/10/1/24.

[8] Führer A, Eichner F, Stang A. Morbidity of asylum seekers in a medium-sized German city Eur J Epidemiol. 2016; 31: 703. doi: 10.1007/s10654-016-0148-4.

[9] Liedl A, Knaevelsrud C. Pain and PTSD: the perpetual avoidance model and its treatment implications.Torture. 2008; 18: 69–76.

[10] Teodorescu D-S, Heir T, Siqveland J et al. Chronic pain in multi-traumatized outpatients with a refugee background resettled in Norway: a cross-sectional study. BMC Psychol. 2015; 3(1): 7. doi: 10.1186/s40359-015-0064-5.

[11] Dahl S, Dahl CI, Sandvik L, et al. Chronic pain in traumatized refugees. Tidsskrift Norske Loegeforening. 2006; 126(5): 608–610.

[12] Jung F. Das Bremer Modell – GesundheitsversorgungAsylsuchender.Gesundheitsamt, Bremen. 2011.

[13] Wahrendorf V. Asybewerberleistungsgesetz: AsylbLG, § 4 AsylblG Rz. 14 m.w.N. 2017 C.H.Beck ISBN 978-3-406-70274-7

[14] Montesi L, Caletti MT, Marchesini G. Diabetes in migrants and ethnic minorities in a changing World. World Journal of Diabetes. 2016; 7(3): 34–44. doi: 10.4239/wjd.v7.i3.34.

[15] Tillin T, Hughes AD, Godsland IF, Whincup P, Forouhi NG, Welsh P, et al. Insulin resistance and truncal obesity as important determinants of the greater incidence of diabetes in Indian Asians and African Caribbeans compared with Europeans: the Southall And Brent REvisited (SABRE) cohort. Diabetes Care. 2013; 36: 383–393.

[16] Deutsche Diabetes Gesellschaft (DDG) – AG Diabetes und Migranten. Available from: http:// migration.deutsche-diabetes-gesellschaft.de.

[17] Deutsche Diabetes Gesellschaft (DDG) – AG Diabetes und Ramadan. Available from: http://migration.deutsche-diabetes-gesellschaft.de/arbeitsmaterialien/ schulungssequenz-diabetes-und-ramadan.html.

Tayseer Bakkar, Michael Schütz und Sven Märdian

8 Verletzungen durch Gewalteinwirkung

Grundsätzlich können zwei verschiedene Patientengruppen unterschieden werden, welche gewaltbedingte Verletzungen, oft aus kriegerischen Auseinandersetzungen davontragen können – auf der einen Seite die aktiv an der kriegerischen Handlung beteiligten Personen (v. a. Militärangehörige) sowie zivile Opfer. Je nach Schauplatz der Auseinandersetzung können Verletzungen auf der einen Seite durch den direkten Gebrauch von Schusswaffen (Handfeuerwaffen, Langwaffen etc.), aber auch von Explosivkörpern (Bomben, Minen, Sprengfallen etc.) und nicht zuletzt durch chemische und biologische Kampfstoffe hervorgerufen werden. Auf der anderen Seite können Verletzungen auch durch sekundäre Traumata, die aus einem anderen Ereignis resultieren (z. B. der Flucht oder einem Sturz aus größerer Höhe nach Erfassung durch eine Druckwelle), entstehen.

Die Primärversorgung dieser Verletzungen erfolgt in der Regel am Ort des Geschehens. Kriegsbedingte Verletzungen, die bei uns einer weiteren Therapie bedürfen, sind also in den meisten Fällen Folgezustände, wie schwere Infektionen, Fehlstellungen, Pseudarthrosen oder schwerwiegende Probleme mit Weichteilläsionen.

5,7 % der Flüchtlinge aus Syrien, Jordanien und dem Libanon leiden unter den Folgen einer schweren körperlichen Verletzung, wobei rund 80 % dieser Verletzungen direkte Kriegsfolge sind. Dabei ist das männliche Geschlecht häufiger betroffen (m : w etwa 4 : 1). Den aktuellen Daten nach sind Kinder bisher seltener betroffen [1]. Dies darf jedoch nicht darüber hinwegtäuschen, dass die Anzahl verletzter Personen in Kriegsgebieten ein relevantes Ausmaß angenommen hat. So registrierten *Medicins sans frontières* (Ärzte ohne Grenzen) 2015 in 70 Krankenhäusern in Nordwest-, West- und Zentralsyrien 154.647 Opfer durch kriegerische Handlungen [2].

Unter sämtlichen erfassten Verletzungsentitäten finden sich mit etwa 70 % aller Kriegsverletzungen diejenigen des muskuloskelettalen Systems am häufigsten. Aufgrund der erhöhten Infektionsgefahr (bedingt durch den höheren Grad an Kontamination) sowie der Komplexität der Gesamtverletzungsmuster gelten Verletzungen, die durch Explosivkörper hervorgerufen wurden, als am schwierigsten zu behandeln. Diese These wird durch Studien unterstützt, welche die Infektionsraten von Schussmit denen von Explosionsverletzungen verglichen haben [3]. Hochrasanzprojektile, tiefe Enukleation von kontaminiertem Fremdmaterial, eine verzögerte chirurgische Behandlung, zu lange oder übermäßige Therapie mit Kompressionsverbänden sowie der primäre Wundverschluss sind Risikofaktoren für eine sekundäre und/oder ausgeprägte Gewebezerstörung und gravierende Wundkontamination [4].

Der entscheidende Faktor in der Behandlung dieser Wunden ist das radikale Débridement von avitalem Gewebe bereits in der primären Phase als unabdingbare Voraussetzung für eine erfolgreiche Infektionsprophylaxe. Dies setzt gleichermaßen eine entsprechende apparative Ausstattung (OP-Säle, Personal etc.) sowie eine gute

https://doi.org/10.1515/9783110502183-010

chirurgische Expertise voraus. Neben der Kontrolle und Beherrschung der Weichteilsituation ist eine stabile Retention von begleitenden knöchernen Verletzungen eine wichtige Voraussetzung zur erfolgreichen Behandlung von Kriegsverletzungen. Wie auch in unseren Breiten bei offenen Frakturen eingesetzt, spielt die Retention mittels Fixateur-Externe-Systemen eine wichtige Rolle. Trotz der in den letzten Jahrzehnten deutlich gewachsenen Expertise in der Therapie schwerer Extremitätenverletzungen ist derzeit in etwa 15 % der Fälle die Amputation einer peripheren Extremität notwendig [5]. Dies kann prinzipiell zwei Ursachen haben:

- Die Schädigung der Extremität ist zu groß, als dass ein suffizienter Erhalt möglich ist.
- Der Patient ist so schwer verletzt, dass eine zeitaufwändige Rekonstruktion nicht möglich ist (Damage Control Surgery, DCS), und das Ziel besteht darin, das Überleben des Patienten zu sichern.

In Kriegsgebieten herrscht in der Regel ein Mangel an ärztlichen Versorgungsstrukturen, die eine intensive Nachbetreuung dieser Patienten in der sekundären Phase gewährleisten könnten. Dieser Umstand, zusammen mit den schlechten Transportbedingungen in sekundäre medizinische Einrichtungen sowie der oft nur unzureichenden Verfügbarkeit von Hilfsmitteln, bedingt eine hohe Rate an sekundären Komplikationen (Infektionen, Osteomyelitiden, Ulcera, Pseudarthrosen) [4]. Erschwerend kommt bei diesem Patientenkollektiv eine kompromittierte Immunlage hinzu, die durch die einseitige bzw. Mangelernährung zu erklären ist, welche in Kriegs- und Konfliktsituationen oft herrscht.

8.1 Chronische Wunden

Eine chronische Wunde wird definiert als Integritätsverlust der Haut sowie einer oder mehrerer darunter liegender anatomischer Strukturen mit einer fehlenden Abheilung innerhalb von acht Wochen [6]. Pathophysiologisch liegt solchen Wunden meist eine eingeschränkte Nutrition durch mangelnde Durchblutung oder eine chronische Entzündung des Gewebes zugrunde.

8.1.1 Wund-Assessment

Zum Wund-Assessment müssen zunächst anamnestische Daten über die Entstehung (Ort, Zeitpunkt, Umstände), die Lokalisation, die Dauer, die Belastung, den Wundschmerz, Zeichen der Superinfektion (Fieber) und die bisherigen therapeutischen Maßnahmen im Hinblick auf die Wunde erhoben werden. Weiterhin sollten der Ernährungszustand des Patienten, Schwierigkeiten bei der persönlichen Hygiene, psychosoziale Aspekte, vorhandene wundbezogene Hilfsmittel (Orthesen, Kompressionsstrümpfe) mit in die Anamnese eingeschlossen werden.

In der klinischen Untersuchung liegt das Augenmerk auf der Beurteilung der Wundgröße, der Beschaffenheit des Wundgrundes, der Klassifikation des Wundstadiums, dem Vorhandensein von Ex- oder Transsudaten, dem Wundgeruch, der Beschaffenheit des Wundrandes sowie des umgebenden Gewebes. Zeichen der Superinfektion müssen hier ebenfalls detektiert werden. Je nach Ergebnis der klinischen Untersuchung können Wunden wie nachfolgend in vier Kategorien eingeteilt werden:
- fibrinös belegte Wunde,
- granulierende Wunde,
- epithelialisierende Wunde,
- nekrotische Wunde.

8.1.2 Therapie

Als Débridement wird die „Abtragung von avitalem Gewebe, Nekrosen, Belägen und/ oder die Entfernung von Fremdkörpern bis an intakte anatomische Strukturen heran, unter Erhalt von Granulationsgewebe", definiert [7]. Indikationen für ein Wunddébridement sind lokale Entzündungszeichen, eine systemische Infektion ausgehend vom Wundbereich sowie großflächige feuchte Nekrosen.

Zur Wundspülung werden v. a. neutrale, wirkstofffreie Lösungen (wie Natriumchloridlösung) empfohlen (Wundspüllösungen mit chemischen Zusätzen haben keinen nachweislichen positiven Effekt auf die Wundheilung). Bei allen Débridements sind vor dem Beginn ein Abstrich sowie die Entnahme von Gewebeproben zur mikrobiologischen Aufarbeitung zu fordern. Je nach Keimspektrum muss entsprechend die Indikation einer supportiven Antibiotikatherapie evaluiert werden.

Trockene Nekrosen sollen aufgrund der möglichen Entwicklung einer feuchten Gangrän nicht rehydriert werden (Good Clinical Practice [GCP]). Sie sollten vielmehr erhalten werden und führen bei unkompliziertem Verlauf zu einer Epithelialisierung der Wunde ausgehend von den Nekroserändern. Jedoch erfordern diese Nekrosen eine engmaschige Überwachung. Sie können jederzeit in so genannte feuchte Nekrosen übergehen, welche dann wiederum eine OP-Indikation darstellen.

Folien, Schaumstoffe, Hydrokolloide, Alginate, Mikrofaserverbände oder Polyacrylate können abhängig von der Wundgrundlage und -umgebung (Wundsekretion, Mazeration) sowie von den individuellen Bedürfnissen des Patienten zur Wundversorgung angewendet werden.

In Studien zeigten silberhaltige Wundauflagen bezogen auf den Endpunkt Wundheilung keinen signifikanten Vorteil gegenüber silberfreien Auflagen [8].

8.2 Osteomyelitis

Traumata der Extremitäten stellen in Konfliktgebieten die größte Entität der Verletzungen dar (> 50 % der Verletzungsmuster in Afghanistan und Irak) [9]. Daten der Trauma Infectious Disease Outcome Study (TIDOS) zeigten, dass in 9,9 % der kriegsbedingten Extremitätenverletzungen in Afghanistan und dem Irak Osteomyelitiden als Komplikation auftreten [10]. Aufgrund der oft langwierigen Erkrankung, einhergehend mit der hohen psychosozialen Belastung für den Patienten, stellen diese Patienten eine besondere Herausforderung für jeden Arzt dar.

Frühere Daten zeigten in bis zu 17 % der Osteomyelitis-Patienten in Kriegszonen als Spätfolge ein oder mehrere Rezidive (s. Abb. 8.1) [11].

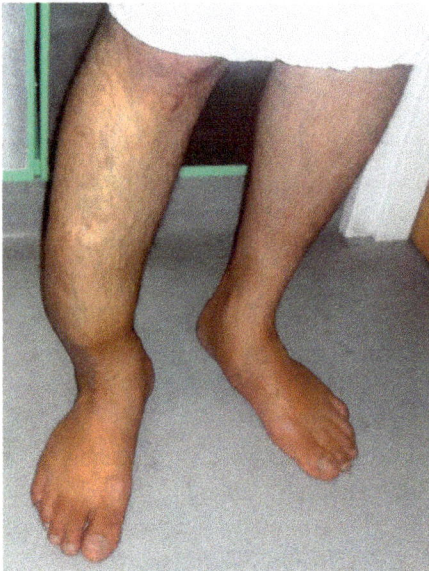

Abb. 8.1: Chronische Osteomyelitis nach Schussverletzung.

Zum Erregerspektrum gehören initial hauptsächlich gram-negative Keime. Bei Rezidiven vermerken wir häufig einen Wechsel des Erregerspektrums in den gram-positiven Bereich. Nicht selten finden wir bei der Therapie von Kriegsverletzungen multiresistente Erreger, wie *Acinetobacter baumannii*, *Pseudomonas aeruginosa*, extended-spectrum-β-lactamase-(ESBL-)produzierende Klebsiellen, *Escherichia coli* und methicillin-resistente *Staphylococcus aureus* (MRSA) [12].

Die Therapie umfasst das chirurgische Débridement und eine optimalerweise resistenzgerechte antibiotische Therapie. Für die kalkulierte antibiotische Therapie kommen je nach erwartetem Erregerspektrum verschiedene Antibiotikaregime – in erster Linie Penicillinase-feste Penicilline – zum Einsatz. Lincosamide, Cephalosporine oder Makrolide sowie Carbapeneme dienen als Reserve.

In der Praxis sehen wir häufig Folgezustände von Osteomyelitiden nach stattgehabter Kriegsverletzung. Oftmals ist eine operative Revision notwendig. Die körperlichen Einschränkungen durch Deformitäten, die schmerzhafte Bewegungseinschränkung und die zum Teil unzureichende Hilfsmittelversorgung stellen für Betroffene eine ebenso große Herausforderung, wie die durch das Trauma hervorgerufene psychische Belastung dar.

Der gesetzliche Anspruch nach § 4 Asylbewerberleistungsgesetz umfasst unter anderem auch medizinische Hilfsmittel (vgl. Kapitel 7.3.1). Es wird daher empfohlen, frühzeitig mit der leistungsgewährenden Institution in Kontakt zu treten, um eine Kostenzusage oder Einzelfallentscheidung zu erwirken.

8.3 Literatur

[1]   United Nations United High Commissioner for Refugees (UNHCR). Available from: https://data.unhcr.org/syrianrefugees/download.php?id=5812.

[2]   Syria 2015 Documenting war wounded and war-dead in MSF-supported medical facilities in Syria. 08.02.2016. Available from: www.msf.org/sites/msf.org/files/syria_2015_war-dead_and_war-wounded_report_en.pdf.

[3]   Covey DC. Blast and fragment injuries of the musculoskeletal system. J Bone Joint Surg [Am]. 2002; 84: 1221–1234.

[4]   Richard A. Gosselin War Injuries, Trauma, and Disaster Relief Techniques in Orthopaedics. ©2005. ®20(2): 97–108. Lippincott Williams & Wilkins, Inc., Philadelphia.

[5]   Islinger RB, Kuklo TR, McHale KA. A review of orthopaedic injuries in three recent military conflicts. Military Medicine. 2000; 165: 463–465.

[6]   Leitlinie chronische Wunden AWMF. Available from: www.awmf.org/uploads/tx_szleitlinien/091-001l_S3_Lokaltherapie_chronischer_Wunden_2012-verlaengert.pdf.

[7]   Rüttermann M, Maier-Hasselmann A, Nink-Grebe B, Burckhardt M. Lokaltherapie chronischer Wunden. Dtsch Arztebl Int. 2013; 110(3): 25–31. doi: 10.3238/arztebl.2013.0025 www.aerzteblatt.de/pdf.asp?id=134017.

[8]   Yun HC, Branstetter JG, Murray CK. Osteomyelitis in military personnel wounded in Iraq and Afghanistan. J Trauma. 2008; 64: S163–S168.

[9]   Yun HC MD, Murray CK MD, et al. Infection After Orthopaedic Trauma: Prevention and Treatment. Journal of Orthopaedic Trauma. October 2016; 30: S21–S26. doi: 10.1097/BOT.0000000000000667.

[10]   Tribble DR, Conger NG, Fraser S, et al. Infection-Associated Clinical Outcomes in Hospitalized Medical Evacuees following Traumatic Injury – Trauma Infectious Disease Outcome Study (TIDOS). The Journal of trauma. 2011; 71(10): S33–S42. doi: 10.1097/TA.0b013e318221162e.

[11]   Mody RM, Zapor M, Hartzell JD, et al. Infectious complications of damage control orthopedics in war trauma. J Trauma. 2009; 67: 758–761.

[12]   Johnson EN, Burns TC, Hayda RA, Hospenthal DR, Murray CK. Infectious complications of open type III tibial fractures among combat casualties. Clin Infect Dis. 2007; 45: 409–415.

Gülhan Inci und Jalid Sehouli

9 Gynäkologie und Geburtshilfe

9.1 Häufige gynäkologische Infektionen

Die Versorgung von Flüchtlingen stellt eine herausfordernde Situation für jegliches Gesundheitssystem dar, auch in Deutschland. Nur wenige wissenschaftliche Studien liegen dazu vor, gynäkologische Fragestellungen bilden keine Ausnahme.

Auch zu Erkrankungen in der Schwangerschaft bei geflüchteten Frauen ist wenig publiziert, obwohl die Anzahl der schwangeren geflüchteten Frauen hoch ist: Nach unserer eigenen Studie waren 10 % der geflüchteten Frauen zum Zeitpunkt der Einreise nach Deutschland schwanger und weitere 20 % wünschten sich eine Schwangerschaft in den nächsten zwölf Monaten [1].

Erschwerend kommt dazu, dass viele Frauen mit Kindern flüchten und daher ihrer eigenen Gesundheit und Krankheit wenig Aufmerksamkeit widmen, sowie ihre Beschwerden und Sorgen nur schwer in einer ungewohnten und nicht vertrauten Umgebung artikulieren können.

Die Gesundheits- und Krankheitszustände unterscheiden sich bei den Frauen auf der Flucht zum Teil erheblich, dies beruht einerseits auf den unterschiedlichen Erfahrungen und Belastungen, andererseits auch auf den unterschiedlichen Gesundheitssystemen der Herkunftsländer mit dem teilweise sehr limitierten Zugang zur medizinischen Versorgung.

Viele schwangere Frauen sind bereits mit Mangelernährung und Blutarmut aus ihren Heimatländern geflüchtet. Hinzu kommen angeborene Blutkrankheiten wie die Thalassämie in bestimmten geographischen Zonen der Heimatländer, wie Irak, Iran und Afghanistan, häufiger vor.

Schwangere sind auf ihrer Flucht außerdem erheblichen körperlichen und psychischen Belastungen ausgesetzt, die sich vor oder nach der Flucht manifestieren können, insbesondere bei bereits vorbestehenden psychischen Erkrankungen. Zusätzlich sollte den Themen sexuelle Gewalt und posttraumatische Belastungsstörungen bei geflüchteten Frauen besondere Aufmerksamkeit geschenkt werden, da diese häufig nicht im Arzt-Patienten-Gespräch thematisiert und folglich nicht erkannt werden.

Aufgrund der häufig resultierenden mangelhaften Ernährung und schlechten Hygiene- und Sanitärbedingungen erkranken geflüchtete Frauen häufig an Infektionen verschiedenster Art (*E. coli*, Staphylokokken, parasitäre Erkrankungen), oft mit konsekutiven Störungen des Elektrolyt- und Wasserhaushalts mit direkten und indirekten Folgen für die Schwangerschaft und das Stillen. Die Risiken für komplizierte Schwangerschafts-, Geburts- und Nachgeburtsverläufe steigen dadurch erheblich [2].

Im Folgenden werden häufige Krankheitsbilder bei geflüchteten Frauen exemplarisch dargestellt. Trotz der Begrenzung auf die häufigsten Krankheitsbilder sollen bei geflüchteten Frauen die gleichen umfassenden differentialdiagnostischen Überlegungen angestellt werden wie bei Frauen ohne Migrationshintergrund.

https://doi.org/10.1515/9783110502183-011

9.1.1 Vaginitis

Als Vaginitis oder Kolpitis wird im Allgemeinen eine Entzündung der Vaginalschleimhaut bezeichnet, die typischerweise mit Schmerzen, Brennen und/oder Juckreiz einhergeht und auch mit einem Fluor begleitet sein kann. Nicht selten liegt ebenfalls eine Zystitis vor.

Laut einer Studie aus der Türkei wurde bei 56,2 % (50/89) der gynäkologisch untersuchten geflüchteten Frauen klinisch eine Vaginitis diagnostiziert [3].

Eine Vaginitis oder Kolpitis in der Schwangerschaft könnte mit einem erhöhten Risiko für vorzeitige Wehen, einen vorzeitigen Blasensprung und somit auch eine Frühgeburt assoziiert sein. Bei einer Scheidenentzündung mit Herpesviren, Gonokokken, Chlamydia trachomatis oder B-Streptokokken kann das Neugeborene während der Geburt infiziert werden. In diesen Fällen muss ggf. eine Sectio in Betracht gezogen werden. Die häufigsten Kolpitiden sind im Folgenden aufgelistet:

9.1.2 Candidakolpitis (Soorkolpitis)

Die Candidakolpitis ist eine sehr häufige Erkrankung und betrifft 20 bis 30 % der jungen Frauen. Von den schwangeren Frauen sind insbesondere im dritten Trimenon mindestens 30 % betroffen [4, 6]. Pilzinfektionen der Vagina werden zum größten Teil durch *Candida albicans* und seltener auch andere Candidaarten verursacht. Juckreiz ist eines der Hauptsymptome. Außerdem leiden die Patientinnen unter vaginaler Rötung, Brennen, Dyspareunie und Dysurie. Der Ausfluss kann sehr unterschiedlich, von dünnflüssig bis flockig, sein, allerdings ohne Geruch.

Therapie

Die akute Candida-Infektion ist mit einem vaginal applizierten Antimykotikum (z. B. Nystatin, oder Clotrimazol) für 5–7 Tage zu therapieren. Orale Triazole (Fluconazol, Itraconazol) können außerhalb der Schwangerschaft auch appliziert werden.

In den letzten Wochen der Schwangerschaft wird in Deutschland eine prophylaktische Therapie der symptomfreien Infektion empfohlen. Dadurch können beim Neugeborenen Infektionen vermindert und das Risiko von Mundsoor und Windeldermatitis signifikant von ca. 10 % auf ca. 2 % in der 4. Lebenswoche reduziert werden. [4–6].

Die Behandlung des asymptomatischen Sexualpartners ist nicht notwendig [7].

9.1.3 Aminkolpitis (bakterielle Vaginose)

Die bakterielle Vaginose ist die häufigste Form der Kolpitis und wird bei 5–8 % der Frauen diagnostiziert. Bis zu 20 % der schwangeren Frauen leiden an bakteriellen Vaginosen. Die Symptome sind dünnflüssiger, homogener Fluor, ein pH-Wert in der Scheide über 4,5 und, insbesondere nach Alkalisierung, ein „fischiger" Geruch. Im Nativpräparat erfolgt der Nachweis von Clue Cells.

Die bakterielle Vaginose bedingt ein erhöhtes Risiko für eine aszendierende Infektion über die Zervix hin zum Endometrium (Endometritis) und zu den Adnexen (Salpingitis, Tuboovarialabszess) [8].

Dieses Risiko scheint nochmals zuzunehmen, wenn sich gleichzeitig eine Intrauterinspirale in situ befindet [9].

Die Zirkumzision des Mannes ist mit einer signifikanten Reduktion anaerober Bakterien, insbesondere *Clostridiales* und *Prevotellaceae*, verbunden und senkt das Risiko für Herpes genitalis, Trichomoniasis und bakterielle Vaginose [10].

Die bakterielle Vaginose ist mit Früh- und Spätabort, vorzeitigen Wehen, vorzeitigem Blasensprung, Frühgeburt und geburtshilflicher post-operativer Infektmorbidität verbunden [11]. Afrikanische Frauen haben verglichen mit Europäerinnen ein doppelt so hohes Risiko für eine bakterielle Vaginose und Frühgeburt [12].

Therapie
In der Schwangerschaft kann nach dem ersten Trimenon systemisch Metronidazol 2 × 500 mg über sieben Tage therapiert werden. Eine lokale intravaginale Behandlung mit 500–1000 mg Metronidazol über sieben Tage ist ebenfalls eine Möglichkeit. Nach dem ersten Trimenon kann auch oral Clindamycin 2 × 300 mg pro Tag für sieben Tage verordnet werden.

Zur Reduktion von Frühgeburten durch bakterielle Vaginose hat sich Clindamycin, 2- bis 3-mal 300-mg-Kapseln oral/Tag für 5–7 Tage, dem Metronidazol überlegen gezeigt, wenn es im 1. Trimenon genommen wird.

Da die Studienlage für eine Mitbehandlung des Sexualpartners gering ist, wird eine solche Therapie derzeit nicht empfohlen.

9.1.4 Trichomoniasis (Trichomonadenkolpitis)

Trichomoniasis wird durch das Protozoon *Trichomonas vaginalis* verursacht. Die Trichomonaden-Infektion ist weltweit eine der häufigsten sexuell übertragbaren Krankheiten, die in erster Linie die Vagina und Urethra betrifft. Der Befall mit Trichomonaden ist in Deutschland in seiner Häufigkeit deutlich zurückgegangen und wird bei < 1 % der Frauen gefunden.

Infektionen erfolgen nur durch direkten Kontakt.

Die Symptome sind dünnflüssiger bis schaumiger, gelblich-grünlicher, fötider Fluor vaginalis. Im Nativpräparat sind die typischen Bewegungen der birnenförmigen, geißeltragenden Trichomonaden zu sehen.

Therapie

Eine systemische Therapie mit Metronidazol 2×500 mg für sieben Tage wird empfohlen. Eine Partnertherapie ist auch bei Symptomlosigkeit unbedingt indiziert. In der Schwangerschaft besteht v. a. bei gleichzeitiger bakterieller Vaginose ein signifikant erhöhtes Risiko einer Frühgeburt. Nach dem 1. Trimenon kann eine Therapie mit Metronidazol durchgeführt werden.

9.1.5 Streptokokkeninfektionen der Gruppe B

Streptokokken der Gruppe B (GBS) führen bei ca. 20 % aller Schwangeren zu einer asymptomatischen Besiedlung der vaginalen Schleimhaut. Sie können Frühgeburten auslösen und schwere neonatale septische Infektionen hervorrufen. Pneumonie, Meningitis, Osteomyelitis oder Arthritis und Sepsis mit hohen Mortalitätsraten können innerhalb von 24 Stunden nach der Geburt auftreten [13].

Unterschieden wird zwischen einer frühen Form (Early-Onset, innerhalb von sieben Tagen nach der Geburt) und einer späten Form (Late-Onset, acht Tage bis drei Monate nach Geburt). Die heutige Definition der Early-Onset-Sepsis verwendet allerdings zunehmend eine Grenze von 72 Stunden.

Nach der Einführung der Prophylaxe zeigt sich ein deutlicher Rückgang der frühen GBS-Infektionen in Deutschland [14, 15].

Alle Schwangeren sollen zwischen 35 + 0 und 37 + 0 SSW auf GBS per mikrobiologischem Abstrich untersucht werden. Durch einen Abstrich von Introitus vaginae und Anorektum kann eine Aussage zur GBS-Kolonisierung getroffen werden.

Therapie

Beim Nachweis einer GBS-Besiedlung zwischen 35 + 0 und 37 + 0 SSW wird die prä- und subpartale Antibiotikaprophylaxe zum Zeitpunkt der Geburt mit Penicillin G, Ampicillin, Cefazolin oder Clindamycin unter klinischen Bedingungen empfohlen. Liegt bei Beginn der Geburt das Ergebnis der GBS-Kultur nicht vor, dann soll die subpartale Antibiotikaprophylaxe durchgeführt werden [16].

9.1.6 Erkrankungen der Nieren und der ableitenden Harnwege in der Schwangerschaft

Bei 70 % der Schwangeren kommt es zu einer Dilatation des Nierenbeckenkelchsystems und des Ureters. Die Ursachen der Dilatation sind die Progesteron-induzierte Relaxation der glatten Muskulatur des Ureters sowie die physiologisch gesteigerte glomeruläre Filtrationsrate mit vermehrter Harnmenge [17].

Es kann zu einem Harnstau kommen und damit können Flankenschmerzen verursacht werden. Ist die Niere hochgradig gestaut, muss ein Ureterkatheter (Double-J) cystoskopisch eingesetzt werden. Physiologisch ist während der Schwangerschaft die tubuläre Reabsorption für Aminosäuren, Vitamine, Proteine und Glukose vermindert Eine Proteinurie bis zu 300 mg/24 h kann in der Schwangerschaft als normal angesehen werden. Sowohl die Dilatation des Nierenbeckenkelchsystems und des Ureters als auch der gesteigerte tubuläre Verlust können Harnwegsinfektionen begünstigen [18].

Harnwegsentzündungen sind nach den Anämien die zweithäufigsten Erkrankungen in der Schwangerschaft.

9.1.7 Asymptomatische Bakteriurie

Die Prävalenz der asymptomatischen Bakteriurie von Schwangeren ist mit 2–10 % vergleichbar mit der Inzidenz bei Nichtschwangeren, kann jedoch untherapiert bis zu 40 % zur Entwicklung eines symptomatischen Harnwegsinfektes führen. Deswegen sollten bei den Schwangerenkontrollen ein Urinstix und ggf. eine Urinkultur angefertigt werden. Das Erregerspektrum ist ähnlich wie bei nichtschwangeren Frauen.

Es scheinen Zusammenhänge zwischen Frühgeburtlichkeit, reduziertem Geburtsgewicht, erhöhter neonataler Mortalität und Präklampsie mit Harnwegsinfektionen und asymptomatischen Bakteriurien zu bestehen [19].

9.1.8 Akute Zystitis

Symptomatische bakterielle Zystitiden treten in 1–2 % der Schwangerschaften auf. Wegen der Gefahr der Pyelonephritis sollte eine antibiotische Therapie erfolgen. Symptome sind: Dysurie, Algurie, suprapubische Schmerzen, Pollakisurie, Nykturie und Mikro- oder Makrohämaturie. Die Patientinnen mit akuter Zystitis haben nie Fieber oder Flankenschmerzen [19].

Therapie
Mittel der ersten Wahl sind Ampicillin oder Cephaloporine. Mittel der zweiten Wahl, z. B. bei Pencillinallergie, ist Erythromycin. Eine 5- bis 7-tägige Behandlung ist in

den meisten Fällen ausreichend. Trimethroprim, ein Folsäureantagonist, ist in der Schwangerschaft kontraindiziert, da es die Plazentaschranke passiert, beim Fetus Bilirubin aus der Bindung an Plasmaproteine verdrängt und zum Kernikterus führen kann.

9.1.9 Akute Pyelonephritis

Eine akute Pyelonephritis tritt bei 1–2 % aller Schwangeren meist im 2. und 3. Trimenon auf. Die Patientinnen haben in der Regel hohes Fieber, Schüttelfrost, Flankenschmerzen und Miktionsbeschwerden.

Therapie

Jede Schwangere mit Pyelonephritis sollte stationär aufgenommen werden. Die antibiotische Therapie wird gemäß Antibiogramm durchgeführt, eingesetzt werden in aller Regel Ampicillin mit einem Betalactaminhibitor oder Cephalosporine der 2. oder 3. Generation. Bei gleichzeitig erweitertem Nierenbecken und septischem Verlauf ist die Einlage eines DJ-Katheters notwendig [19].

Alle vorgenannten Entzündungserkrankungen können bei schwangeren Frauen zu einer vorzeitigen Wehentätigkeit, einem vorzeitigen Blasensprung und einer Zervixinsuffizienz führen und somit eine Frühgeburt begünstigen.

9.1.10 Frühgeburtlichkeit

Die Frühgeburt, d. h. eine Geburt vor der 37. SSW, ist die Hauptursache für schwere perinatale Morbidität und Mortalität. In den westlichen europäischen Staaten beträgt die Rate der Frühgeburten 7–8 %. 2010 trug die Frühgeburtlichkeit mit 77 % zur perinatalen Sterblichkeit bei [9]. Insbesondere extrem Frühgeborene vor der 28. SSW zeigten eine perinatale Mortalität von 32 %, während späte Frühgeborene nach der 32. SSW mit 1,3 % eine deutlich geringere Mortalität aufweisen [10].

Die Ursachen und Risikofaktoren für Frühgeburten sind z. B. intrauterine Wachstumsrestriktion, vorzeitige Plazentalösung, HELLP-Syndrom, vorzeitige Wehen, vorzeitiger Blasensprung oder eine Zervixinsuffizienz.

Die Überlebenswahrscheinlichkeit von Frühgeborenen sinkt mit abnehmendem Gestationsalter und abnehmendem Geburtsgewicht. Bei Frühgeborenen mit einem Geburtsgewicht von weniger als 1.000 g wird die Prognose stark durch weitere Faktoren bestimmt – Einlinge haben eine bessere Prognose als Mehrlinge, Mädchen eine bessere Prognose als Jungen, eine abgeschlossene fetale Lungenreifebehandlung und die Geburt in einem Perinatalzentrum der Maximalversorgung mit hohen Fallzahlen wirken sich positiv, eine floride Infektion und Geburt außerhalb eines Perinatalzentrums negativ aus [3, 21, 22].

Schwangere mit drohender Frühgeburt mit einem Gestationsalter zwischen 20 und 26 vollendeten Schwangerschaftswochen sollten umgehend in ein hochspezialisiertes Perinatalzentrum verlegt werden.

9.2 Modellprojekt zur Gesundheitsaufklärung von geflüchteten Frauen („Women for Women")

Geflüchtete Frauen sind eine wichtige Zielgruppe der Gesundheitsaufklärung, da sie neben der eigenen Betroffenheit auch für andere Familienmitglieder Verantwortung in Gesundheitsfragen und -prävention übernehmen. Die Charité hat dazu modellhaft ein Konzept zur Gesundheitsaufklärung für Frauen entwickelt, welches in den Jahren 2015 und 2016 in Notunterkünften in Berlin realisiert wurde. Über die Ergebnisse soll nachfolgend kurz berichtet werden, da dieses Projekt mit großem Erfolg und hoher Akzeptanz durchgeführt wurde. Ein multiprofessionelles Team aus Frauen der Charité – zusammengesetzt aus einer Fachärztin für Gynäkologie und Geburtshilfe, verschiedenen Beraterinnen sowie muttersprachlichen Sprachmittlerinnen – besuchte ab Dezember 2015 geflüchtete Frauen in Berliner Gemeinschaftsunterkünften und lud aktiv zu Gesprächskreisen zu verschiedenen gesund- und krankheitsrelevanten Themen ein. Ziel sollte sein, neben der Wissensvermittlung in Gesundheitsfragen im Verlauf eine offene und vertrauensvolle Atmosphäre zu schaffen, die es ermöglicht, auch intime Fragen, z. B. zu Geschlechtskrankheiten oder Verhütungsmitteln zu stellen und eine Anbindung an die lokale Gesundheitsversorgung zu ermöglichen.

9.2.1 Soziokulturelle Aspekte

Die Teilnehmerinnen waren zwischen 21 und 40 Jahren alt. Fast die Hälfte der Frauen sprach Arabisch, die meisten von ihnen kamen aus Syrien (n = 176 Frauen). Knapp 60 % der Frauen hatten mindestens einen Bildungsabschluss vergleichbar zur mittleren Reife oder zum Abitur. Über die Hälfte der Frauen mit einer dem Gymnasium vergleichbaren Schulbildung erhielten eine akademische Ausbildung. 80 % der Teilnehmerinnen unserer Veranstaltungen waren Mütter, davon hatten 62 % der Frauen zwei bis vier Kinder.
Geflüchtete Mütter sahen sich mit den folgenden Herausforderungen konfrontiert:
– Die Kinderbetreuungsverantwortung führte zu einer geringeren Mobilität im neuen Umfeld.
– Öffentliche Kinderbetreuungseinrichtungen konnten nicht alle Bedarfe abdecken, sodass auch der Zugang zu Integrations- bzw. Deutschkursen eingeschränkt war.

- Der Grad an formaler Bildung und Ausbildung war im Durchschnitt relativ gering, sodass eine selbstständige Aufnahme einer Berufstätigkeit nicht kurzfristig absehbar war.

9.2.2 Verhütung bei weiblichen Flüchtlingen ("Women-for-Women"-Stichprobe)

Ein weiterführender Fragebogen zu spezifisch gynäkologischen Themen wurde von 112 Teilnehmerinnen beantwortet. 34 % der Teilnehmerinnen stammten aus Afghanistan, 24 % aus Syrien, 15 % aus dem Irak, 8 % aus dem Iran. Die übrigen Herkunftsländer verteilten sich jeweils zu 3–5 % auf Albanien, Kosovo, Serbien sowie auf sonstige Länder (8 %).

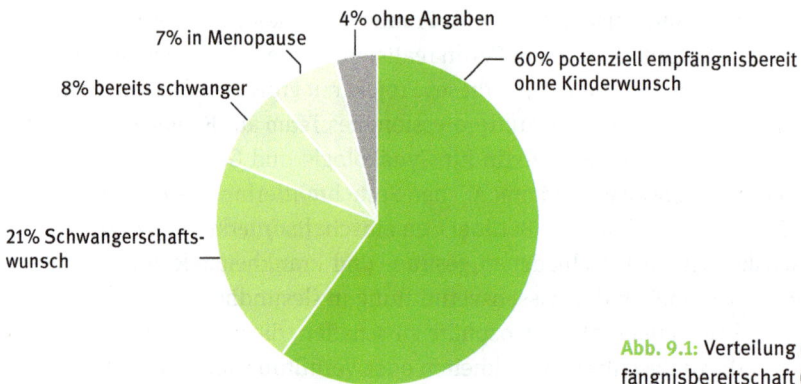

Abb. 9.1: Verteilung der Empfängnisbereitschaft (n = 112).

Die Mehrzahl der Frauen ohne Kinderwunsch und im gebärfähigen Alter (insgesamt 64 Frauen) verhütete nicht (Abb. 9.1). Falls verhütet wurde, waren die präferierten Methoden entweder der Coitus interruptus (Unterbrechung des Geschlechtsverkehrs vor der Ejakulation) oder eine Intrauterinspirale, jeweils 12,5 % (Abb. 9.2). Eine homonelle Kontrazeption wurde von 8 % angegeben, 6 % verhüteten mittels Kondomen.

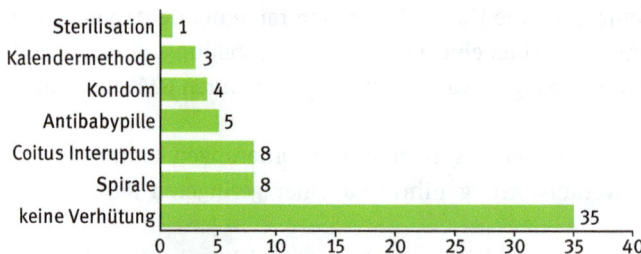

Abb. 9.2: Gewählte Verhütungsmethoden (*n* = 64).

Obwohl die Mehrheit der Frauen (66,6 %) angab, über Verhütung ausreichend aufgeklärt zu sein, benutzte somit der Großteil keine oder unsichere Verhütungsmethoden. Dies unterstreicht die Notwendigkeit weiterer Aufklärungsarbeit zur Familienplanung unter Geflüchteten.

Die Mehrheit der Frauen berichtete von mindestens einem Frauenarztbesuch, allerdings hatten 17 % ($n = 19$) noch nie in ihrem Leben einen Gynäkologen aufgesucht.

9.2.3 Krebsvorsorge bei geflüchteten Frauen („Women-for-Women"-Stichprobe)

Als Maßnahmen zur Krebsprävention berichteten 24 % der Frauen von Vorsorgeuntersuchungen zu Gebärmutterhalskrebs und 27 % von der Palpation der Brust durch einen Arzt ($n = 106$). Gegen HPV war nur eine Frau geimpft und lediglich 27 Frauen (25 %) hatten ihre Brust regelmäßig selbst abgetastet.

9.2.4 Zusammenfassung

Im Rahmen des Pilotprojektes konnte gezeigt werden, dass ein niedrigschwelliges Angebot von Gesprächskreisen in Flüchtlingsunterkünften den Zugang zu geflüchteten Frauen ermöglicht und ein Vertrauensverhältnis aufgebaut werden kann. Die Befragung unterstreicht den signifikanten Aufklärungsbedarf zu Fragen der Verhütung und Krebsvorsorge. Weitere Studien sind notwendig, um die limitierte Datenlage zur Gesundheit geflüchteter Frauen zu verbessern (Webseite: https://femalerefugees. charite.de/).

9.3 Literatur

[1] Inci G, Kutschke N, Ammoura O, Kurmeyer C, Sehouli J. Klinikum für Gynäkologie, Charité – Universitätsmedizin Berlin, Campus Virchow Klinikum. In: Women for Women, Erste Ergebnisse, nicht publiziert.

[2] Jäger H. Schwangerschaft und Geburt Besonderheiten bei geflüchteten Frauen, Heidekreisklinikum Walsrode, Medizinisches Coaching. 2015. Available from: www. medizinisches-coaching.net

[3] Yentür DN, Harran University Vocational School of Health Services, Medical Laboratory Programme, Medical Microbiology, Sanliurfa, Turkey. In: Investigation of the prevalence of Trichomonas vaginalis among female Syrian refugees with the complaints of vaginitis aged between 15–49 years. 2016.

[4] Odds FC, Webster CE, Mayuranathan P, Simmons PD. Candida concentrations in the vagina and their association with signs and symptoms of vaginal candidosis. J Med Vet Mycol. 1988; 26(5): 277-283.

[5] Blaschke-Hellmessen R. Subpartale Übertragung von Candida und ihre Konsequenzen. Vertical transmission of candida and ist consequences. Mycoses. 1998; 41(2): 31–36.

[6]   Mendling W, Spitzbart H. Antimykotische Therapie der vaginalen Hefepilz-Kolonisation von Schwangeren zur Verhütung von Kandidamykosen beim Neugeborenen. AMWF, Guideline. 2008; 015/042 (1).

[7]   Schnell JD. Epidemiology and prevention of peripartal mycoses. Chemother. 1982; 28(I): 66–72.

[8]   Buch A, Skytte-Christensen E. Treatment of vaginal candididosis with natamycin and effect of treating the partner at the same time. Acta Obstet Gynecol Scand. 1982; 61: 393–396.

[9]   Hillier SL, Kiviat NB, Hawes SE, Hasselquist MB, Hanssen PW, Eschenbach DA. Role of bacterial vaginosis-associated microorganisms in endometritis. Am J Obstet Gynecol. 1996; 175: 435–441.

[10]   Avonts D, Sercu M, Heyerick P, Vandermeeren I, Meheus A, Piot P. Incidence of uncomplicated genital infections in women using oral contraception or an intrauterine device: a prospective study. Sex Transm Dis. 1990; 17: 23–29.

[11]   Price LB, Liu CM, Johnson KE, Aziz M, Lau MK, Bowers J, et al. The effects of circumcision on the penis microbiome. PloS One. 2010; 5(1): e8422.

[12]   Martin DH. The microbiota of the vagina and its influence on women's health and disease. Am J Med Sci. 2012; 343(1): 2–9)(Mendling W, Martius J, Hoyme UB. Bakterielle Vaginose in Gynäkologie und Geburtshilfe. AWMF Leitlinie. 2013; Register Nr. 015/028. Geburtsh Frauenheilk. 2013; 73: 1–4.)

[13]   Fettweis JM, Brooks JP, Serrano MG, Sheth NU, Girerd PH, Edwards DJ, et al. Differences in vaginal microbiome in African American women versus women of European ancestry. Microbiology. 2014; 160(10): 2272–2282.

[14]   Flügge K, Siedler A, Heinrich B, et al. Incidence and Clinical presentation of Invasive Neonatal Group B Streptococcal Infections in Germany. Pediatrics. 2006; 117: e1139–e1149.

[15]   Berner R, Herting E, Hufnagel M, Kunze M, Roos R, Spellerberg B. Infektionen durch β-hämolysierende Streptokokken der Gruppe B (GBS); Handbuch der Deutschen Gesellschaft für Pädiatrische Infektiologie e. V. 2013: 517–520.

[16]   Edmond KM, Kortsalioudaki C, Scott S, Schrag SJ, Zaidi AK, Heath PT. Group B streptococcal disease in infants aged younger than 3 months: systematic review and meta- analysis. Lancet. 2012; 379: 547–556.

[17]   Florindo C, Damiao V, Silvestre I, Farinha C, Rodrigues F, Nogueira F, et al. Epidemiological surveillance of colonising group B Streptococcus epidemiology in the Lisbon and Tagus Valley regions, Portugal (2005 to 2012): emergence of a new epidemic type IV/clonal complex 17 clone. Euro surveillance: bulletin Europeen sur les maladies transmissibles = European communicable disease bulletin. 2014; 19.

[18]   Sheffield JS, Cunningham FG. Urinary tract infection in women. Obstet Gynecol. 2005; 106: 1085–1092) (Gerth J, Wolf G. Physiologische Adaptationen während der normalen Schwangerschaft. Nephrologe. 2009; 4: 301–305.

[19]   Gerth J, Wolf G. Physiologische Adaptationen während der normalen Schwangerschaft. Nephrologe. 2009; 4: 301–305)(Koziolek MJ, Stock J, Opiela A, et al. Schwangerschaft und Niere. Gynäkologe. 2015; 48: 108–116.

[20]   S-3 Leitlinie AWMF-Register-Nr. 043/044, Harnwegsinfektionen 2010–2015.) (Siekierka-Harreis M, Rump LC. Pregnancy and kidney diseases. Internist. 2011; 52: 1167–1177.

[21]   AQUA – Institut für angewandte Qualitätsförderung und Forschung im Gesundheitswesen GmbH. Bundesauswertung zum Verfahrensjahr 2010 16/1 – Geburtshilfe. Available from: www.sqg.de/ergebnisse/leistungsbereiche/geburtshilfe.html

[22]   Boland RA, Davis PG, Dawson JA, Doyle LW. Predicting death or major neurodevelopmental disability in extremely preterm infants born in Australia. Arch Dis Child Fetal Neonatal Ed. 2013; 98: F201–204.

[23]   Lee HC, Green C, Hintz SR, et al. Prediction of death for extremely premature infants in a population-based cohort. Pediatrics. 2010; 126: e644–650.

Andrea Maria Schmidt-Westhausen und Monzer Solyman

10 Zahnmedizin – Mundgesundheit

10.1 Einleitung

Die Mundgesundheit ist ein wichtiger Teil der allgemeinen Gesundheit. Es konnte verdeutlicht werden, dass sich beides gegenseitig beeinflusst, d. h., dass Erkrankungen des Mundes und der Zähne Auswirkungen auf den gesamten Organismus haben, ebenso zeigen systemische Erkrankungen häufig orale Manifestationen.

Erkrankungen des Mundes und der Zähne sind unter Asylsuchenden und Flüchtlingen, die in westliche Industrieländer geflohen sind, häufig [1–3]. Die häufigsten Erkrankungen der Zähne sind Karies (besonders die frühkindliche Karies), Parodontalerkrankungen, Zahntrauma und Zahnschmelz-Fluorose. Letztere kommt besonders bei Flüchtlingen aus bestimmten Teilen des Iraks und Syriens vor.

Folgende Faktoren führen bei Flüchtlingen zu einer hohen Prävalenz von Erkrankungen des Mundes und der Zähne [4–8].

1. Unter- bzw. Mangelernährung vor und nach Umsiedlung ins Gastland,
2. erhöhtes Kariesrisiko durch veränderte Ernährungsgewohnheiten (z. B. erhöhter Zuckerkonsum) (Abb. 10.1),
3. mangelnder Zugang zu zahnärztlicher Behandlung,
4. hohe Behandlungskosten,
5. Befangenheit vor den Behörden,
6. kulturelle Isolation,
7. fehlende Kommunikation und sprachliche Fähigkeiten,
8. abweichende Vorstellungen von zahnärztlicher Behandlung,
9. die zahnmedizinische Behandlung hat während des Migrationsprozesses keine hohe Priorität,
10. Zahnschmerzen können Teil physischer Folgewirkungen von Folter oder Schlägen sein, sodass ein Zahnarztbesuch bereits per se ein traumatisches Erlebnis darstellen kann.

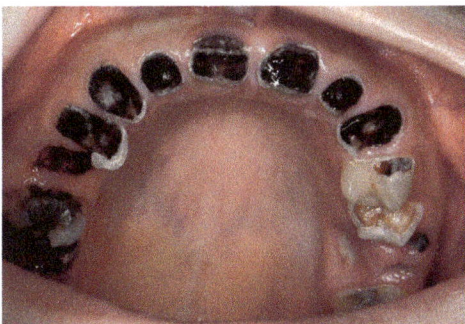

Abb. 10.1: Kariöser Gebisszustand bei einem 31-jährigen Mann nach übermäßigem Genuss von zuckerhaltigen Getränken (Quelle: ©Charité-Universitätsmedizin Berlin, Schmidt-Westhausen).

https://doi.org/10.1515/9783110502183-012

Im Gesundheitsdienst Tätige, die in Flüchtlingsunterkünften arbeiten, sollten daher Sorge dafür tragen, dass Flüchtlinge und deren Kinder über folgende Aspekte bei der Erstversorgung informiert werden:

1. Aufklärung über die Relevanz der Mundgesundheit und deren Förderung,
2. Aufklärung über den Zugang zu zahnärztlicher Behandlung,
3. Informationen über Zahnarztpraxen oder Kliniken im Umfeld der Flüchtlingsunterkünfte,
4. Informationen über Behandlungen, die von Versicherungen übernommen werden, und deren Umfang. Dieser variiert abhängig vom Status des Antrags, Bundeslands und Alters (s. Tab. 10.1).

Tab. 10.1: Ambulante zahnärztliche Versorgung von Asylsuchenden (Positivliste) der Kassenzahnärztlichen Vereinigung (KZV) Berlin.

Konservierende und chirurgische Leistungen (KCH)		Zahnersatz-Leistungen an ausschließlich vorhandenem Zahnersatz ohne vorherige Kostenübernahme
Ä1 (Ber)	34 (Med)	Wiederherstellen Kronen 24a
Ä161 (Inz1)	35 (WF)	
Ä925a-d (Rö)	36 (Nbl1)	Wiederherstellen Brücken 95a 95b
Ä935d	37 (Nbl2)	
02 (Ohn)	38 (N)	Wiederherstellen oder Erweitern von Prothesen 100a 100b
03 (Zu)	40 (I)	
8 (Vipr)	41a (L1)	KB – ohne vorherige Kostenübernahme
10 (üz)	43 (X1)	
11 (pV)	44 (X2)	
12 (bMF)	45 (X3)	K2 (Aufbissbehelf ohne adjust.)
13a-d (F1-F4)	46 (XN)	
23 (Ekr)	47a (Ost1)	K4 (Semipermanente Schienung)
25 (CP)	49 (Exz1)	
26 (P)	51a-b (Pla1/0)	KFO – nur im Schmerzfall
27 (Pulp)	55 (RI)	
28 (VitE)	105 (Mu)	
29 (Dev)	106 (sK)	122a (Kieferorthopädische Verrichtungen als alleinige Leistung)
31 (Trep1)	Ä2009 (Fremdkörperentf.)	
32 (WK)	107 (Zst)	

Es dürfen keine Leistungen für IP- oder FU-Behandlung, Erhebung des PSI-Code, PAR- oder KFO-Behandlung (außer 122a) abgerechnet werden.

In dem folgenden Kapitel werden die häufigsten Erkrankungen des Mundes und der Zähne bei Flüchtlingen und Asylsuchenden beschrieben. Darüber hinaus wird auf deren Kenntnisse, Einstellung und praktische Umsetzung in Bezug auf Mundhygiene eingegangen. Diese Informationen stammen teilweise aus einer eigenen Studie, die in den Jahren 2016 und 2017 durchgeführt wurde [9]. In dieser Untersuchung wurden 386 Flüchtlinge aus dem Irak und Syrien in Bezug auf ihre oralen Verhältnisse analysiert.

Zusätzlich wird eine Übersicht über die von der Kassenzahnärztlichen Vereinigung (KZV) übernommenen Behandlungen vorgestellt.

10.2 Häufigste Zahn- und Munderkrankungen bei Flüchtlingen

10.2.1 Zahnkaries

Zahnkaries ist definiert als biofilmbedingte bakterielle Erkrankung des Zahnschmelzes und Dentins, die durch Demineralisation der anorganischen und Destruktion der organischen Zahnhartsubstanzen gekennzeichnet ist. Ohne Therapie kann dieser Prozess zum permanenten und irreversiblen Verlust der Zahnhartsubstanz führen. Die Prävalenz der Karies wird durch den DMFT-Index abgebildet. DMFT steht als Abkürzung für die Beurteilung des Gesundheits- bzw. Krankheitszustand eines menschlichen Gebisses, dabei bedeutet:
- D = decayed (kariös),
- M = missing (fehlend),
- F = filled (gefüllt – mit einer Zahnfüllung),
- T = tooth (Zahn).

Ein Index von 1 bedeutet, dass von 28 bleibenden Zähnen (ohne Weisheitszähne) ein Zahn entweder kariös, gefüllt oder fehlend ist.

Flüchtlinge und Asylsuchende zeigen einen höheren mittleren DMFT-Index verglichen mit den Einwohnern des Gastlandes [1–3].

Prävention
- regelmäßiges Zähneputzen, im Minimum morgens nach dem Frühstück und abends vor dem Schlafengehen, mit einer fluoridhaltigen Zahnpasta, um Karies entgegenzuwirken,
- Ernährungsumstellung auf zuckerarme Produkte, keine zuckerhaltigen Snacks zwischen den Mahlzeiten und regelmäßige Besuche beim Zahnarzt.

Therapieoptionen
Überweisung zum Zahnarzt zur Kariesentfernung und Füllungstherapie.

10.2.2 Frühkindliche Karies

Die frühkindliche Karies ist definiert als das Vorhandensein einer oder mehrerer kariöser Läsionen (nichtkavitiertes oder kavitiertes Stadium), fehlende (kariesbedingt) oder gefüllte Zähne im Milchzahngebiss im Alter von 0 bis 71 Monaten [10].

Der Terminus „Schwere Form frühkindlicher Karies" bezeichnet atypische/progressive/akute/floride Formen der Karies (Abb. 10.2).

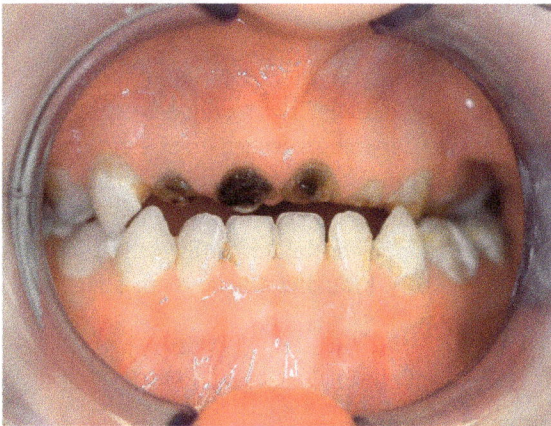

Abb. 10.2: Schwere Form frühkindlicher Karies (Quelle: © Charité-Universitätsmedizin Berlin, Jost-Brinkmann).

Wichtige Fakten zur frühkindlichen Karies:
1. Zuckerhaltige Getränke dürfen dem Kind nicht *ad libitum* zur Verfügung stehen.
2. Zum Einschlafen nach dem Zähneputzen dürfen Kinder nur noch zuckerfreie Getränke (auch im Fläschchen) zu sich nehmen.
3. Uneingeschränktes nächtliches Stillen kann nach Zahndurchbruch zu einem erhöhten Kariesrisiko führen.
4. Kinder sollen angehalten werden, ab ihrem ersten Geburtstag aus einem Becher zu trinken.
5. Nach dem Durchbruch des ersten Milchzahns müssen Mundhygienemaßnahmen wie Zähneputzen nach dem Genuss von Nahrungsmitteln Getränken und Medikamenten, die fermentierbare Kohlenhydrate enthalten, durchgeführt werden. Ebenso müssen die Zähne turnusmäßig vom Zahnarzt untersucht werden.

Prävention

1. Entwöhnung vom Stillen spätestens nach zwölf Monaten, nachts nach sechs Monaten,
2. Ersetzen der Muttermilch durch zuckerfreie Milchnahrung,
3. Milchfläschchen-Entwöhnung nach 12–18 Monaten.

Therapieoptionen

Überweisung zum Zahnarzt zur Kariesentfernung und Füllungstherapie.

10.2.3 Schlechte Mundhygiene und Parodontalerkrankungen

Häufig ist die Mundhygiene bei Flüchtlingen mäßig bis schlecht. Das bedeutet eine große Menge an Plaque (Biofilm) und Zahnstein, die zusammen mit anderen Faktoren zu der Entwicklung von Parodontalerkrankungen (Gingivitis und Parodontitis) führen können.

Prävention

Regelmäßiges Zähneputzen, mindestens morgens nach dem Frühstück und abends vor dem Schlafengehen, zusätzlicher Gebrauch von Zahnseide und/oder Zahnzwischenraumbürstchen.

Therapieoptionen

Überweisung zu einem Zahnarzt zur Zahnsteinentfernung (supra-gingival), Wurzelglättung (subgingival) und in einigen schweren Fällen eine antiinfektive Therapie.

10.2.4 Zahntrauma

Häufig werden Zahntraumata bei Flüchtlingen und Asylsuchenden auch im Zusammenhang mit physischen Misshandlungen beobachtet [3]. Diese zeigen sich in einer oder mehreren der folgenden Merkmale:

1. Verletzung der Weichgewebe,
2. Zahnschmelzfraktur,
3. Zahnschmelz- und Dentinfraktur,
4. subluxierter Zahn (keine Dislokation),
5. kompletter Zahnverlust durch Trauma.

Therapie

Überweisung zum Zahnarzt zur röntgenologischen Diagnose, Schienung, endodontischen, prothetischen oder Füllungstherapie.

Darüber hinaus existieren Einrichtungen, die sich Folteropfern annehmen (in Berlin: Arbeitsbereich Behandlung und Rehabilitation, vormals Behandlungszentrum für Folteropfer, bzfo).

10.2.5 Fluorose („mottled teeth")

Die Zahnfluorose ist eine Hypomineralisation des Zahnschmelzes durch eine zu hohe Fluoridzufuhr während der Entwicklung der Zähne. Entweder sind nur einige oder alle bleibenden Zähne betroffen. Die Fluorose ist durch weiße oder braune Flecken auf dem gesamten Zahn oder einem Teil des Zahns gekennzeichnet. Diese Flecken sind gegenüber der Mitte des Zahnbogens symmetrisch.

Als Ursachen gelten v. a. Umwelteinflüsse, d. h. fluoridiertes Wasser, insbesondere in den Ländern Nordafrikas.

Klinische Manifestationen

Milde Form: weiße Linien oder Punkte, die nur einem im zahnärztlichen Gesundheitsdienst Tätigen unter optimalen Lichtbedingungen auffallen (Abb. 10.3).

Moderate Form: weiße Flecken mit deutlichen weißen Linien verschmolzen mit opaken Bereichen des Zahnschmelzes, auch sind bräunliche Verfärbungen möglich, Abbildungen unter [11].

Schwere Form: Zahnschmelz ist bräunlich gefärbt und insgesamt porös, Abbildungen unter [11].

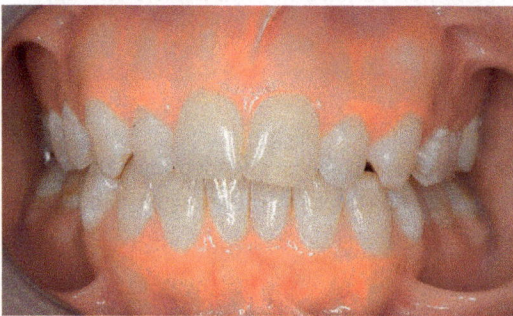

Abb. 10.3: Milde Form der Dentalfluorose („mottled teeth") bei einer 27-jährigen Patientin aus Syrien (Quelle: © Charité-Universitätsmedizin Berlin, Schmidt-Westhausen).

Therapie

Bei Fluoridflecken steht hauptsächlich die ästhetische Komponente im Vordergrund, doch sollte die psychische nicht außer Acht gelassen werden.

Die Behandlung ist sowohl im Frontzahn- als auch im Seitenzahnbereich von der Schwere der Strukturstörung abhängig:

1. bei begrenzten oder diffus verlaufenden Opazitäten ohne lokalisierten Schmelzeinbruch: lokale Fluoridapplikation in Form von Fluoridlacken,
2. bei lokalisierten Schmelzeinbrüchen: im Milchgebiss Kompomer- im bleibenden Gebiss Kompositrestaurationen,
3. schwere Dentalfluorose: direkte oder indirekte Kompositveneers. Eine definitive Versorgung mit Keramikkronen sollte erst nach dem 18. Lebensjahr erfolgen, da durch das Beschleifen der Zähne eine Pulpaschädigung wegen des weiten Pulpenkavums beim Jugendlichen eintreten kann.

10.3 Kenntnisse, Einstellung und praktische Umsetzung zum Thema Mundhygiene bei Flüchtlingen [9]

Im Gegensatz zur allgemeinen Meinung haben die meisten Flüchtlinge und Asylsuchenden gute Kenntnisse in Bezug auf Mundhygiene. Ein Großteil weiß, dass mindestens zweimaliges Zähneputzen am Tag notwendig ist. Dagegen ist der zusätzliche Gebrauch von Zahnseide und/oder Interdentalbürstchen nur wenigen bekannt.

Was die Einstellung zur Mundhygiene betrifft, wissen die meisten Flüchtlinge und Asylsuchenden, dass das Zähneputzen einen positiven Einfluss auf die Mundgesundheit hat. Wenig bekannt ist, dass die Mundgesundheit die allgemeine Gesundheit beeinflusst. Ein weiterer Missstand in Hinsicht auf die Einstellung zur Mundgesundheit liegt darin, dass die Mehrheit meint, es reiche aus, sich erst bei Zahnschmerzen in zahnärztliche Behandlung zu begeben. Insgesamt können die meisten Flüchtlinge ihre eigene Mundgesundheit adäquat beurteilen, nur wenige über- oder unterschätzen ihren Mundgesundheitszustand.

Praktische Umsetzung

Grundsätzlich ist die tatsächliche Umsetzung der Mundhygienemaßnahme eher schlecht, d. h., es besteht eine Lücke zwischen den Kenntnissen und der Praxis. Flüchtlinge und Asylsuchende tendieren dazu, eine falsche Zahnputztechnik zu benutzen (horizontal statt kreisförmig) und die Zähne weniger häufig als zweimal täglich zu putzen. Einige der Flüchtlinge bürsten sogar weniger als einmal in der Woche, ebenso benutzen nur wenige Zahnpasten mit Fluoridzugabe.

10.4 Die Mundgesundheitsversorgung bei Flüchtlingen und Asylsuchenden in Deutschland

In Bezug auf die zahnmedizinische Versorgung werden Flüchtlinge und Asylsuchende in drei Gruppen unterteilt. Diese Kategorien dienen als Basis für die Gesundheitsversorgung, auf die sie in Deutschland Anspruch haben.

Versichertenart Status 1: Dieser schließt registrierte Flüchtlinge ein, und zwar vom Beginn ihrer offiziellen Anerkennung als Flüchtling. Diese haben den gleichen Anspruch auf medizinische Versorgung wie deutsche Bürger.

Versichertenart Status 9: Dieser schließt Asylsuchende und geduldete Personen ein. Diese haben Anspruch auf eine Not- bzw. Schmerzversorgung. Tab. 10.1 zeigt die entsprechenden Positionen.

Versichertenart Status 4: Dieser schließt asylsuchende Kinder, Jugendliche und schwangere Frauen sowie Frauen post partem ein. Auch sie haben nahezu den gleichen Anspruch auf medizinische Versorgung wie deutsche Bürger.

Die o. g. Informationen sind Veränderungen unterlegen und können von Bundesland zu Bundesland variieren.

10.5 Literatur

[1] Evans RW, Bedi R, Lind OP. The oral health status and treatment needs of Vietnamese refugee children in transit in Hong Kong. The New Zealand dental journal. 1985; 81(366): 116–120.
[2] Angelillo IF, Nobile CG, Pavia M. Oral health status and treatment needs in immigrants and refugees in Italy. European journal of epidemiology. 1996; 12(4): 359–365.
[3] Davidson N, Skull S, Chaney G, Frydenberg A, Jones C, Isaacs D, et al. Comprehensive health assessment for newly arrived refugee children in Australia. Journal of paediatrics and child health. 2004; 40(9–10): 562–568.
[4] Marino R, Stuart GW, Wright FA, Minas IH, Klimidis S. Acculturation and dental health among Vietnamese living in Melbourne, Australia. Community Dent Oral Epidemiol. 2001; 29(2): 107–119.
[5] Selikowitz HS. The relationship between periodontal conditions and perceptions of periodontal health among Pakistani immigrants in Norway. J Clin Periodontol. 1987; 14(6): 340–344.
[6] Selikowitz HS. Acknowledging cultural differences in the care of refugees and immigrants. Int Dent J. 1994; 44(1): 59–61.
[7] Zimmerman M, Bornstein R, Martinsson T. Attitudes and knowledge about preventive dental care in Chilean refugees in Sweden. Community dental health. 1993; 10(4): 343–351.
[8] Zimmerman M, Bornstein R, Martinsson T. Utilization of dental services in refugees in Sweden 1975–1985. Community Dent Oral Epidemiol. 1995; 23(2): 95–99.
[9] Solyman M. Mundgesundheitszustand und Behandlungsbedarf neu angekommener Asylbewerber und Flüchtlinge in Deutschland [Publikationspromotion]. Berlin: Charité – Universitätsmedizin Berlin. 2017.
[10] Berkowitz RJ. Causes, treatment and prevention of early childhood caries: a microbiologic perspective. J Can Dent Assoc. 2003; 69(5): 304–307.
[11] Fluoridealert.org. Dental Fluorosis. 2017 [cited 2017 July, 5]. Available from: http://fluoridealert.org/issues/fluorosis/pictures/

Teil B: **Kinder**

Teil 5. Kinder

11 Kinderheilkunde

Habibah Chbib

11.1 Exanthematöse Kinderkrankheiten

In den letzten Jahren erlebte Europa eine verstärkte Zuwanderung von Flüchtlingen aus dem Nahen und Mittleren Osten (v. a. Syrien, Afghanistan, Irak und Pakistan), aus afrikanischen Staaten (v. a. Eritrea, Nigeria) sowie dem westlichen Balkan (v. a. Albanien, Kosovo, Bosnien-Herzegowina und Mazedonien).

Mehr als zwei Drittel aller seit Januar 2016 gestellten Erstanträge entfallen auf die Herkunftsländer Syrien, Afghanistan und Irak. 36 % aller Antragssteller 2016 sind unter 18 Jahren, d. h., fast jeder dritte Asylbewerber ist Kind oder Jugendlicher [1].

Bei Betrachtung der akuten Erkrankungen bei Flüchtlingen zeigt sich, dass „klassische" Infektionskrankheiten, wie z. B. akute respiratorische Infekte, Magen-Darm-Infektionen und pyogene Haut- und Weichteilinfektionen, bei Flüchtlingen häufiger auftreten als die in unseren Breiten selten importierten Infektionskrankheiten. Hervorzuheben ist auch, dass von Flüchtlingen weder für die Allgemeinbevölkerung noch für ihre Helfer ein generell erhöhtes Infektionsrisiko ausgeht. Flüchtlinge sind aus infektiologischer Sicht keine gefährliche, sondern aufgrund der besonderen Lebensumstände eine gefährdete Gruppe [2].

Bei der Anamneseerhebung von Kindern sollte u. a. auf die folgenden Aspekte geachtet werden (in Anlehnung an die Empfehlungen zur infektiologischen Versorgung von Flüchtlingen im Kindes- und Jugendalter [2]):

1. Bei Säuglingen und Kleinkindern: Frage nach vorhandenen Dokumenten zu Schwangerschaft und Geburt, Geburtskomplikationen? Infektionen der Mutter in der Schwangerschaft?
2. Perzentilenkurven (incl. Kopfumfang) (vgl. WHO-Schemata)?
3. Anzeichen für Vernachlässigung, Missbrauch, falsche/unzureichende Ernährung (vgl. Kapitel Malnutrition)?
4. Verhaltensauffälligkeiten? Schlafstörungen? Enuresis?
5. Vorerkrankungen, Voroperationen?
6. Impfdokumente? Durchgemachte Varizelleninfektion?
7. Allergien?
8. Medikamenteneinnahme? Versorgungssituation auf der Fluchtroute?
9. Aktuelle Beschwerden? Verschlimmerung oder Komplikationen während der Flucht?
10. Kontakt- bzw. Familienanamnese (Tuberkuloseexposition?)

Bei der körperlichen Untersuchung sollten neben den unter Kapitel 1 genannten Aspekten berücksichtigt werden:

https://doi.org/10.1515/9783110502183-013

1. Größe, Gewicht, Kopfumfang (WHO-Kurven),
2. Hautinspektion (exanthematöse Hauterkrankungen, Skabies),
3. Lymphknoten,
4. Genitalbereich (Infektionen? Missbrauchsspuren?),
5. grob orientierend neurologischer Entwicklungsstatus.

Artikel 24 der UN-Kinderrechtskonvention, die in Deutschland Gesetzesrang hat, verpflichtet die ärztliche Profession auf das Recht von Flüchtlingskindern hinsichtlich des erreichbaren Höchstmaßes an Gesundheit [3].

11.1.1 Masern (Rubeola)

Eine zweiphasige, hochansteckende, oftmals mit Komplikationen verbundene virale Erkrankung. Der Krankheitsverlauf führt zu einer erheblichen Beeinträchtigung des Allgemeinzustands.

11.1.1.1 Erreger
– Das Masern-Virus ist ein einzelsträngiges RNA-Virus aus der Familie der Paramyxoviren

11.1.1.2 Epidemiologie
– Bei Masern handelt es sich um eine weltweit verbreitete Krankheit, die durch fokussierte und konsequente Impfprogramme in einigen Ländern nahezu eliminiert werden konnte. 2015 wurden durch mangelnde Durchimpfungsraten in Deutschland 2.465 Masernfälle an das Robert Koch-Institut (RKI) übermittelt. Zwischen Oktober 2014 und August 2015 ereignete sich in Berlin der größte Masern-Ausbruch seit dem Jahr 2001, mit 1.344 dokumentierten Fällen. Davon betrafen 12 % der Fälle Asylsuchende [4].
– Die Übertragung erfolgt durch Tröpfcheninfektion mit einer sehr hohen Kontagiosität und einem Manifestationsindex von fast 100 %. In der Regel sind Patienten ca. vier Tage vor Ausbruch bis zu vier Tage nach Ausbruch des Exanthems infektiös. Die Inkubationszeit beträgt 8–12 Tage (zwischen Exposition und Ausbruch der Frühsymptome).

11.1.1.3 Klinisches Erscheinungsbild
– Im drei bis fünf Tage andauernden katarrhalischen Prodromalstadium treten uncharakteristische Symptome auf: Fieber, Schnupfen, Halsschmerzen, Heiserkeit und Reizhusten. Durch die mit einhergehende Konjunktivitis in Verbindung mit

einer (milden) Keratitis sind Patienten in dieser Phase ausgesprochen lichtscheu. Zwei bis drei Tage nach Beginn des Prodromalstadiums treten pathognomische Koplik-Flecken zumeist an der Wangenschleimhaut gegenüber den Molaren auf. Ein dunkles Enanthem bildet sich gleichzeitig am weichen Gaumen.

– Ein plötzlicher Fieberanstieg leitet das Exanthemstadium (Abb. 11.1) ein, einhergehend mit einem stark reduzierten Allgemeinzustand. Retroaurikulär und im Gesicht beginnt ein Exanthem: hochrote, konfluierende, makulopapulöse Effloreszenzen von 3–5 mm Durchmesser breiten sich rasch in kranio-kaudaler Richtung am ganzen Körper aus. Handflächen und Fußsohlen bleiben ausgespart. Häufig kann eine generalisierte Lymphadenopathie beobachtet werden. Ab dem 3. Tag blasst das Exanthem dann ab.

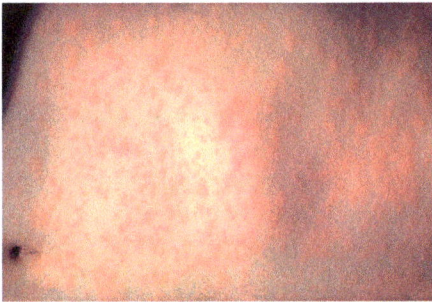

Abb. 11.1: Masernexanthem (Entnommen aus: Centers for Disease Control and Prevention's Public Health Image Library (PHIL)).

11.1.1.4 Mögliche Komplikationen

– Die häufigsten Komplikationen sind bakterielle Sekundärinfektionen, d. h. Otitis media, Bronchopneumonie sowie Diarrhö,
– in nur noch seltenen Fällen treten heute „Masernkrupp" (begleitende Kehlkopfentzündung), Bronchiolitits sowie Masernpemphigoid auf,
– in 50 % der Fälle treten pathologische EEG-Veränderungen (ohne klinische Hinweise auf eine Encephalitis) auf,
– Thrombozytopenie (1 : 6.000 Fällen),
– die akute Masernenzephalitis (1 : 1.000 Fällen) tritt 3–9 Tage nach Exanthembeginn auf. Symptome können umfassen: Bewusstseinsstörungen (Somnolenz, Koma), epileptische Anfälle, Hemiplegien, sowie Hirnnervenlähmungen. Die Letalität liegt heute noch bei 30 % und die Defektheilungsrate bei 20 %,
– die subakut skelorosierende Panenzephalitis (SSPE) (ca. 5 : 1 Mio. Fällen) ist eine persistierende Maserninfektion des zentralen Nervensystems. Sie tritt mit einer Latenzzeit von 5–10 Jahren auf. Drei Stadien sind zu beobachten: Verhaltensauffälligkeiten, Myoklonien und Anfälle sowie Dezerebrationsstarre [5].

11.1.1.5 Diagnostik

Blutentnahme: Leukopenie mit verminderten Granulozyten und Lymphozyten,
serologisch: mögliche Isolierung des Virus aus Blut, Rachensekret, Urin und Liquor,
IgM-Antikörper: nachweisbar sind diese masernspezifischen Antikörper in der Regel nach den ersten drei Exanthemtagen,
Virusdirektnachweis: mittels RT-PCR.

11.1.1.6 Therapie

– Die Therapie erfolgt meist symptomatisch, da es keine etablierte antivirale Behandlung gibt; Antipyrese, ausreichende Zufuhr von Flüssigkeiten sowie Sekretolyse. Im Falle einer Masernpneumonie oder Masernotitis kann auch eine antibiotische Therapie bei bakteriellen Begleitinfektionen notwendig werden.

11.1.1.7 Prophylaxe

– Der Impfkalender der Ständigen Impfkommission (STIKO) sieht eine aktive Immunisierung vor.
– Aktuell (August 2017) lautet die Empfehlung, die Impfung aufgrund des Ausbruchspotenzials bei Einzug in eine Gemeinschaftsunterkunft ab dem 9. Lebensmonat (als MMR-Kombinationsimpfstoff) und eine weitere im 2. Lebensjahr durchzuführen (so früh wie möglich unter Beachtung des Mindestabstandes von 4–6 Wochen) [6, 7].
– Eltern sollten darüber aufgeklärt werden, dass zwischen dem 7. und 12. Tag nach einer Impfung „Impfmasern"-Symptome, d.h. Fieber, ein flüchtiges Exanthem und eine Konjunktivitis, auftreten können. Diese sind meist nicht ansteckend und zeigen die Ausbildung einer guten Immunität an [8, 9].

Im Falle eines **Masern-Ausbruchs in einer Gemeinschaftsunterkunft** werden unter anderem folgende Maßnahmen von Seiten des Robert Koch-Institutes empfohlen [10]:
Isolierung der betroffenen Personen bis zum Abklingen der Symptome (Aufhebung der Isolationspflicht frühestens fünf Tage nach Auftreten des Exanthems).
Postexpositionelle Impfung von Kontaktpersonen mit unklarem oder fehlendem Impfstatus bzw. nur einmalig gegen Masern Geimpften (innerhalb von drei Tagen nach Exposition). Frühestmöglicher Impftermin: ab dem 9. Lebensmonat (nach intensiver individueller Nutzen-Risiko-Abwägung auch ab dem 6.–8. Lebensmonat). Bei immundefizienten und chronisch kranken Patienten kann eine passive Immunisierung mit humanem Immunglobulin innerhalb von sechs Tagen erwogen werden.
Beachte: Das zuständige Gesundheitsamt ist über den Ausbruch zu informieren. Die Maßnahmen sollten in Abstimmung mit dem Gesundheitsamt erfolgen.

11.1.2 Röteln (Rubella)

Bei Röteln (Rubella, Rubeola) handelt es sich um eine hochkontagiöse Viruserkrankung. Der Krankheitsverlauf ist in der Regel mit einer geringen Beeinträchtigung des Allgemeinzustands verbunden. Gefürchtet ist allerdings der Ausbruch während einer Schwangerschaft (Embryofetopathie).

11.1.2.1 Erreger
–   Das Rubi-Virus ist ein einzelsträngiges RNA-Virus aus der Familie der Togaviren.

11.1.2.2 Epidemiologie
–   Röteln werden durch Tröpfcheninfektion übertragen. Es bestehen eine hohe Kontagiösität und ein niedriger Manifestationsindex. In der Regel sind Patienten ca. sieben Tage vor Ausbruch bis zu sieben Tage nach Ausbruch des Exanthems infektiös.
–   Ein Rötelnembryofetopathie-Risiko, d. h. das Risiko einer konnatalen Infektion, besteht bei diaplazentarer Infektion.
–   Die Inkubationszeit beträgt 14–21 Tage.

11.1.2.3 Klinisches Erscheinungsbild
–   25–50 % der Rötelnfälle verlaufen symptomfrei bzw. klinisch stumm.
–   Im Falle eines symptomatischen Verlaufs kommt es ca. sieben Tage nach Infektion zu einer Schwellung der zervikalen und nuchalen Lymphknoten. Der Allgemeinzustand ist nur mäßig beeinträchtigt, Prodromi sind leichtes Fieber, Kopf- und Gliederschmerzen sowie Halsschmerzen und eine Rhinokonjunktivitis.
–   Ein diskretes makulopapulöses hellrotes Exanthem beginnt hinter den Ohren, im Gesicht, und breitet sich über den Stamm und die Extremitäten aus. Die Dauer des exanthematösen Stadiums umfasst ein bis drei Tage.
–   Insbesondere bei Mädchen kommt es einige Tage nach Ausbruch des Exanthems zu einer transienten Polyarthralgie/Polyarthritis, die meist Finger- und Kniegelenke betrifft. Die Symptome dauern einige Wochen an und verschwinden dann in der Regel wieder [11].

11.1.2.4 Mögliche Komplikationen
Arthritis: Auftreten insbesondere bei Mädchen. Die Symptome dauern einige Wochen an und verschwinden dann in der Regel wieder.

Gregg-Syndrom/Embryopathie: Ca. 10 %–15 % der Frauen im geschlechtsreifen Alter haben keine Rötelnantikörper. Im Falle einer Infektion einer schwangeren Frau in den ersten Schwangerschaftsmonaten kann es zu Fehl- oder Frühgeburt oder konnataler Rötelninfektion kommen. Charakteristisch für die konnatale Rötelninfektion ist die Kombination aus Herzfehler, Katarakt und Innenohrschwerhörigkeit. Neugeborene weisen einen erhöhten Röteln-IgM-Titer auf und sind über einen längeren Zeitraum hochkontagiös. Bei Infektion der Mutter in der 1. bis 11. SSW ist das Risiko der Übertragung auf das Kind am höchsten. 85 % der Fälle führen dann zu Aborten, Frühgeburten und/oder Fehlbildungen [12].

11.1.2.5 Diagnostik
Die klinische Diagnose gestaltet sich oftmals aufgrund der Ähnlichkeit mit anderen viralen und nichtviralen Exanthemen sehr schwierig.

Blutentnahme: charakteristische Blutbildveränderungen – Leukopenie mit Lymphozytose und einem vermehrten Auftreten von Plasmazellen,

serologisch: mögliche Isolierung des Virus aus Rachensekret, Urin und Liquor, Nachweis spezifischer IgM-Antikörper,

Virusdirektnachweis: mittels RT-PCR.

11.1.2.6 Therapie
– Kinder werden bis zu sieben Tage nach Exanthembeginn im Krankenhaus isoliert betreut.
– Wie bei fast allen viralen Infekten erfolgt die Therapie ansonsten symptomatisch.
– Säuglinge mit konnataler Rötelninfektion müssen umfassend betreut werden und gelten bis zum Ende des ersten Lebensjahrs als infektiös.

11.1.2.7 Prophylaxe
– Die Empfehlung der Ständigen Impfkommission sieht eine zweimalige, meist gut verträgliche aktive Immunisierung von Kindern vor (meist im Rahmen der Mumps-, Masern- und Varizellenimpfung als Kombinationsvakzine).
– Die Überprüfung der Rötelnserologie bei Frauen im gebärfähigen Alter ist von hoher Relevanz.

11.1.3 Dreitagefieber (Exanthema subitum)

Das Dreitagefieber ist eine Viruserkrankung, die durch humane Herpesviren verursacht wird. Sie führt zu einem flüchtigen, makulopapulösen Exanthem in Verbindung mit einem einige Tage anhaltenden hohen Fieber.

11.1.3.1 Erreger

- Häufig durch das Humane Herpesvirus 6 (HHV-6),
- in selteneren Fällen verursacht durch das Humane Herpesvirus 7 (HHV-7).

11.1.3.2 Epidemiologie

- Eine Übertragung der Viren erfolgt überwiegend durch Speichel, möglicherweise auch durch Tröpfcheninfektion.
- Mit einem Gipfel zwischen dem 6. und 24. Lebensmonat handelt es sich bei dem Exanthema subitum um die am häufigsten auftretende Exanthemerkrankung im ersten Lebensjahr.
- Die Inkubationszeit beträgt 5–15 Tage.

11.1.3.3 Klinisches Erscheinungsbild

- Das hohe Fieber hält über ca. 3–4 (maximal 7–8) Tage an. Die Temperatur des Kindes bewegt sich häufig zwischen 39,5 °C und 41 °C [13].
- Der Allgemeinzustand bleibt währenddessen meist erstaunlich gut.
- Gegebenenfalls kommen eine Enteritis und Lymphadenopathie hinzu.
- Beim Fieberabfall, meist ab dem 4. Erkrankungstag, tritt im Nacken und Stamm (weniger im Gesicht) ein flüchtiges, nicht juckendes und nur leicht papulöses Exanthem auf [14].

11.1.3.4 Mögliche Komplikationen

Fieberkrämpfe: Etwa 8 % der Kinder leiden unter Fieberkrämpfen.

11.1.3.5 Diagnostik

Die klinische Diagnose gestaltet sich oftmals aufgrund der Ähnlichkeit mit anderen viralen und nichtviralen Exanthemen sehr schwierig.

Blutentnahme: Leukozytopenie mit relativer Lymphozytose, Nachweis spezifischer IgM-Antikörper.

11.1.3.6 Therapie

Symptomatische Behandlung mit Fokus auf Antipyrese, insbesondere um das Risiko des Auftretens von Fieberkrämpfen zu senken.

11.1.3.7 Prophylaxe
- Eine Impfung existiert bislang nicht.
- Eine klinische Isolierung infizierter Kinder ist nicht notwendig.

11.1.4 Ringelröteln (Erythema Infectiosum)

Bei den Ringelröteln handelt es sich um eine Viruserkrankung, die durch das *Parvovirus B19* ausgelöst wird. Sie ist mäßig bis stark ansteckend.

11.1.4.1 Erreger
- Das DNA-, einzelsträngige *Parvovirus B19*.

11.1.4.2 Epidemiologie
- Eine Übertragung der Viren erfolgt durch Tröpfcheninfektion.
- Die Ansteckungsgefahr ist in den Tagen vor Ausbruch des Exanthems am höchsten, mit Ausbruch des Exanthems sind Kinder in der Regel nicht mehr ansteckungsfähig.
- Eine diaplazentare Ansteckung ist möglich.
- Die Inkubationszeit beträgt üblicherweise 4–14 Tage.

11.1.4.3 Klinisches Erscheinungsbild
- Meistens kommt es ohne größere Symptome zum Auftritt des Exanthems, d. h., es gibt keine wesentliche Beeinträchtigung des Allgemeinzustands.
- Es kommt zu einer oft konfluierenden Rötung der Wangen, die als „Backpfeifengesicht" bezeichnet wird, einhergehend mit einer perioralen Blässe.
- Meist wird es auch Schmetterlingserythem genannt.
- Anschließend tritt ein makulopapulöses, juckendes, girlandenförmiges Exanthem (daher der Begriff „Ringel-Röteln") mit Ausdehnung auf Stamm und Extremitäten auf. Das Exanthem hält eine bis maximal sieben Wochen an [15].
- Insbesondere bei Mädchen treten Arthralgien oder eine Arthritis auf.

11.1.4.4 Mögliche Komplikationen
Postnatal: Hier finden sich äußerst selten Komplikationen.
Während einer Schwangerschaft: Trotz einer generellen Immunität von ca. 70 % aller Erwachsenen gegen das *Parvovirus B19* kann es zu einer Infektion während einer Schwangerschaft kommen. Das Risiko der Ansteckung des Fötus beträgt ca. 5–10 %. Komplikationen treten dann meist während der 13. und 20. Schwanger-

schaftswoche auf. In der Folge können Symptome wie Anämie oder Myokarditis (mit möglicher Herzinsuffizienz) erscheinen. Es kann im Falle eines nichtimmunologischen Hydrops fetalis auch zum Abort oder einer Totgeburt kommen [16].

Aplastische Krise: Bei einer vorbestehenden chronischen hämolytischen Anämie kann eine Infektion mit dem *Parvovirus B19* zu einer lebensgefährlichen aplastischen Krise führen.

11.1.4.5 Diagnostik

IgM-Antikörper: Nachweis spezifischer Antikörper ist selten, d. h. nur bei unklaren Krankheitsfällen erforderlich

11.1.4.6 Therapie

- Symptomatische Behandlung,
- eine intravenöse Verabreichung von Immunglobulinen ist bei abwehrschwachen Patienten mit chronischer Anämie angeraten,
- bei Neuinfektion mit dem *Parvovirus B19* während einer Schwangerschaft sollte zum Ausschluss eines Hydrops fetalis wöchentlich eine Unterschalluntersuchung durchgeführt werden,
- bei Vorliegen eines Hydrops fetalis werden intrauterine Transfusionen durchgeführt.

11.1.5 Windpocken (Varizellen)

Windpocken sind eine Viruserkrankung, die durch das Varicella-Zoster-Virus (HHV-3) ausgelöst werden. Die hochansteckende Infektionskrankheit betrifft v. a. den Stamm und geht mit einem juckenden und vesikulären Exanthem und Enanthem einher.

11.1.5.1 Erreger

- Varicella Zoster-Virus (HHV-3).

11.1.5.2 Epidemiologie

- Eine Übertragung der Viren erfolgt hauptsächlich durch direkten Kontakt mit Varizelleneffloreszenzen bzw. durch einen intensiven Kontakt mit Patienten.
- Die Kontagiösität ist hoch.
- Über 90 % aller Kinder werden bis zum 14. Lebensjahr infiziert [17].

- In tropischen Ländern hingegen erfolgt eine Infektion häufig erst später mit entsprechend niedrigeren Immunitätsraten – Literaturangaben reichen bis < 70 % – im Jugend- oder Erwachsenenalter [18].
- Eine hohe Kontagiosität besteht bereits zwei Tage vor Ausbruch des Exanthems.
- Die Inkubationszeit beträgt 14–16 Tage (maximal 9–21 Tage).
- **Klinisches Erscheinungsbild**
  - Es kommt zu starkem Juckreiz bei bläschenartigem Exanthem.
  - Es zeigt sich ein schubweises Auftreten des kranio- bis kaudalen Exanthems, beginnend am Stamm.
  - Sowohl das Gesicht als auch Kopfhaut und Mundhöhle sind betroffen.
  - Unterschiedliche Effloreszenzstadien (Macula, Papula, Vesicula, Crusta) führen zur so genannten „Heubner-Sternenkarte" bzw. zum „Sternenhimmel".

11.1.5.3 Mögliche Komplikationen

Bakterielle Superinfektionen der VZV-Effloreszenzen (insbesondere durch Staphylokokken und Streptokokken) in Form von Impetigo oder Abszessen können sich zeigen.

Zerebellitis (ca. 1 : 5.000): Eine Kleinhirn-bedingte Ataxie kann zu Beginn der zweiten Woche nach Auftreten der Effloreszenzen auftreten. Die Heilungsprognose ist gut, wobei die Symptome einige Wochen anhalten können.

Enzephalitis (ca. 1 : 40.000): Die früh im Krankheitsverlauf auftretende Enzephalitis kann zu schweren epileptischen Anfällen, Bewusstlosigkeit, Koma, Exitus letalis oder aber ausgeprägten Defektheilungen führen [19].

Schwere systemische Verläufe: Sie treten bei Immunsuppression bzw. bei zellulären Immundefekten auf, wie z. B. bei Leukämie, HIV-Infektionen, Organtransplantation, Kortikosteroidtherapie, sowie bei Frühgeborenen. Bei Kindern kommt es dann oft zu schweren progressiven Varizellen mit viszeraler Beteiligung wie Pneumonie, Meningoenzephalitis, Hepatitis und Pankreatitis. Die Letalität erreicht bis zu 20 %.

Fetales Varizellensyndrom: Bei Infektion einer Schwangeren in den ersten beiden Dritteln der Schwangerschaft und insbesondere während der 8. und 21. Schwangerschaftswoche kommt es zur Varizellenembryopathie, die zu fetalen Fehlbildungen führt.

Konnatale Varizellen: Es handelt sich um eine Varizellenerkrankung des Neugeborenen innerhalb der ersten zehn Lebenstage. Die Heilungsprognose hängt vom Erkrankungszeitpunkt der Mutter ab. Bei Manifestierung der Windpocken zwischen fünf Tagen vor und bis zu zwei Tagen nach der Entbindung werden nur ungenügend Antikörper auf das Neugeborene übertragen und es kommt zu einer schweren Erkrankung zwischen dem 5. und 10. Lebenstag. Die Letalitätsprognose beträgt dann bis zu 30 % [20]. Erkrankt die Mutter hingegen mehr als fünf Tage vor der Entbindung, so erkrankt das mit Varizellen geborene Kind bis zum 4. Lebenstag und hat eine normale Heilungsprognose.

11.1.5.4 Diagnostik
- **IgM-Antikörper:** Nachweis spezifischer VZV-Antikörper,
- **direkter Virusnachweis:** Im Elektronenmikroskop lässt sich das Virus aus dem Bläscheninhalt der Windpocken nachweisen.

11.1.5.5 Therapie
- Es kann eine symptomatische Behandlung erfolgen, meist mit zinkhaltigen Schüttelmixturen, die den Juckreiz lindern, indem sie die Effloreszenzen austrocknen.
- Eine systemische juckreizhemmende Therapie kann bei sehr starker Beeinträchtigung des Patienten angesetzt werden.
- Um die sehr hohe Infektionsgefahr durch Kratzeffloreszenzen einzudämmen, ist das Kürzen der Fingernägel angeraten.
- Die intravenöse Verabreichung von Aciclovir ist bei konnatalen Varizellen, bei schwerem bzw. kompliziertem Krankheitsverlauf sowie bei immunsupprimierten Patienten indiziert.

11.1.5.6 Prophylaxe
- Eine Impfung mit Varizellenlebendimpfstoff wird für alle Kinder zwischen dem 11. und 14. Lebensmonat durch die Ständige Impfkommission (STIKO) empfohlen. Diese Empfehlung gilt auch für ungeimpfte ältere Kinder (ohne durchgemachte Varizellen) bis 18 Jahren, für seronegative Frauen mit Kinderwunsch sowie für Risikopatienten.
- Bei geflüchteten Kindern ist diese Impfung angezeigt, da sie in den meisten Herkunftsländern nicht im Impfplan enthalten ist.
  - Aufgrund des Ausbruchspotenzials in Gemeinschaftseinrichtungen sollte auf einen Mindestimpfschutz, der Mumps, Masern und Röteln (MMR) sowie Varizellen (V) beinhaltet, Wert gelegt werden. Die erste Varizellen-Impfung ab dem Alter von elf Lebensmonaten sollte entweder simultan mit MMR erfolgen, dann jedoch nicht als Kombinationsimpfstoff, sondern verteilt auf einen MMR- und V-Impfstoff, der an zwei unterschiedlichen Körperstellen verimpft oder im mindestens vierwöchigen Abstand verabreicht wird. Bei Erstimpfung mit einem MMR+V-Kombinationsimpfstoff wurde eine erhöhtes Auftreten von Fieberkrämpfen berichtet [21] (siehe dazu auch Kapitel Impfempfehlungen). Die zweite Impfung kann dann (im Alter von 15–23 Monaten) als MMR+V-Kombinationsimpfstoff verabreicht werden.

- Bei geflüchteten Kindern und Jugendlichen ist die Varizellenimpfung entsprechend dem Nachholimpfkalender der Ständigen Impfkommission bis 18 Jahren angezeigt. Dies sollte so früh wie möglich nach Ankunft in einer Gemeinschaftseinrichtung erfolgen (ebenso wie MMR).

Varizellen waren 2016 die am häufigsten übermittelte meldepflichtige Infektionskrankheit bei Flüchtlingen in Deutschland [22]. Ausbrüche in Gemeinschaftunterkünften stellen eine besondere Herausforderung dar. Wichtige Infektionsschutzmaßnahmen sind die Isolierung Erkrankter und enger Kontaktpersonen, postexpositionelle Impfungen, Riegelungsimpfungen, Identifikation besonders gefährdeter Kontaktpersonen (Schwangere, Neugeborene, Immundefiziente) und in begründeten Fällen die Gabe von Varizella-Zoster-Immunglobulin (beispielsweise bei Varizella-exponierten Immunsupprimierten, Schwangeren, Frühgeborenen). Das Dokument *Management von Ausbrüchen in Gemeinschaftsunterkünften für Asylsuchende* des Robert Koch-Instituts [23] enthält wertvolle Hinweise (Stand 09.10.2015):

> Im Falle eines Ausbruchs in einer Gemeinschaftsunterkunft wird eine Isolierung von Erkrankten empfohlen, sofern keine stationäre Behandlung erfolgen muss (Einzel- oder Kohortenisolierung)
> - eine Einzelisolierung sollte bis sieben Tage nach Auftreten der letzten Effloreszenzen (also bis zum Ende der Ansteckungsfähigkeit) erfolgen,
> - eine Kohortenisolierung sollte bis ca. 14–16 Tage nach letztmaliger Exposition durchgeführt werden,
> - als Exposition zu Varizellen-Erkrankten gilt das Verbringen von mindestens einer Stunde in einen Raum mit dem Indexpatienten, direkter („face to face") Kontakt oder das Führen eines gemeinsamen Haushaltes.
>
> Die Postexpositionsprophylaxe umfasst die aktive Immunisierung innerhalb von fünf Tagen nach Exposition bzw. innerhalb von drei Tagen nach dem Auftreten des Exanthems beim Indexpatienten.
> Eine Prophylaxe durch Varizella-Zoster-Immunglobulin kann innerhalb von 72 Stunden bis maximal zehn Tage nach Exposition bei entsprechenden Risikogruppen (Immunsupprimierte, Schwangere, Frühgeborene) durchgeführt werden (siehe STIKO-Empfehlungen).
> Eine Prophylaxe mit Aciclovir ist ab dem 7.–9. Tag nach Exposition möglich.

11.1.6 Scharlach (Scarlatum)

Scharlach ist eine bakterielle Infektion durch β-hämolysierende Streptokokken der Gruppe A. Von Scharlach wird bei gleichzeitigem Auftreten einer Angina tonsillaris und dem charakteristischen Exanthem gesprochen.

11.1.6.1 Erreger
- β-hämolysierende Streptokokken der Gruppe A.

11.1.6.2 Epidemiologie
- Eine Übertragung der Bakterien erfolgt überwiegend durch Tröpfchen- oder Kontaktinfektion über Mund und Rachen. Darüber hinaus kann der Erreger auch über offene Wunden übertragen werden (Wundscharlach).
- Die Inkubationszeit beträgt 2–5 Tage.

11.1.6.3 Klinisches Erscheinungsbild
- Die ersten Krankheitssymptome sind Fieber, Halsschmerzen und Erbrechen.
- Ein Enanthem mit einer tiefroten, entzündlichen Verfärbung der Rachenschleimhaut tritt auf.
- Eine Tonsillitis mit eitrigen Stippen ist erkennbar.
- Die Zunge ist zunächst weißlich belegt, bevor es ab dem 3. Tag der Erkrankung zu einer Himbeerzunge kommt, d. h. einer deutlich geröteten Zunge mit klar erhabenen Papillen.
- Ein Exanthem beginnt nach 1–2 Tagen am Stamm, breitet sich dann axillär sowie inguinal aus. Das Exanthem ist kleinfleckig mit stecknadelkopfgroßen Papeln.
- Das Exanthem geht nach ca. sieben Tagen in eine grobe, kleieförmige Schuppung über, zunächst an Gesicht und Körper, dann v. a. an Zehen- und Fingerkuppen.

11.1.6.4 Mögliche Komplikationen
- Rheumatisches Fieber kann ca. 21 Tage später ausbrechen.
- Eine akute Glomerulonephritis kann ca. 6–10 Tage nach der Streptokokken-Infektion ausbrechen.

11.1.6.5 Diagnostik
- Streptokokkenschnelltest mittels Rachenabstrich.
- Antistreptolysintiter, Streptokinase sowie Desoxyribonuklease dienen vor allem zur Verlaufsbeurteilung.

11.1.6.6 Therapie
- Penicillin V ist über einen Zeitraum von zehn Tagen oral einzunehmen [24].
- Bei Therapieversagen bzw. falls allergische Reaktionen gegen Penicillin auftreten, kann auf ein Makrolidantibiotikum wie Erythromycin oder Clarithromycin zurückgegriffen werden.

Cornelia Feiterna-Sperling

11.2 Tuberkulose im Kindes- und Jugendalter

11.2.1 Altersabhängiges Erkrankungsrisiko

Die Tuberkulose im Kindes- und Jugendalter weist im Vergleich zu Erwachsenen eine Reihe von Besonderheiten auf. Zunächst bestehen für Kinder, insbesondere für Kinder unter fünf Jahren, nach einer Infektion mit *M. tuberculosis* ein höheres Risiko, eine Tuberkulose zu entwickeln, sowie eine höhere Mortalität im Vergleich zu älteren Kindern und Jugendlichen [25]. So liegt das Krankheitsprogressionsrisiko im 1. Lebensjahr bei > 40 %, bis zum 3. Lebensjahr bei 25 %, im Kindesalter bei 2,5–5 %, ein erhöhtes Erkrankungsrisiko von 10–15 % besteht dann wieder bei Jugendlichen. Unbehandelte Kinder im ersten Lebensjahr weisen das höchste Risiko für eine pulmonale Tuberkulose (30–40 %) sowie für eine tuberkulöse Meningitis und/oder Miliar-Tuberkulose (10–20 %) auf [26].

11.2.2 Klinik

Auch bei Kindern ist die Lungentuberkulose (Abb. 11.2) die häufigste Manifestationsform der Infektion. Die häufigste extrapulmonale Tuberkulose betrifft Lymphknoten, v. a. zervikal. Die klassischen Symptome und klinischen Hinweise für eine Tuberkulose (persistierender Husten > 2 Wochen, Fieber unklarer Genese > 1 Woche, Nachtschweiß, unerklärter Gewichtsverlust) finden sich bei Kindern, v. a. Kleinkindern, deutlich seltener als bei Erwachsenen. In vielen Fällen besteht nur eine unspezifische klinische Symptomatik, was die Diagnosestellung verzögern kann.

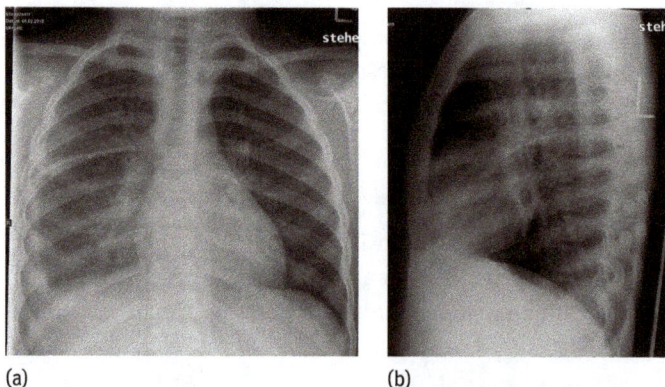

(a)   (b)

Abb. 11.2: Lungen-Tuberkulose bei einem Kind mit dem atypischen Bild einer Bronchopneumonie bds., dadurch ist eine Beurteilung der Hili zum Ausschluss einer Lymphknotenvergrößerung erschwert, Mantel-Pleuraerguss rechts und Erguss im kleinen und großen Lappenspalt (a, b).

11.2.3 Diagnostik

Im Gegensatz zu Erwachsenen gelingt im Kindesalter oft kein kultureller Nachweis von Erregern des *M.-tb.*-Komplexes (paucibazilläre Form der Tuberkulose), trotzdem soll bei Verdacht auf eine Tuberkulose immer eine sorgfältige Erregerdiagnostik angestrebt werden. Diese erfolgt bei Säuglingen und Kleinkindern über die Entnahme von Nüchternmagensaft (enthält verschlucktes Bronchialsekret) an drei aufeinanderfolgenden Tagen. Ab dem Schulkindalter kann induziertes Sputum (dreimalig) für die Erregerdiagnostik gewonnen werden.

Der bevorzugte immuno-diagnostische Test bei Kindern unter fünf Jahren ist der Tuberkulin-Hauttest (THT). IGRAs (Interferon-Gamma-Release-Assays) haben in einer Reihe von Studien bei jüngeren Kindern häufiger falsch negative oder nicht auswertbare Ergebnisse gezeigt [27–29]. Bei älteren Kindern kann der THT oder IGRA alternativ verwendet werden. Die Latenzphase des THT zwischen einer Infektion und dem Auftreten eines positiven Testresultates zeigt, dass der THT im Falle einer Infektion bei Kindern durchschnittlich nach fünf Wochen positiv wird und es meist bis acht Wochen nach Kontakt zu einer Tuberkulinkonversion kommt [30]. Empfohlen wird daher, nach einem Kontakt zu einer infektiösen Tuberkulose einen initial negativen THT insbesondere bei jungen Kindern 6–8 Wochen nach Exposition zu wiederholen. Spezifische Daten zur Latenzphase der IGRAs bei Kindern liegen nicht vor.

Das Röntgenbild hat bei Kindern eine eingeschränkte Sensitivität und Spezifität für eine Tuberkulose [31, 32]. Häufig zeigt sich bei einer Tuberkulose im Kindesalter radiologisch eine hiläre Lymphknotenvergrößerung (Abb. 11.3), adulte Formen, wie Kavernen, sind selten und finden sich dann eher bei Jugendlichen.

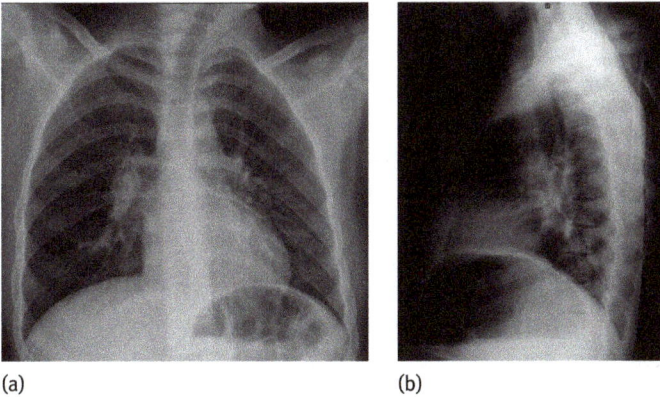

(a)   (b)

Abb. 11.3: Lungentuberkulose im Kindesalter, hier mit dem Bild einer einseitigen Hilusvergrößerung rechts und Bronchopneumonie beidseits (a, b).

11.2.4 Chemoprophylaxe

Kinder unter fünf Jahren sollen aufgrund des erhöhten Erkrankungsrisikos in dem Alter nach Kontakt zu einer infektiösen Tuberkulose umgehend eine Chemoprophylaxe erhalten, sofern es keine diagnostischen Hinweise auf eine Tuberkulose gibt. Bei älteren Kindern und Jugendlichen kann eine Chemoprophylaxe beim Vorliegen eines Immundefektes (z. B. HIV-Infektion) oder anderer Risikofaktoren erwogen werden.

Die Chemoprophylaxe erfolgt mit Isoniazid [INH] (10 mg/kg (Range 7–15 mg/kg) (ggf. mit Pyridoxin 1–2 mg/kg 1 × täglich bei Säuglingen, dystrophen Kindern oder Jugendlichen, Maximaldosis 300 mg, 1 × täglich), sofern bei der Kontaktperson keine INH-Resistenz bekannt ist, bis zum Ausschluss einer Infektion.

11.2.5 Chemoprävention

Bei einer latenten tuberkulösen Infektion (LTBI), d. h. dem Vorliegen eines positiven immuno-diagnostischen Testergebnisses ohne Hinweis auf eine Organmanifestation, wird eine Chemoprävention für alle Kinder und Jugendliche empfohlen. Diese erfolgt mit Isoniazid (ggf. mit Pyridoxin) über eine Gesamtdauer von neun Monaten oder alternativ mit Isoniazid (ggf. mit Pyridoxin) und Rifampicin für drei Monate. Die Medikamentendosierungen entsprechen den WHO-Empfehlungen von 2014 [33].

11.2.6 Therapie

Die Therapie der pulmonalen oder extrapulmonalen Tuberkulose wird wie bei Erwachsenen als Kombinationstherapie unter Berücksichtigung möglicher oder gesicherter Resistenzen durchgeführt. Aufgrund des häufig fehlenden Erregernachweises sollte bei Kindern bereits bei klinischem Verdacht nach initialer Erregerdiagnostik eine antituberkulotische Kombinationstherapie begonnen und bis zum Nachweis einer anderen Ursache fortgesetzt werden. Die Therapie muss insbesondere bei Säuglingen und Kleinkindern zügig einsetzen und zuverlässig über den gesamten Therapiezeitraum fortgesetzt werden.

Die Dosierungsempfehlungen der Erstrangmedikamente für Kinder entsprechen den WHO-Empfehlungen von 2014 [33] und sind in Tab. 11.1 dargestellt. Die Dosierungen zur Therapie von Adoleszenten entsprechen denen bei Erwachsenen [34].

Die Therapieprinzipien entsprechen denen der Erwachsenen, die Initialphase der sensiblen, unkomplizierten Tuberkulose beinhaltet eine Dreifachtherapie mit INH, RMP und PZA, gefolgt von einer Zweifachtherapie mit INH und RMP für vier Monate (Gesamtdauer sechs Monate), die komplizierte und extrapulmonale Tuberkulose wird in der Regel mit einer Vierfachtherapie (INH, RMP, PZA, EMB) behandelt, die Behandlungsdauer ist abhängig von der Manifestationsform [33–35].

Tab. 11.1: Dosierungen der Erstrang-Antituberkulotika nach WHO-Empfehlung 2014 [33].

Medikament	Dosis pro Tag	Unerwünschte Arzneimittelwirkungen
Isoniazid (INH)	10 mg/kg/die* (7–15 mg/kg/d) Maximum 300 mg	transiente Leberwerterhöhung, schwere Hepatitiden (sehr selten < 0,1 %), periphere Neuropathie, Parästhesien
Rifampicin (PZA)	15 mg/kg/die* (10–20 mg/kg/d) Maximum 600 mg	Verfärbung von Körperflüssigkeiten, Leberenzymanstieg, gastrointestinale Nebenwirkungen, Juckreiz, Hypersensitivität, Medikamenteninteraktionen durch Cytochrom-p450-Aktivierung
Pyrazinamid (PZA)	35 mg/kg/die* (30–40 mg/kg/d) Maximum 2000 mg	Hepatotoxizität, Harnsäureanstieg, Arthralgie, Exanthem, Pruritus Photosensitivität
Ethambutol (EMB)	20 mg/kg/die* (15–25 mg/kg/d) Maximum 2500 mg	Optikusneuritis (dosisabhängig, selten), Exanthem, Schwindel

* als einmal tägliche Gabe

Cave!
In jedem Fall muss die Behandlung der Tuberkulose im Kindesalter in enger Kooperation mit einem erfahrenen Zentrum erfolgen.

Katarina Braune
11.3 Unkomplizierte banale Infekte

Bei Kindern, insbesondere im Säuglings- und Kleinkindalter, treten Infekte der oberen Atemwege sehr häufig auf. Die Unreife des kindlichen Immunsystems sowie altersabhängige anatomische Gegebenheiten (adenoide Vegetationen) begünstigen Infektionserkrankungen der Luftwege. In Gemeinschafts- und Notunterkünften sind geflüchtete Kinder durch hygienische Bedingungen, Kälte und Zugluft, erhöhten Stress sowie durch die Unterbringung von vielen Menschen auf engstem Raum besonders exponiert. Des Weiteren sind Kinder aus Kriegs- und Krisengebieten nicht selten durch eine Mangel- bzw. Fehlernährung (z. B. Vitaminmangel, Zink- und Eisenmangel) immungeschwächt. Je nach Alter des Kindes unterscheiden sich das Symptommuster, die Therapie sowie das Auftreten spezifischer Erkrankungsformen. Meist handelt es sich um harmlose virale Infekte mit selbstlimitierendem Verlauf, welche häufig nur eine symptomatische Therapie erfordern. Eine chronische Rhinosinusitis kann jedoch die Folge sein. Diese ist definiert durch eine „über zwölf Wochen andauernde nasale

Obstruktion und/oder Sekretprobleme" [36]. Prädisponierend können allergische Entzündungen der Nasennebenhöhlen und der oberen Atemwege wirken [36].

11.3.1 Klinik

Je jünger das Kind, desto unspezifischer kann die Symptomatik in Erscheinung treten. Initial zeigt sich häufig Fieber, in den Folgetagen treten Schnupfen, Husten, Halskratzen und Heiserkeit auf, nicht selten kommt es zu Mattigkeit und Appetitmangel. Im Säuglingsalter zeigt sich oft eine gastrointestinale Beteiligung. Für das Kleinkindalter typisch ist eine Fortsetzung des Infekts als Otitis media. Daher ist die Begutachtung der Trommelfelle bei der klinischen Untersuchung obligat.

11.3.2 Therapie

Die einfachste Möglichkeit bieten Kochsalz-Nasensprays bzw. nasale Lavagen mit 250 ml einer iso- oder leicht hypertonischen Kochsalzlösung [36]. Die supportive Therapie zur Abschwellung der Nasenschleimhäute erfolgt mit lokalen α1-Sympathikomimetika (z. B. Xylometazolinhydrochlorid 0,025 % für Säuglinge und Kleinkinder bis zwei Jahren, 0,05 % für Kinder von zwei bis sechs Jahren, 0,1 % ab sechs Jahren). Diese sollten maximal fünf Tage angewendet werden, da es bei Dauergebrauch zu einer atrophischen Rhinitis kommen kann. Fieber ab 38,5 °C kann mit Ibuprofen oder Paracetamol in Form von Saft oder Zäpfchen gesenkt werden. Es empfiehlt sich, ein Thermometer an die Eltern des erkrankten Kindes bzw. zuständige betreuende Person auszuhändigen, da diese in den Not- und Gemeinschaftsunterkünften nur selten vorhanden sind. Bei zähem Schleim können Sekretolytika verabreicht werden. Sedative Antitussiva sollten – wenn überhaupt – nur bei trockenem, jedoch nicht bei produktivem Husten eingesetzt werden. Als ergänzende Maßnahmen zur medikamentösen Therapie bieten sich Wadenwickel bei Fieber, Inhalationen mit 0,9 % Kochsalzlösung oder Kamille zur Befeuchtung der Atemluft und bei Kindern ab dem Schulalter das Einreiben der Brust mit menthol- oder eukalyptushaltigen Salben an.

Da die meisten banalen Infekte viraler Genese sind (Rhino-, Adeno-, Influenza- und Parainfluenzaviren), sollten Antibiotika nur bei Atemwegsinfekten mit bakterieller Superinfektion (z. B. durch Streptokokken, Pneumokokken, Staphylokokken) verordnet werden. Zur diagnostischen Abklärung im ambulanten Umfeld empfiehlt sich ein Streptokokken-A-Schnelltest (Achtung: Dieser ist sehr spezifisch, jedoch nicht besonders sensitiv. Bei positivem Testergebnis kann von einer Infektion mit Streptokokken der Serogruppe A ausgegangen werden. Bei negativen Testergebnissen sollte primär nach der klinischen Symptomatik entschieden werden.).

Häufige Infekte (bis zu zwölf pro Jahr) sind insbesondere bei kleinen Kindern aufgrund der Unreife des humoralen Immunsystems nicht ungewöhnlich. Treten sie häufiger oder chronisch-rezidivierend mit schwerer Verlaufsform auf oder sind weniger pathogene Erreger die Ursache, sollte ein Immundefekt ausgeschlossen werden [37].

11.3.3 Differentialdiagnosen

- Bei anhaltenden Beschwerden, einseitigem oder blutigem Sekret: Fremdkörper in der Nase, Lues connata, Diphtherie,
- chronischer oder rezidivierender Husten: tief aspirierter Fremdkörper, Allergien, Asthma bronchiale, cystische Fibrose, Tuberkulose. Eine suffiziente Inhalationstherapie muss in der Einrichtung gewährleistet sein,
- bei Dyspnoe mit Tachypnoe, Nasenflügeln und/oder Zyanose im Säuglings- und Kleinkindalter: RSV-Bronchiolitis (Abstrich mit Antigen-Schnelltest!). Vor allem bis zum 6. Lebensmonat oder bei vorgeschädigter Lunge (z. B. bei ehemaligen Frühgeborenen oder Kindern mit Herzfehlern) kann diese Infektion schwerwiegend verlaufen. Eine stationäre Aufnahme mit Monitorkontrolle ist aufgrund der Apnoegefahr indiziert!

Katarina Braune

11.4 Otitis media acuta

Die Entzündung des Mittelohres zählt zu den häufigen entzündlichen Erkrankungen des Kindesalters. Oft geht ein Infekt der oberen Luftwege voraus bzw. tritt begleitend auf. Insbesondere Säuglinge und kleine Kinder sind aufgrund ihrer im Vergleich zum erwachsenen Menschen kürzeren Tuba auditiva prädisponiert. Weiterhin begünstigen Belüftungsstörungen des Mittelohres, z. B. durch adenoide Vegetationen, das Auftreten von Otitiden. Meist sind die Infekte viraler Genese, es kann jedoch im Verlauf zu einer bakteriellen Superinfektion kommen.

11.4.1 Klinik

Die akute Verlaufsform der Otitis media äußert sich durch plötzlich auftretende, häufig starke Ohrenschmerzen, welche oft von Fieber begleitet werden. Weiterhin kann es zu Hörstörungen und Schwindel kommen. Otoskopisch zeigen sich eine Rötung und Vorwölbung des Trommelfells, ggf. ein Fehlen des Lichtreflexes oder ein Erguss. Perforiert das Trommelfell, kommt es zum Austreten von Sekret aus dem Gehörgang und zu einer Linderung der Beschwerden. Wichtig ist der Ausschluss einer Mastoiditis durch Inspektion und Palpation.

11.4.2 Therapie

In der Regel verläuft die Erkrankung selbstlimitierend und erfordert nur eine symptomatische Therapie mit abschwellenden Nasentropfen (Ohrentropfen sind nach aktuellen Leitlinien nicht indiziert!) und Ibuprofen zur antientzündlichen, analgetischen und fiebersenkenden Therapie. Ein genereller Einsatz von Antibiotika ist nicht indiziert. Der Einsatz von Antibiotika (1. Wahl: Amoxicillin 50 mg/kg/d, 2. Wahl: Cefuroxim 20–30 mg/kg/d, bei Penicillinallergie Makrolide wie z. B. Erythromycin) sollte nach klinischen Kriterien erwogen werden (immunsupprimierte Patienten, schwere Grunderkrankungen, Cochleaimplantatträger, beidseitige Otitis, keine klinische Besserung unter > 48 h symptomatischer Therapie, Säuglinge unter sechs Monaten – immer intravenöse Gabe) [38].

Katarina Braune

11.5 Gastroenteritis

Diarrhö ist definiert durch
- mehr als drei Stuhlentleerungen pro Tag,
- weiche bis flüssige Stuhlkonsistenz,
- eine erhöhte Stuhlmenge.

Ein zutreffendes Kriterium ist bereits ausreichend.

Durch die oft mangelhaften hygienischen Bedingungen auf der Flucht und in den Notunterkünften besteht insbesondere für kleine Kinder eine erhöhte Infektionsgefahr für gastrointestinale Infektionserkrankungen.

11.5.1 Klinik

In den meisten Fällen handelt es sich um eine akute, unspezifische Gastroenteritis, mit Übelkeit und Erbrechen einhergehend, mit selbstlimitierendem Verlauf. Ursächlich sind Viren (Noro-, Rota-, Adeno-, Coronaviren), Bakterien (*Campylobacter jejuni*, Shigellen, *E. coli*, Salmonellen, Yersinien) oder Lebensmitteltoxine. Anhaltende (ab zwei Wochen) oder hochfieberhafte Verläufe bedürfen hingegen der diagnostischen Abklärung. Hier können Erregerpersistenzen oder nichtinfektiöse Ursachen vorliegen (z. B. Zöliakie, chronisch-entzündliche Darmerkrankungen, Malassimilation, medikamenteninduzierte Diarrhö, Reizdarmsyndrom). Auch bei Parasitenbefall durch Protozoen und Würmer kann es zu gastrointestinalen Beschwerden kommen.

11.5.2 Therapie

Bei den meisten Gastroenteritiden ist eine spezifische Therapie in der Regel nicht erforderlich. Auf ausreichende Flüssigkeitszufuhr ist insbesondere bei kleinen Kindern zu achten. Das Flüssigkeits- und Elektrolytdefizit sollte mit Elektrolytlösung möglichst oral ausgeglichen und ggf. mit Antiemetika (z. B. Dimenhydrinat, 1,25 mg pro kg Körpergewicht, bis zu 4 × täglich) supportiv behandelt werden. Für den Schweregrad der Dehydratation sind die periphere Zirkulation (Rekapillarisierungszeit > 2 Sekunden, kalte, livide Extremitäten) ausschlaggebend sowie trockene Haut und Schleimhäute, Schläfrigkeit, Kopfschmerzen und bei Säuglingen eine eingefallene Fontanelle. Bei starker Dehydratation oder anhaltendem Erbrechen ist eine intravenöse Volumenersatztherapie nötig (mit Kochsalz- oder einer anderen kristallinen Elektrolytlösung, initial 20 ml/kg innerhalb von 15 min, restliche Infusionstherapie nach Serumelektrolyten). Antidiarrhoika wie Loperamid sind bei Kindern unter zwölf Jahren kontraindiziert. Eine antibiotische Therapie ist nur bei Verdacht auf Sepsis mit bestimmten, bakteriellen Erregern indiziert (Clostridien, Amöbiasis, Cholera, Typhus, Shigellen) und bleibt einer stationären Therapie vorbehalten.

Bei parasitären Wurmerkrankungen sollte eine Eradikationstherapie mit Antihelminthika (Albendazol ab sechs Jahren, Mebendazol und Praziquantel ab zwei Jahren, Pyrvinium ab einem Jahr zugelassen) erfolgen. Diese muss immer die eng zusammenlebenden Familienmitglieder mit einschließen, ebenso wie eine Sanierung von Kleidung und Bettwäsche.

Hygienemaßnahmen, insbesondere im Bereich der Händehygiene, beim Toilettengang und bei der Lebensmittelhygiene, sind essentiell, um eine weitere Ausbreitung zu verhindern [39–41].

> **Cave!**
> Gastroenteriden mit Hinweis auf epidemiologisches Geschehen (mindestens zwei betroffene Personen) sind nach § 6 Infektionsschutzgesetz (IfSG) namentlich meldepflichtig! Dafür ist bereits der Verdacht ausreichend.

Kasuistik: Anaphylaktischer Schock durch Echinokokkose

Auf die einzelnen Helminthosen wird im Kapitel Infektiologie im Erwachsenenteil eingegangen, aus der klinischen Praxis möchten wir jedoch an dieser Stelle einen interessanten Fallbericht einfügen:

– Ein 13 Jahre alter Junge aus Syrien ohne Vorerkrankungen oder Allergien erhielt bei einer „Rangelei" einen Schlag in den Bauch.

– Zwei Stunden später kam es zum Auftreten von Juckreiz, Erythrodermie, Erbrechen, einer Lidschwellung, Hypotonie und Tachykardie.

- Die Heimleitung kontaktierte den ärztlichen Notdienst. Dieser diagnostizierte einen anaphylaktischen Schock. Es wurden Adrenalin i. m. und Prednisolon i. v. verabreicht. Weiterhin ist eine i. v. Volumengabe erfolgt.
- In der MRT zeigten sich große Echinokokkuszysten (Abb. 11.4). Bislang war der Patient beschwerdefrei gewesen.

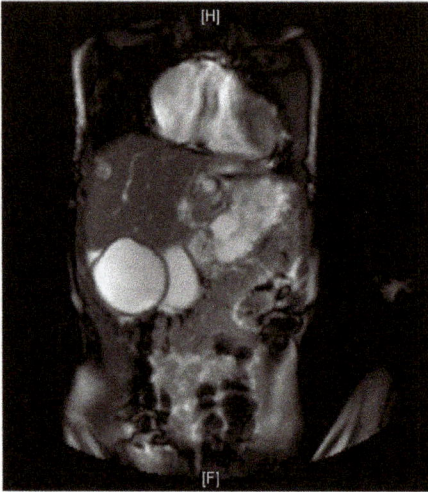

Abb. 11.4: MRT, Leber mit großen Echinokokken-zysten.

- Der anaphylaktische Schock war ursächlich auf die traumatisch bedingte Ruptur einer dieser Zysten zurückzuführen,
- Therapieoptionen: chirurgische Zystenentfernung, **P**unktion **A**spiration **I**njection **R**easpiration (PAIR), Albendazol-Therapie.

Marc Nikolaus
11.6 Meningitis

11.6.1 Einleitung [42–44]

Als Meningitis wird eine Entzündung der Hirn- und Rückenmarkshäute, genauer der Pia mater und der Arachnoidea mater, bezeichnet. Sie wird meist durch Bakterien oder Viren ausgelöst. Dieses Kapitel gibt einen Überblick zu klinischer Präsentation, essentieller Diagnostik und initialer Therapie infektiöser Meningitiden. Fehlen Hinweise auf eine infektiöse Genese, sollten jedoch nichtinfektiöse Formen differentialdiagnostisch in Betracht gezogen werden (onkologisch: Meningiosis neoplastica – rheumatologisch: Meningitis im Rahmen eines systemischem Lupus erythematodes oder Morbus Behçet – iatrogen: strahlen- bzw. medikamenteninduzierte Meningitis).

Die Meningitis tritt gehäuft bei Kindern und Jugendlichen auf. 70 % der Fälle betreffen Kinder unter fünf Jahren mit der höchsten Inzidenz innerhalb der ersten beiden Lebensjahre. Meningitiden sind in industrialisierten Ländern mit drei Fällen auf 100.000 für bakterielle und elf auf 100.000 für virale Meningitiden relativ selten. In anderen Teilen der Erde, insbesondere dem so genannten Meningitis-Gürtel (afrikanischer Kontinent – zwischen Sahara und Äquator), treten Meningitiden jedoch deutlich häufiger und teils mit epidemischem Charakter auf. Die Zahl der lebensbedrohlichen bakteriellen Meningitiden ist maßgeblich abhängig vom Impfstatus der Bevölkerung. Daher stellt der bloße Verdacht einer Meningitis bei geflüchteten Kindern aus Kriegs- und Krisengebieten mit unklarem Impfstatus bis zum Ausschluss einer bakteriellen Ursache einen medizinischen Notfall dar. Die sofortige Einweisung in eine Kinderklinik und rasche Diagnostik einschließlich einer Untersuchung des Liquors sind somit in der Regel unumgänglich.

11.6.2 Ätiologie [45, 46]

Infektiöse Meningitiden werden nach auslösenden Erregern in bakterielle (eitrige und nichteitrige) und abakterielle (meist viral, selten durch Pilze oder Parasiten) Formen eingeteilt. Das Auftreten der einzelnen Erreger ist vom Alter des Kindes abhängig. Innerhalb der ersten sechs Lebenswochen werden v. a. *Streptococcus agalactiae* der Lancefield-Gruppe B (*Gruppe-B-Streptokokken*, GBS) als Auslöser einer eitrigen Meningitis im Rahmen einer meist peripartal erworbenen Neugeborenensepsis gefunden. Seltener sind Infektionen mit *Escherichia coli* oder *Listeria monocytogenes* verantwortlich. Ab der siebten Lebenswoche überwiegen Infektionen mit *Neisseria meningitidis* (Meningokokken) und *Streptococcus pneumoniae* (Pneumokokken der Serotypen 6, 9, 14, 18 und 23). Bis zum fünften Lebensjahr treten bei fehlendem Impfschutz Meningitiden durch *Haemophilus influenzae Typ B* gehäuft auf. In westlichen Ländern sind diese Fälle aufgrund der Schutzimpfung jedoch selten geworden. Daneben gibt es nichteitrige bakterielle Meningitiden ausgelöst durch *Mycobacterium tuberculosis* und *Borrelia burgdorferi*.

Als abakterielle Meningitis wird eine meist durch Virusinfektionen ausgelöste meningeale Reizung bezeichnet, die von Fieber und einer messbaren Liquorpleozytose (Zellzahlerhöhung im Sinne einer Entzündungsreaktion) begleitet wird. Hierfür verantwortlich sind v. a. Enteroviren (insbesondere Coxsackie- und ECHO-Viren), die bei Kindern die Hälfte der identifizierten Erreger stellen. Seltener finden sich Erreger aus der Gruppe der Herpesviren (HHV 1, 2, 6, 7), Adenoviren und bei immundefizienten Kindern Infektionen durch das Humane Immundefizienz-Virus (HIV) sowie Reaktivierungen von Cytomegalie-Virus (CMV) oder Epstein-Barr-Virus (EBV). Bei fehlendem Impfschutz müssen auch weitere Enteroviren wie Polio und ferner Infektionen mit Mumps-, Masern-, Rötelnviren als Ursache in Betracht gezogen werden. Je nach Herkunftsland der geflüchteten Kinder sollten auch für uns seltene Erkrankungen

(z. B. Dengue-Fieber, Phlebotomus-Fieber, West-Nil-Fieber) differentialdiagnostisch bedacht werden.

Dispositions- und Risikofaktoren der bakteriellen Meningitis sind, neben fehlendem Impfschutz, Asplenie, Immundefekte, Otitis media, Sinusitis, Schädel-Hirn-Traumata, ventrikuloperitoneale Shunts und allgemein neurochirurgische Eingriffe.

11.6.3 Klinik [42, 47]

Bei Neugeborenen und Säuglingen sind die klinischen Zeichen einer Meningitis unspezifisch. Da sich eine Meningitis hier selten isoliert, sondern häufig als Folge einer unerkannten bakteriellen Infektion entwickelt, entspricht das klinische Bild dem der Sepsis (z. B. Trinkschwäche, Berührungsempfindlichkeit, Reizbarkeit, Lethargie, Tachykardie, Tachydyspnoe, Blässe, periphere Zyanose). Spezifischere Hinweise können eine gespannte Fontanelle, rezidivierendes Erbrechen oder Krampfanfälle geben. Fokal-neurologische Ausfälle gehören hingegen bereits zum Bild der Encephalitis.

Auch Kleinkinder zeigen in der Regel noch keine charakteristischen Symptome. Meningismus und Nackensteifigkeit fehlen auch hier meist. Eine vorgewölbte Fontanelle ist jenseits des sechsten Lebensmonats in der Regel ebenfalls nicht mehr zu tasten. Es finden sich neben allgemeinen Krankheitszeichen insbesondere Reizbarkeit, Lichtscheu, Lethargie und Fieber sowie je nach Alter des Kindes die Äußerung von Kopfschmerzen.

Ab dem Vorschulalter können auch bei Kindern Nackensteifigkeit und Meningismus nachgewiesen werden. Spezifische klinische Hinweise geben das Kernig-Zeichen (die passive Streckung des Knies in gebeugter Hüfte löst starken Kopf- und Rückenschmerzen aus), das Brudzinski-Zeichen (die passive Führung des Kopfes zur Brust führt zu einer reflexartigen Beugung in Knie und Hüfte) sowie das unspezifischere Lasègue-Zeichen (das passive Anheben des gestreckten Beines führt schon unterhalb eines Winkels von 45° zu starken Kopf- und Rückschmerzen). Ebenfalls hilfreich ist das „jolt accentuation maneuver" (schnelles Kopfschütteln führt zu einer eindeutigen Verschlimmerung der Kopfschmerzen).

Die klassische Trias aus Nackensteifigkeit, hohem Fieber und Bewusstseinsminderung ist selten. Auch bei Erwachsenen wird sie in nur etwa 45 % aller bakteriellen Meningitiden gefunden. Im Umkehrschluss macht das Fehlen aller drei Zeichen eine Meningitis bei älteren Kindern jedoch unwahrscheinlich.

Unabhängig vom Alter sollte bei Verdacht auf eine Meningitis in jedem Fall die gesamte Haut inspiziert und nach petechialen Hauteinblutungen abgesucht werden, wie sie insbesondere bei einer invasiven Meningokokkensepsis in 60–70 % der Fälle zu finden sind. Die Hautveränderungen zeigen sich v. a. an Stamm und Beinen und können zu Beginn sehr diskret sein. Im Verlauf können sich stecknadelkopfgroße Maculae und Petechien zu großen Ekchymosen ausbreiten. Ein fulminanter Progress des Hautbefundes ist hinweisend für das in 10–20 % der Fälle eintretende Waterhouse-

Friderichsen-Syndrom, welches jedoch typischerweise ohne Zeichen einer Meningitis abläuft. Neben Krampfanfällen, Encephalitis und septischem Schock können weitere Komplikationen wie Hirnödem, Hirnabszesse, Sinusvenenthrombosen und Schlaganfälle eintreten.

Alle genannten Symptome sind typisch für bakterielle eitrige Meningitiden. Abakterielle Meningitiden, insbesondere Formen, die sekundär zu einer viralen Atemwegsinfektion ablaufen, können klinisch unerkannt bleiben.

11.6.4 Diagnostik [42, 44]

Besteht der klinische Verdacht auf eine Meningitis, muss die Diagnose möglichst schnell gesichert werden. Eine Blutentnahme mit Blutbild, CRP und Procalcitonin, Blutkulturen sowie eine Urinanalyse können bereits ambulant erfolgen. Die wichtigste Maßnahme ist jedoch die Lumbalpunktion. Zur Diagnosesicherung und Differenzierung zwischen bakterieller und viraler Meningitis ist eine Liquoranalyse (unter Umständen noch in der Notaufnahme) unumgänglich. Kontraindikationen hierzu sind klinische Hinweise auf erhöhten Hirndruck (Vigilanzminderung, rezidivierendes Erbrechen, Stauungspapille), fokal-neurologische Ausfälle, Thrombozytopenie < 50.000/µl, Zeichen einer schweren Gerinnungsstörung und kardiorespiratorische Instabilität. Dies sollte nach Möglichkeit jedoch nur zu einem Aufschub der Lumbalpunktion führen. So müssen bei klinischem Verdacht auf Hirndruck umgehend eine Spiegelung des Augenhintergrunds und bei weiteren neurologischen Ausfällen bildgebende Diagnostik (nach Möglichkeit Schädelsonographie oder cMRT) erfolgen. Die initiale Liquordiagnostik umfasst Farbe, Trübung, Zellzahl, Zelldifferenzierung, Eiweiß-, Glucose- und Lactat-Werte sowie die sofortige Anfertigung und Mikroskopie eines Gram-Präparats. Die bakteriologische Kultur sowie PCR und serologische Analytik dürfen den Therapiebeginn nicht verzögern. Im Folgenden sind mögliche Liquorbefunde und Kriterien zur Differenzierung zwischen akuter bakterieller und abakterieller Meningitis tabellarisch aufgeführt (Tab. 11.2, 11.3).

Tab. 11.2: Liquorbefund: Bei Neugeborenen (NG) oder foudroyanten Verläufen zeigt sich oftmals eine große Zahl an Erregern bei geringer oder fehlender zellulärer Reaktion.

	Normwerte	bakteriell	viral
Zellen (/ml)	0–5 (NG bis 32)	0–> 1000	0–1000
Eiweiß (mg/dl)	< 40 (NG < 90)	> 100	< 100
Glucose (mg/dl)	> 40 bzw. 1/3 des Serumzuckers	< 30	normal
Lactat (mg/dl)	< 35	> 40	normal

Tab. 11.3: Klinische Scores: Der „Bacterial Meningitis Score" (*BMS*) eignet sich zur Differenzierung zwischen bakteriellen und abakteriellen Meningitiden. Ab einem Lebensalter von vier Monaten erreicht er eine hohe Sensitivität und Spezifität. Bei Kindern unter drei Monaten sollte der Score nicht angewandt werden. Eine abakterielle Meningitis ist wahrscheinlich, wenn keiner der aufgeführten Punkte zutrifft. Das * markiert die im Meningitistest enthaltenen Erweiterungen der BMS-Kriterien.

Bacterial Meningitis Score
A: positive Gram-Färbung im Liquor
B: absolute Neutrophilenzahl im Liquor > 1000 Zellen/µl
C: Liquor-Protein > 50* bzw. 80 mg/dl
D: absolute Neutrophilenzahl im Blut > 10.000 Zellen/µl
E: anamnestisch Krampfanfall im Rahmen der Erkrankung
Meningitistest
Procalcitonin Level ≥ 0.5 ng/ml*

11.6.5 Therapie [48, 49]

11.6.5.1 Initiale Therapie der bakteriellen Meningitis

< 6. Lebenswoche:
– Cefotaxim 200 mg/kg in drei Dosen + Ampicillin 300 mg/kg in drei Dosen (bei sehr schlechtem Allgemeinzustand + Aminoglykosid).

> 7. Lebenswoche:
– Dexamethason $2 \times 0{,}4$ mg/kg über zwei Tage (10–15 min vor Gabe des ersten Antibiotikums),
– Cefotaxim 200 mg/kg in drei Dosen.

Altersunabhängig (bei Nachweis einer eitrigen bakteriellen Meningitis):
– rasche Volumensubstitution zur Kreislaufstabilisierung,
– Flüssigkeitsbilanzierung,
– Bestimmung der Blutgruppe und Bereithalten von Thrombozytenkonzentraten und FFPs (fresh frozen plasma),
– Aufnahme auf eine Überwachungsstation, da es innerhalb der ersten 48 Stunden durch Endotoxinfreisetzung im Liquor zu einer Zunahme der Entzündungsreaktion und Ausbildung eines Hirnödems kommen kann.

Bei dringendem Verdacht auf Meningokokken-Meningitis:
– Isolierung des Kindes für 24 Stunden ab Beginn der antimikrobiellen Therapie,
– Meldung ans Gesundheitsamt innerhalb von 24 Stunden (auch der Nachweis *Haemophilus influenzae* ist meldepflichtig),
– Umgebungsprophylaxe (siehe unten).

11.6.5.2 Therapiedauer

– Meningokokken vier Tage, Pneumokokken sieben Tage, Haemophilus sieben Tage, GBS 14 Tage, Enterobacteriaceae 21 Tage, Listerien 21 Tage.

11.6.5.3 Verlauf und Prognose [42]

Nach Eintreffen des Kulturergebnisses wird die Therapie gegebenenfalls umgestellt und nach Antibiogramm entsprechend fortgeführt. So können z. B. Meningokokken zunehmend mit Penicillin G (500.000 IE/kg in vier Dosen) behandelt werden. Es sollten täglich ausführliche neurologische Untersuchungen erfolgen. Bei Auffälligkeiten müssen spätestens hier eine cMRT-Untersuchung und elektrophysiologische Messungen durchgeführt werden. Eine weitere Lumbalpunktion ist bei unkompliziertem Verlauf nicht notwendig. Eine Hörprüfung nach eitriger Meningitis muss vor Entlassung jedoch durchgeführt werden.

Eine bakterielle Meningitis kann je nach Alter des Kindes und Dauer bis zum Therapiebeginn in bis zu 30 % der Fälle mit Spätfolgen wie Hörstörungen, Krampfanfällen, Hirnnervenlähmungen, Hydrocephalus und allgemeiner Entwicklungsverzögerung einhergehen. Die Patienten sollten daher eine regelmäßige Nachsorge, z. B. in einem sozialpädiatrischen Zentrum, erhalten.

11.6.5.4 Initiale Therapie der viralen Meningitis

Hier ist in der Regel lediglich eine supportive Therapie notwendig. Virale Meningitiden zeigen meist einen milderen Verlauf, sind selbstlimitierend und können auch ambulant mit Bettruhe, analgetischer Therapie und ausreichender Flüssigkeitszufuhr behandelt werden.

11.6.6 Primärprävention und Chemoprophylaxe [49, 50]

Von der STIKO werden Schutzimpfungen gegen *Haemophilus influenzae*, Pneumokokken und Meningokokken der Serotypen A, C, W, und Y empfohlen. Seit 2013 ist daneben auch eine wirksame Impfung gegen den in Mitteleuropa vorrangig verbreiteten Serotyp B zugelassen, von der STIKO jedoch noch nicht empfohlen.

Eine Infektionsprophylaxe gegen Neurogeborenensepsis ist durch die intrapartale Gabe von Penicillin G oder Ampicillin (GBS-Prophylaxe) möglich.

Bei Kontakt bis zu einer Woche vor bis zu 14 Tagen nach Beginn einer Haemophilus- oder Meningokokken-Meningitis ist eine Umgebungsprophylaxe indiziert, sofern die Kontaktpersonen (z. B. Haushaltsmitglieder oder Personen in Kindertagesstätten) mehr als acht Stunden Kontakt in weniger als 1 m Entfernung zum erkrankten Kind bzw. direkten Kontakt mit oropharyngealen Sekreten des erkrankten Kindes hatten. Der Impfstatus der Kontaktpersonen ist dabei unerheblich. Die Chemoprophylaxe erfolgt mit Rifampicin 2×5 mg/Tag für zwei Tage bei Neugeborenen, 2×10 mg/Tag für zwei Tage bei Kindern bis zwölf Jahren, 2×600 mg/d für zwei Tage bei Jugendlichen und Erwachsenen. Bei Erwachsenen kann alternativ Ciprofloxacin 1×500 mg verordnet werden.

11.7 Literatur

[1] Bundesministerium für Migration und Flüchtlinge. Available from: www.bamf.de/SharedDocs/
    Anlagen/DE/Downloads/Infothek/Statistik/Asyl/aktuelle-zahlen-zu-asyl-dezember-2016.
    html?nn=7952222.
[2] Pfeil J, et al. Empfehlungen zur infektiologischen Versorgung von Flüchtlingen im Kindes- und
    Jugendalter in Deutschland Monatsschrift Kinderheilkunde. December 2015; 163, Issue 12:
    1269–128. Available from: http://link.springer.com/article/10.1007/s00112-015-0003-9/
    fulltext.html.
[3] UN Kinderrechtskonvention. Available from: https://www.kinderrechtskonvention.info/
    gesundheitssorge-3601/.
[4] Werber D, Hoffmann A, et al. Large measles outbreak introduced by asylum seekers and spread
    among the insufficiently vaccinated resident population, Berlin, October 2014 to August 2015
    Eurosurveillance. 2017; 22(34): pii=30599. Available from: www.eurosurveillance.org/images/
    dynamic/EE/V22N34/art22861.pdf.
[5] Moss WJ, Griffin DE Measles Lancet. 2012 Jan; 379(9811): 153–164. Epub. 2011 Aug 17.
[6] Empfehlungen zur infektiologischen Versorgung von Flüchtlingen im Kindes- und Jugendalter
    in Deutschland Stellungnahme der Deutschen Gesellschaft für Pädiatrische Infektiologie, der
    Gesellschaft für Tropenpädiatrie und Internationale Kindergesundheit und des Berufsverban-
    des der Kinder- und Jugendärzte. Monatsschrift Kinderheilkunde. 2015; 163: 1269–1286. doi:
    10.1007/s00112-015-0003-9.
[7] Robert Koch-Institut, Epidemiologisches Bulletin 34/24.08. 2017. Available from: www.rki.de/
    DE/Content/Infekt/EpidBull/Archiv/2017/Ausgaben/34_17.pdf?__blob=publicationFile.
[8] Robert Koch-Institut, Antworten des Robert Koch-Instituts und des Paul Ehrlich-Instituts zu den
    20 häufigsten Einwänden gegen das Impfen. Stand 22.04.2016. Available from: www.rki.de/
    DE/Content/Infekt/Impfen/Bedeutung/Schutzimpfungen_20_Einwaende.html.
[9] Robert Koch-Institut, Schutzimpfung gegen Masern: Häufig gestellte Fragen und Antworten.
    Stand 22.04.2017. Available from: www.rki.de/SharedDocs/FAQ/Impfen/MMR/FAQ-Liste_
    Masern_Impfen.html#FAQId2407244.
[10] RKI Management von Ausbrüchen in Gemeinschaftsunterkünften für Asylsuchende. Stand
    09.10.2015. Available from: https://www.rki.de/DE/Content/Gesundheitsmonitoring/
    Gesundheitsberichterstattung/GesundAZ/Content/A/Asylsuchende/Inhalt/Management_
    Ausbrueche.pdf?__blob=publicationFile.
[11] Best JM, Icenogle JP, Brown DWG. Rubella. In: Principles and Practices of Clinical Virology,
    6th Ed, Zuckerman AJ, Banatvala JE, Schoub BD, et al., editors, John Wiley & Sons, Ltd, West
    Sussex, UK. 2009.
[12] Miller E, Cradock-Watson JE, Pollock TM. Consequences of confirmed maternal rubella at suc-
    cessive stages of pregnancy. Lancet. 1982; 2: 781.
[13] Meade RH 3rd. Exanthem subitum (roseola infantum). Clin Dermatol. 1989; 7: 92.
[14] Cherry JD. Roseola infantum (exanthem subitum). In: Feigin and Cherry's Textbook of Pediatric
    Infectious Diseases, 7th ed, Cherry JD, Harrison GJ, Kaplan SL, et al., editors, Elsevier Saun-
    ders, Philadelphia. 2014.

[15] Anderson LJ. Role of parvovirus B19 in human disease. Pediatr Infect Dis J. 1987; 6: 711.

[16] Brown T, Anand A, Ritchie LD, et al. Intrauterine parvovirus infection associated with hydrops fetalis. Lancet. 1984; 2: 1033.

[17] Suttorp N, et al. Infektionskrankheiten (erkennen, verstehen, und behandeln) Thieme. 2003. ISBN-10: 3131316918.

[18] K. Pottie, et al. Evidence-based clinical guidelines for immigrants and refugees. Appendix: Varicella immunization: evidence review for newly arriving immigrants and refugees. CMAJ. 2011.

[19] Straus SE, Ostrove JM, Inchauspé G, et al. NIH conference. Varicella-zoster virus infections. Biology, natural history, treatment, and prevention. Ann Intern Med. 1988; 108: 221.

[20] Enders, et al. Consequences of varicella and herpes zoster in pregnancy: prospective study of 1739 cases The Lancet Volume 343, Issue 8912. 18 June 1994: 1548–1551.

[21] Robert Koch-Institut Epidemiologisches Bulletin 34/24.08.2017. Available from: www.rki.de/DE/Content/Infekt/EpidBull/Archiv/2017/Ausgaben/34_17.pdf?__blob=publicationFile.

[22] Robert Koch-Institut. Available from: https://survstat.rki.de/.

[23] RKI. Management von Ausbrüchen in Gemeinschaftsunterkünften für Asylsuchende Stand 09.10.2015, Available from: https://www.rki.de/DE/Content/Gesundheitsmonitoring/Gesundheitsberichterstattung/GesundAZ/Content/A/Asylsuchende/Inhalt/Management_Ausbrueche.pdf?__blob=publicationFile.

[24] AWMF S2K-Leitlinie Therapie entzündlicher Erkrankungen der Gaumenmandeln (Tonsillitis) Stand 08/2015. Available from: www.awmf.org/uploads/tx_szleitlinien/017-024l_S2k_Tonsillitis_Gaumenmandeln_2015-08_01.pdf.

[25] Jenkins HE, et al. Mortality in children diagnosed with tuberculosis: a systematic review and meta-analysis. Lancet Infect Dis. 2016; Epub ahead of print.

[26] Marais BJ, et al., The natural history of childhood intra-thoracic tuberculosis: a critical review of literature from the pre-chemotherapy era. Int J Tuberc Lung Dis. 2004. 8(4): 392–402.

[27] Connell TG, et al., A three-way comparison of tuberculin skin testing, QuantiFERON-TB gold and T-SPOT.TB in children. PLoS One. 2008. 3(7): e2624.

[28] Kampmann B, et al., Interferon-gamma release assays do not identify more children with active tuberculosis than the tuberculin skin test. Eur Respir J. 2009. 33(6): 1374–1382.

[29] Starke JR, D. Committee On Infectious, Interferon-gamma release assays for diagnosis of tuberculosis infection and disease in children. Pediatrics. 2014. 134(6): e1763–1773.

[30] Menzies D. Interpretation of repeated tuberculin tests. Boosting, conversion, and reversion. Am J Respir Crit Care Med. 1999; 159(1): 15–21.

[31] Swingler GH, et al. Diagnostic accuracy of chest radiography in detecting mediastinal lymphadenopathy in suspected pulmonary tuberculosis. Arch Dis Child. 2005; 90(11): 1153–1156.

[32] Lee EY, et al. Screening of asymptomatic children for tuberculosis is a lateral chest radiograph routinely indicated? Acad Radiol. 2011; 18(2): 184–190.

[33] WHO. Guidance for National Tuberculosis Programmes on the Management of Tuberculosis in Children. 2014; Geneva.

[34] Nahid P, et al., Official American Thoracic Society/Centers for Disease Control and Prevention/Infectious Diseases Society of America Clinical Practice Guidelines: Treatment of Drug-Susceptible Tuberculosis. Clin Infect Dis. 2016; 63(7): e147–195.

[35] National Institute for Health and Care Excellence (NICE) guideline. Tuberculosis. 13 January 2016. Available from: nice.org.uk/guidance/ng33.

[36] Mainz JG, et al. Chronische Rhinosinusitis im Kindesalter. Monatsschrift Kinderheilkunde. 5/2016; 164: 368–377. doi: 10.1007/s00112-016-0063-5.

[37] Koletzko B. Kinderheilkunde und Jugendmedizin, 14. Auflage, Springer, Berlin Heidelberg New York. 3 Deutsche Gesellschaft für Kinder- und Jugendmedizin e. V., AG Pädiatrische Immunologie. 2012. Available from: www.api-ev.eu.

[38] Deutsche Gesellschaft für Allgemeinmedizin und Familienmedizin Leitlinie Ohrenschmerzen, aktualisierte Fassung. 2014; Klasse S2k AWMF Reg.-Nr. 053-009. Fassung vom 14.02.2013. Available from: www.awmf.org/uploads/tx_szleitlinien/053-009l_S2k_Ohrenschmerzen_2014-12.pdf .2 Otto Heubner Centrum für Kinder- und Jugendmedizin Leitlinien (wikiblog. charite.de).

[39] AWMF Leitlinie. Akuter Durchfall. Stand: 09/2013. Available from: www.awmf.org/uploads/tx_szleitlinien/053-030l_S1_Akuter_Durchfall_2014-06.pdf.

[40] Koletzko S, Osterrieder S. Akute infektiöse Durchfallerkrankung im Kindesalter. Deutsches Ärzteblatt. 2009. Available from: https://www.aerzteblatt.de/pdf/106/33/m539.pdf.

[41] OHC-Leitlinien, Stand: 11/2016. Available from: http://wikiblog.charite.de.

[42] AWMF-Leitlinie: Nicht-eitrige ZNS Infektionen von Gehirn und Rückenmark im Kindes- und Jugendalter (Stand 06/2015). Avaible from: http://www.awmf.org/uploads/tx_szleitlinien/022-004l_S1_Nicht-eitrige_ZNS_Infektionen_Gehirn_Rueckenmark_Kinder_Jugendliche_2015-12.pdf.

[43] Robert Koch-Institut. Meningokokken-Erkrankungen (Stand 04/2016). Available from: https://www.rki.de/DE/Content/Infekt/EpidBull/Merkblaetter/Ratgeber_Meningokokken.html.

[44] AWMF-Leitlinie: Ambulant erworbene Meningoenzephalitis (Stand 06/2016). Available from: http://www.awmf.org/uploads/tx_szleitlinien/030-089l_S2k_Ambulant_erworbene_Meningoenzephalitis_2016-08.pdf.

[45] Ginsberg L. Difficult and recurrent meningitis. Journal of Neurology, Neurosurgery, and Psychiatry. 2004; 75(1): i16–i21.

[46] Logan SA, MacMahon E. Viral meningitis. BMJ. 2008; 7634(336):36–40.

[47] Attia J, Hatala R, Cook DJ, Wong JG. The rational clinical examination. Does this adult patient have acute meningitis? JAMA. 1999; 282(2): 175–181.

[48] AWMF-Leitlinie: Prophylaxe der Neugeborenensepsis (Stand 03/2016). Available from: www.awmf.org/uploads/tx_szleitlinien/024-020l_S2k_Prophylaxe_Neugeborenensepsis_Streptokokken_2016-04.pdf.

[49] OHC-Leitlinie. Meningitis (Stand 11/2016). Available from: http://wikiblog.charite.de.

[50] Empfehlungen der STIKO zu Meningokokkenimpfung (Stand 07/2017). Available from: https://www.rki.de/DE/Content/Infekt/Impfen/ImpfungenAZ/Meningokokken/Meningokokken.html.

Katarina Braune

12 Malnutrition

Unterernährung, auch quantitative Mangelernährung, ist eine durch Ressourcen-knappheit bedingte Fehlernährung, bei der nicht ausreichend Nahrung zugeführt wird. Weltweit sind fast eine Milliarde Menschen von Unterernährung betroffen. Der „hidden hunger" als versteckte Form der Mangelernährung, welche durch das Fehlen wichtiger Mikronährstoffe charakterisiert ist, betrifft ungefähr weitere zwei Milliar-den Menschen. Sie entsteht bei einseitiger und unausgewogener Ernährung über einen längeren Zeitraum. Säuglinge, Kleinkinder, Schwangere, chronisch Kranke und ältere Menschen sind am stärksten gefährdet. Besonders folgenschwer wirken sich Vit-amin A-, Jod-, Eisen- und Zinkmangel aus (s. Tab. 12.1). Diese Mikronährstoffe werden zwar nur in Kleinstmengen benötigt, sie müssen jedoch obligat über die Nahrung zuge-führt werden, da sie der Körper nicht selbst synthetisieren kann. Vitamin-D-Mangel ist die am weitesten verbreitete Mangelerscheinung und tritt insbesondere in den dunklen Wintermonaten und bei verschleierten Frauen auf. Bei Säuglingen und Kleinkindern kann es, nachdem sie abgestillt und anschließend zu eiweißarm ernährt wurden, zu einem Protein-Energie-Mangel kommen. Durch die zu geringe Aufnahme essentieller Aminosäuren kommt es zur Abnahme des Blutalbumins und folglich zum Absinken des kolloidosmotischen Drucks. Dadurch kann die Gewebsflüssigkeit nicht in die Ka-pillaren zurück aufgenommen werden. In der Folge entwickelt sich ein Hungerödem. Protein-Energie-Mangel führt bei Kindern zu Untergewicht, Kleinwuchs und kogni-tiver Retardierung („stunting"). Die Effekte treten bei Kindern schneller auf als bei Erwachsenen, da sie über nur sehr kleine Protein- und Energiereserven verfügen und ein Ausfall an Nährstoffen nicht über längere Zeiträume kompensiert werden kann.

Aus Kriegs- und Krisengebieten geflüchtete Kinder zeigen vermehrt Zeichen einer Malnutrition. Unsere Erfahrungen aus der Erstversorgung Geflüchteter haben gezeigt, dass über 50 % der Flüchtlingskinder betroffen sind. Bei Kleinkindern bis sechs Jahren sind sicherlich 80 % der Kinder betroffen, Mädchen etwas häufiger.

Klinisch zeigen sich in dieser vulnerablen Altersgruppe häufig ein Gewicht unter-halb der 10. Perzentile, eine geringe Muskelmasse, ein beeinträchtigtes Hautbild, ge-prägt von Trockenheit, Rhagaden, brüchigen Nägeln, Haarverlust und Wundheilungs-störungen selbst bei Bagatellverletzungen. Des Weiteren tritt oftmals eine geringere Immunabwehr in Erscheinung, welche an einer Häufung von Infektionskrankheiten und prolongierten sowie exazerbierten Verläufen eigentlich unspektakulärer Krank-heiten erkennbar ist.

Die durch Krieg und Flucht verursachte Malnutrition setzt sich in Deutschland wei-ter fort. Hauptursache hierfür ist ein ungewohntes Nahrungsangebot, welches v. a. von Kleinkindern verschmäht wird. Als zweite Ursache ist die durch Krieg, Flucht und be-engte Flüchtlingsunterkünfte bedingte psychologische Traumatisierung der Kinder zu nennen. Bei einem Großteil der Kleinkinder bestehen psychologische Symptome wie

https://doi.org/10.1515/9783110502183-014

Tab. 12.1: Symptome/Krankheitsbilder bei Vitamin- und Mineralstoffmangel.

Vitamin/Mineralstoff	Symptome/Krankheitsbild bei Mangelsyndrom
Vitamin A (Retinol)	– Nachtblindheit (wichtigste Ursache für Erblindung) – trockene Augen und Schleimhäute – Infektanfälligkeit und -verstärkung – Hydrocephalus bei Neugeborenen – Störungen der Spermatogenese – Störungen der Zahn- und Knochenbildung
Vitamin B1 (Thiamin)	– „Beriberi" – neurologische Ausfallserscheinungen, Lähmungen – Muskelschwund – Gedächtnis- und Konzentrationsstörungen – Enzephalopathie – Ödeme – Infektanfälligkeit
Vitamin B6 (Pyridoxin)	– Entzündungen, Dermatitis – Mundwinkelrhagaden – Krämpfe – Müdigkeit, Depressionen – Lichtempfindlichkeit – gastrointestinale Beschwerden
Vitamin B9 (Folsäure)	– Megaloblastäre Anämie – Glossitis – in der Schwangerschaft: Neuralrohrdefekte, Wachstumsverzögerung, Frühgeburtlichkeit des Kindes
Vitamin B12	– makrozytäre Anämie – Glossitis – funikuläre Myelose
Vitamin C	– gestörte Wundheilung, Skorbut – Depressionen – Lungenschäden
Vitamin D (Calcitriol)	– Müdigkeit, Depressionen – Konzentrationsstörungen – Muskelschwäche und -krämpfe – Osteoporose, Osteomalazie, Rachitis
Vitamin E	– Hautalterung – Müdigkeit, Konzentrationsstörungen – erhöhtes Risiko für Arteriosklerose
Eisen	– mikrozytäre Anämie – Plummer-Vinson-Syndrom (Atrophie der Mundschleimhaut) – Mundwinkelrhagaden – Nagel- und Haarveränderungen, Haarausfall
Jod	– Kropfbildung, Hypothyreose – Kretinismus, Intelligenzminderung
Zink	– Wundheilungsstörungen
Protein	– Hypalbuminämie – Kwashiorkor

Antriebslosigkeit, Angst- und Schlafstörungen. Diese Kinder zeigen häufiger als andere Appetitlosigkeit und Verdauungsprobleme. In manchen Fällen führen auch Infektionskrankheiten wie Hepatitiden, Tuberkulose und Parasitenerkrankungen (z. B. Würmer) zu Gewichtsverlust bzw. Verdauungsproblemen.

12.1 Praktische Vorgehensweise bei Kindern und Jugendlichen in der Ambulanz

- Eine Ausstattung der Ambulanz mit Waage, Maßband und Messlatte sowie Perzentilen-Kurven der einzelnen Altersgruppen für Jungen und Mädchen, gelben Vorsorgeheften, Ernährungsprotokollen in den gängigsten Sprachen sowie Dolmetschern ist vorzusehen.
- Die Anamnese bei der Erstvorstellung beinhaltet Fragen nach dem letzten erinnerlichen Gewicht, Appetit, Ess- und Trinkverhalten, chronischen Erkrankungen, erkrankten Familienmitgliedern (z. B. Tuberkulose), Impfstatus, Medikamenteneinnahme, nächtlichem Juckreiz der Haut (z. B. Skabies) oder perianal (z. B. Wurmbefall) sowie der Frage nach psychischen/psychosomatischen Auffälligkeiten: am häufigsten sind sozialer Rückzug, Angst und neu aufgetretenes Einnässen (vgl. Kapitel 13).
- Bei der Untersuchung werden somatische Werte in Perzentilen eingetragen, außerdem sollten Haut, Nägel, Haare, Muskulatur und Fettpolster dokumentiert werden.
- Die Eltern sollten sensibilisiert werden für Ursachen, Anzeichen und Folgen von Malnutrition, gefolgt von einer Ernährungsberatung (reich an Protein, Fett und Vitaminen); in Ausnahmefällen kann ein Multivitaminpräparat zusätzlich empfohlen werden. Regelmäßige Verlaufskontrollen sind festzulegen. Hilfreiche „Screening Tools" für die Erfassung von Malnutrition und die Erstellung eines gezielten Behandlungsplanes sind in Kapitel 12.2 und 12.3 aufgeführt.
- Wird die Malnutrition durch psychische Belastungen mit bedingt, empfehlen sich die kinder- und jugendpsychiatrische Anbindung, Gespräche über geregelte Tagesabläufe, gemeinsame Mahlzeiten, Unterstützung bei der Suche eines geeigneten KiTa-Platzes zur Normalisierung des Alltags und bei schwereren Fällen Hilfe bei der Verbesserung der Wohnsituation mit familiengerechter Unterbringung inkl. eigener Kochmöglichkeit.

12.2 MUST (Malnutrition Universal Screening Tool) bei Erwachsenen

- Schritt 1: Erfassung von Größe, Gewicht, BMI,
- Schritt 2: Erfassung des Prozentsatzes ungewollten Gewichtsverlusts,
- Schritt 3: Einschätzung der Auswirkungen einer akuten Erkrankung,

- Schritt 4: Berechnung des Gesamtrisikos für eine Mangelernährung bzw. des Grades der Mangelernährung aus Schritt 1, 2 und 3,
- Schritt 5: Ausarbeitung eines angemessenen Versorgungsplans anhand der Therapieleitlinien und/oder lokaler Richtlinien.

12.3 STAMP (Screening Tool for the Assessent of Malnutrition in Paediatrics) bei Kindern

Schritt 1: Ist bei dem Kind bereits eine Krankheit bekannt, die sich auf die Ernährungsphysiologie auswirkt? (Bsp.: Dysphagie, CED, CF, Leber- und Nierenerkrankungen, Verbrennungen, Chemotherapie, angeborene Stoffwechselerkrankungen; möglichen Einfluss haben Essstörungen, u. a. psychische Erkrankungen, Nahrungsmittelintoleranzen, Diabetes mellitus, Zöliakie, Refluxkrankheit).

	Score
Ja	3
Möglicherweise	2
Nein	0

Schritt 2: Einschätzung der Nahrungsaufnahme des Kindes

Keine Nahrungsaufnahme	3
Verminderte Nahrungsaufnahme	2
Ausreichende/unveränderte Nahrungsaufnahme	0

Schritt 3: Berechnung für Perzentilen für Größe und Gewicht – wie viele Perzentilen liegen zwischen Größe und Gewicht?

> 3 Perzentilen Unterschied oder Gewicht < 2. Perzentile	3
> 2 Perzentilen Unterschied	1
bis zu 1 Perzentile Unterschied	0

Schritt 4: Die Summe der Scores aus Schritt 1–3 ergibt das Gesamtrisiko für Malnutrition.

Hohes Risiko	≥ 4
Mittleres Risiko	2–3
Geringes Risiko	0–1

Schritt 5: Ausarbeitung eines angemessenen Versorgungsplans anhand der Therapieleitlinien und/oder lokaler Richtlinien.

Hohes Risiko: Maßnahmen sollten unmittelbar ergriffen werden. Dabei sollte Fachpersonal für Ernährungsmedizin mit eingebunden und die weitere Größen- und Gewichtsentwicklung überwacht werden. **Mittleres Risiko:** Ernährungsverhalten für drei Tage dokumentieren, anschließend erneuten STAMP-Score ermitteln. Geringes Risiko: Routineplan fortsetzen, STAMP-Score wöchentlich ermitteln.

12.4 Literatur

[1] Bundesministerium für wirtschaftliche Zusammenarbeit und Entwicklung (BMZ). www.bmz.de.
[2] Department for International Development (DFID). The neglected crisis of undernutrition. DFID's strategy. Evidence for action. 2009. Available from: http://collections.europarchive.org/tna/20100423085705/http:/dfid.gov.uk/Documents/publications/nutrition-strategy.pdf.
[3] British Association for Parental and Enteral Nutrition (BAPEN). Malnutrition Universal Screening Tool. www.bapen.org.uk/pdfs/must/must_full.pdf.
[4] Central Manchester and Manchester Children's University Hospitals NHS Trust, Screening Tool for the Assessment of Malnutrition in Paediatrics. www.stampscreeningtool.org/data/pdfs/stamp_tool.pdf.
[5] Löser C, Jordan A, Wegner E. Mangel- und Unterernährung. Kassel: Trias-Verlag; 2012. ISBN 978-3-8304-6063-3.

Anja Haberlandner und Sibylle Maria Winter

13 Psychische Störungen bei geflüchteten Kindern und Jugendlichen

Bisher liegen kaum offizielle Zahlen zum Ausmaß psychischer Störungen bei geflüchteten Kindern und Jugendlichen vor. Viele der in Deutschland angekommenen Kinder und Jugendlichen haben potenziell-traumatisierende Erfahrungen gemacht, entwickeln Traumafolgestörungen oder leiden an anderen, zum Teil schon im Ursprungsland bestandenen psychischen Störungen. Die psychosoziale Versorgung dieser psychisch auffälligen geflüchteten Kinder und Jugendlichen und ihrer Bezugspersonen ist eine zentrale Voraussetzung für eine gelingende Integration in Deutschland und die erfolgreiche Integration wiederum verhindert psychische Krankheiten.

In Berlin wurde im März 2016 eine zentrale Clearingstelle mit überregionaler Zuständigkeit eröffnet. Dort können alle Geflüchteten unabhängig von ihrem Aufenthaltsstatus vorgestellt werden. In den ersten 18 Monaten nach Inbetriebnahme der zentralen Clearingstelle wurden über 700 Kinder und Jugendliche untersucht. In einer ersten Stichprobe (n = 65) wurden die Diagnosen der 4- bis 17-jährigen Geflüchteten ausgewertet, die überwiegend aus Syrien und Afghanistan stammten. Bei 86,1 % der Vorgestellten wurde eine kinder- und jugendpsychiatrische Diagnose vergeben. Eine posttraumatische Belastungsstörung hatten 36,9 % der geflüchteten Kinder und Jugendlichen. Daneben zeigten die Kinder und Jugendlichen am häufigsten depressive Symptome und Einnässen. Aufgrund der erheblichen familiären Belastungen ist auf Kinderschutzfälle besonders zu achten. Neben einem Schütteltrauma wurden uns einige Kinder und Jugendliche vorgestellt, die sexuellen Übergriffen in den Großunterkünften ausgesetzt waren.

Die posttraumatische Belastungsstörung (PTBS) gilt als bekannteste Traumafolgestörung. Sie entsteht als eine Reaktion (Latenz meist < 6 Monaten) auf ein Ereignis oder eine generelle Situation außergewöhnlichen Ausmaßes, in welcher sich die Person entweder direkt oder als Beobachter mit dem tatsächlichen Tod bzw. einem ernsthaften Angriff auf die psychische, körperliche oder sexuelle Unversehrtheit konfrontiert sah. Die wesentlichen Symptome beinhalten Intrusion (wiederholtes Erleben des Traumas in Form unkontrollierbarer, anhaltender, aufdringlicher, lebendiger Erinnerungen und Bilder), den Versuch der Vermeidung traumabezogener Situationen und Reize, vegetative Übererregtheit (Hypervigilanz, Irritabilität, Ein- und Durchschlafstörungen, Stimmungsschwankungen, aggressives Verhalten, Konzentrationsprobleme, somatoforme Symptome) sowie emotionale Stumpfheit (reduziertes Spiel, mangelnde Exploration ihrer Umgebung, Affektverflachung). Häufig zeigen Betroffene getriggerte (z. B. durch Sirene oder uniformierte Personen) Angstzustände, da die Sinneseindrücke oftmals mit dem ursprünglichen Trauma in Verbindung gebracht werden und zu einer erneuten Bedrohungssituation führen. Andere mit PTBS assoziierte Symptome sind eine neu aufgetretene Enuresis (DD: soziales Milieu; Gemein-

https://doi.org/10.1515/9783110502183-015

schaftstoiletten in Notunterkünften, die sich häufig weit entfernt vom Schlafplatz oder in einem unhygienischen Zustand befinden, können zu einer Vermeidung des Toilettengangs führen) und Albträume (obwohl der Trauminhalt bei Jugendlichen und Erwachsenen meist in Verbindung mit dem traumatisierenden Event steht, ist es bei Kindern mit PTBS durchaus möglich, vom Trauma abgekoppelte Albträume zu haben). Kinder zeigen im Spiel häufig traumabezogene Inhalte und Verhalten (Nachinszenierungen).

Kinder und Jugendliche entwickeln im Verlauf Insuffizienzgefühle, zeigen steigendes Misstrauen bzgl. anderer Personen, erleben die Welt als unsicheren Ort und geben sich teilweise selbst Schuld an dem Trauma. Bei Jugendlichen kommt es zum Teil zu einer gesteigerten Risikobereitschaft und gesteigertem Substanzkonsum (→ Copingstrategie).

Ebenso werden dissoziative Symptome, selbstverletzendes Verhalten, Suizidalität, komorbide Angststörungen, somatoforme Störungen, Störungen des Sozialverhaltens sowie eine Veränderung der Gefühlswelt und Beziehungsgestaltung bis hin zur Entwicklung von Persönlichkeitsstörungen mit PTBS in Assoziation gebracht.

Die PTBS ist bei weitem nicht die einzige Störungsform, der wir begegnen. Häufig auftretende Störungsbilder sind Anpassungsstörungen (emotionale Beeinträchtigung der sozialen Funktionen während eines Anpassungsprozesses nach einer nachvollziehbaren, schweren Belastung, allerdings keinem (punktuellen) Trauma, z. B. prolongierte Trauer, intensive Überforderung bzgl. Integration), Angststörungen, depressive Episoden und somatoforme Störungen.

Die psychosozialen Umstände im Aufnahmeland nehmen maßgeblichen Einfluss auf die körperliche und psychische Gesundheit: Fremdheitsgefühl, sprachliche und kulturelle Barrieren, mangelnde integrative Maßnahmen, individuelle Anpassungsschwierigkeiten, fehlende emotionale Unterstützung, ein unsicherer Aufenthaltsstatus, eine geringe Verfügbarkeit von Schul-, Kita- und Ausbildungsplätzen, ein eingeschränkter Zugang zum Gesundheitssystem, lange Asylverfahren, gescheiterte Familienzusammenführungen, Rassismus und Diskriminierung begünstigen einerseits die Chronifizierung bestehender Störungen, können aber auch per se zur neuen Entstehung psychischer Auffälligkeiten führen.

Wichtige diagnostische Methoden in der kinder- und jugendpsychiatrischen Untersuchung sind Anamnese, Fremdanamnese, psychopathologischer Befund sowie standardisierte Fragebögen und Interviews in der Muttersprache, um eine leitliniengerechte Prävention, Früherkennung sowie eine frühe Behandlung behandlungsbedürftiger Störungen zu ermöglichen und Chronifizierungen vorzubeugen.

Im Unterschied zu Erwachsenen kommen Kinder und Jugendliche weniger selbstmotiviert, sondern häufig auf Wunsch der Bezugspersonen (besorgte Familienmitglieder oder Betreuungspersonen) zur kinder- und jugendpsychiatrischen Abklärung. Es fällt ihnen oft sehr schwer, sich auf das Setting der Untersuchung einzulassen. Zu unbekannt scheinen die ihnen gegenübersitzenden Personen, die Fragen und der Sinn des Gesprächs, wodurch Verschlossenheit, Angst und ein Gefühl des Ausgeliefertseins entstehen können. Deswegen ist eine eingehende Vorbereitung der Betroffenen auf die kinder- und jugendpsychiatrische Untersuchung durch die Betreuungspersonen essentiell. In den Herkunftsländern ist das Konzept von Psychotherapie oder psychischen Erkrankungen, wie es in Deutschland verstanden wird, häufig nicht bekannt. Psychische Symptome werden aufgrund einer damit verbundenen Stigmatisierung durch negative Bewertungen der Gesellschaft häufig verheimlicht. Die sachliche, aber empathische Gesprächsführung sollte bei unzureichenden Deutschkenntnissen unbedingt mithilfe eines geschulten Sprach- und Kulturmittlers erfolgen (vgl. Kapitel 15). Vor allem in der psychiatrischen Untersuchung ist auf einen intimen Gesprächsrahmen und auf die Sprache als essentielles Werkzeug und bedeutender Wirkfaktor zu achten.

Der Einstieg in das Gespräch scheint häufig schwierig und bedarf einer individualisierten Herangehensweise (z. B. auflockerndes Spiel mit Kindern zu Beginn der Untersuchung), empathischen und achtungsvollen Kontaktaufnahme (Vorstellung der beteiligten Personen sowie des Ziels des gemeinsamen Gesprächs) sowie ressourcenorientierten Fragen, um Ängsten, Hemmungen und Schamgefühlen vorzubeugen. Der Hinweis auf die ärztliche Schweigepflicht und den Sprachmittler ist durchaus hilfreich und kann entlastend wirken (Beispiel: ein Jugendlicher aus Somalia äußerte Angst, dass der Sprachmittler womöglich aus demselben Clan stammen und die Familie im Herkunftsland über die eigene psychiatrische Erkrankung informieren könne). Kinder und Jugendliche sollten stets in das Gespräch miteinbezogen werden (z. B. Frage nach einem eigenen Störungsmodell, transparente Erklärungen weiterer Behandlungsschritte), um Ohnmachtsgefühle zu vermeiden, v. a. wenn die Exploration durch fremdanamnestische Angaben dominiert wird. Außerdem sollten die positiven Intentionen des Behandlers betont werden („es wird hier nichts passieren, womit du nicht einverstanden bist/was dir schaden wird"), da insbesondere Jugendliche Sorge haben, dass sie durch ihre Ehrlichkeit und möglichen Eingeständnisse mit negativen Konsequenzen im Alltag rechnen müssen (Strafen, Einrichtungswechsel, Schulwechsel).

Manche Kinder und Jugendliche haben hohe Erwartungen an den Arzt, was für diesen schwer erträglich sein kann. Es ist dennoch darauf zu achten, keine Zusagen zu machen, die in der Realität nicht umsetzbar sind. Im Zentrum der Untersuchung steht die Anamnese (Leitsymptomatik, Vergleich der Symptomatik vor/während/nach der Flucht, fragliches Trauma, aktuelle Lebensumstände). Oft sind Wiedervorstellungstermine notwendig, da erst ein gewisser Beziehungsaufbau eine offene Gesprächsführung durch die Reduktion von Scham und Misstrauen ermöglicht.

Die zum Teil essentielle psychiatrische Abklärung von Suizidalität scheint für Patienten sowie Sprach- und Kulturmittler aufgrund religiöser Tabus häufig nicht verständlich, weswegen die Notwendigkeit behutsam erklärt werden sollte. Oftmals fühlen sich Jugendliche aber in der Folge entlastet und von Schuldgefühlen befreit.

Nicht jeder Betroffene bedarf einer psychiatrischen oder psychotherapeutischen Behandlung. Oft können einmalige Gespräche mit Psychoedukation Scham- und

Schuldgefühlen entgegenwirken und nicht nur für Betroffene, sondern auch für Bezugspersonen entlastend wirken. Durch psychosoziale Unterstützung (Sicherung von Grundbedürfnissen, ruhige Wohneinheiten, Aufenthaltsstatus), Alltagsnormalisierung, Tagesstrukturierung, niederschwellige Aktivierung von Ressourcen und Integration (sozial sowie in das (Aus-)Bildungssystem) kann die Behandlungsbedürftigkeit in den meisten Fällen deutlich reduziert oder gar verhindert werden.

Der Behandlungsfokus sollte immer auf das individuelle Krankheitsbild gelenkt werden. Das primäre Ziel beinhaltet stets die Stabilisierung und Verhinderung einer Symptomausweitung bzw. Dekompensation. Für Krisenbehandlungen (suizidale Krisen, massive dissoziative Zustände) stehen Akutversorgungskrankenhäuser zur Verfügung. Eine unterstützende medikamentöse Therapie sollte nicht first-line, sondern erst bei stabilen psychosozialen Verhältnissen angedacht werden.

Stressbewältigungsstrategien (Akzeptanzentwicklung, Skillstraining, Achtsamkeitsübungen, Distanzierverfahren) können den Leidensdruck bei Betroffenen deutlich reduzieren. Für eine spezifische Traumatherapie ist die Schaffung eines stabilen Rahmens (fester Wohnort, gesicherter Aufenthaltsstatus, Therapiebereitschaft) Voraussetzung.

Betroffene erhalten Hilfe häufig erst, wenn ein chronifiziertes Stadium erreicht wurde. Nach einem Erstgespräch und Klärung der Behandlungsbedürftigkeit ist es teilweise sehr schwierig, die Patienten in ein vernetztes Behandlungssystem weiterzuleiten. Bei der genaueren Diagnostik bzw. psychotherapeutischen Behandlung stoßen wir auf ein erhebliches Versorgungsdefizit: Es gibt nur wenige Möglichkeiten der Finanzierung (Asylbewerberleistungsgesetz beinhaltet vorwiegend Akutbehandlung) sowie Kapazitäten muttersprachlicher Psychotherapeuten/Psychiater bzw. transkultureller Behandlungszentren. Patientenspezifische Rahmenbedingungen (fehlender Aufenthaltsstatus, instabile psychosoziale Umstände, mangelnde Adhärenz) erschweren dies zusätzlich.

Abschließend ist zu erwähnen, dass die meisten Kinder und Jugendlichen über gute Resilienz und Ressourcenaktivierung verfügen. Nicht alle, die traumatische Ereignisse erlebt haben, entwickeln Traumafolgestörungen und selbst jene, die unter einer solchen leiden, haben mithilfe von psychosozialer sowie gesundheitspolitischer Unterstützung eine gute Chance auf Remission.

13.1 Vertiefende Literatur

Schellong J, Epple F, Weidner K. Psychosomatik und Psychotraumatologie bei Geflüchteten und Migranten. Der Internist. Schwerpunkt: Medizin für Migranten, 5/2006. 2016.
Gahleitner SB, Zimmermann D, Zito D. Psychosoziale und traumapädagogische Arbeit mit geflüchteten Menschen. Göttingen: Vandenhoeck & Ruprecht; 2007.

Teil C: **Prävention**

Joachim Seybold, Dagmar Weiß, Silvia Kraatz
und Horst von Bernuth

14 Impfungen bei Geflüchteten

Impfungen zählen zu den wirksamsten Präventivmaßnahmen. Bei jedem Arztbesuch sollte an die Überprüfung des Impfschutzes gedacht werden. Die Nebenwirkungsrate bzw. die Wahrscheinlichkeit für das Auftreten dauerhafter Gesundheitsschäden sind gering [1]. Werden Impfungen abgelehnt, sind oft mangelndes Wissen, Vorurteile oder in Umlauf befindliche Falschinformationen der Grund. Wird in einer Population eine hohe Durchimpfungsrate erreicht (je nach Erkrankung zwischen 80 und 95 %), werden auch einzelne ungeimpfte Individuen vor dieser Erkrankung geschützt (Herdenimmunität).

Insgesamt werden drei Kategorien der Schutzimpfungen unterschieden:

1. **Standardimpfungen** mit allgemeiner Anwendung z. B. zur Erst- bzw. Grundimmunisierung,
2. **Auffrischimpfungen** zur Erhaltung des Impfschutzes,
3. **Indikationsimpfungen** für Risikogruppen bei erhöhtem Expositions-, Erkrankungs- oder Komplikationsrisiko sowie zum Schutz Dritter; Reiseimpfungen aufgrund internationaler Gesundheitsvorschriften oder zum individuellen Schutz.

14.1 Allgemeine Impfempfehlungen

Erst- bzw. Grundimmunisierungen bei Säuglingen und Kindern sollten frühzeitig begonnen, ohne Verzögerung durchgeführt und zeitgerecht abgeschlossen werden. Dies gilt auch für Auffrisch-, Indikations- und ggf. Nachholimpfungen. Bis zum vollendeten 18. Lebensjahr (d. h. bis zum Tag vor dem 18. Geburtstag) sollten bisher nicht durchgeführte Impfungen nachgeholt worden sein.

Für die Erst- bzw. Grundimmunisierungen und Auffrischimpfungen gilt der Impfkalender der Ständigen Impfkommission [1].

Einige Impfungen werden nur in einem begrenzten Altersabschnitt appliziert und nicht nachgeholt, wenn der Impfling die Altersgrenze überschritten hat. Hierzu zählen die Impfungen gegen das Rotavirus (RV), *Haemophilus influenzae* (*Hib*) und Pneumokokken im Kindesalter (Tab. 14.1):

Tab. 14.1: Impfungen mit begrenztem Altersabschnitt [2].

Rotavirus	bis 24. oder 32. Lebenswoche
Hämophilus influenzae Typ B (HiB)	bis zum vollendeten 5. Lebensjahr
Pneumokokken	bis zum vollendeten 2. Lebensjahr (und wieder ab dem 60. Lebensjahr)

https://doi.org/10.1515/9783110502183-016

Bei teilimmunisierten Kindern, Jugendlichen und Erwachsenen zählen alle bisher dokumentierten Impfungen. Sofern der Mindestabstand zwischen den einzelnen Impfstoffdosen nicht unterschritten wurde, gibt es keine unzulässig großen Abstände zwischen den Impfungen. Unter dieser Voraussetzung gilt: Jede Impfung zählt.

14.2 Spezielle Impfempfehlungen („Nachholimpfungen")

Das Konzept der frühzeitigen Impfung von Asylbewerbern, unabhängig von Herkunft und Aufenthaltsstatus, dient sowohl dem individuellen Schutz des Asylsuchenden als auch der Verhinderung von Ausbrüchen impfpräventabler Erkrankungen in Flüchtlingsunterkünften.

Impfungen sollten daher unmittelbar nach Ankunft in den Aufnahmestellen oder Ersteinrichtungen angeboten werden. Hierbei sollte laut der Empfehlung der Ständigen Impfkommission bei Asylsuchenden ein frühzeitiger Mindestimpfschutz ermöglicht werden [3]. Im Vordergrund stehen hier der Schutz gegen Masern, Mumps, Röteln (MMR) und Windpocken (V). Bei Einzug in eine Gemeinschaftsunterkunft wird eine Kombinationsimpfung gegen Mumps, Masern, Röteln bereits ab dem 9. Lebensmonat empfohlen [4]. Wegen der erhöhten Rate an Fieberkrämpfen sollte die erste Impfung gegen Varizellen im Alter < 5 Jahre nicht mit dem MMR-V-Kombinationsimpfstoff erfolgen, sondern getrennt an unterschiedlichen Körperstellen mit MMR- bzw. V-Impfstoff. Die zweite Impfung kann dann mit einem Kombinationsimpfstoff (MMR+V) erfolgen [4]. Da es sich hierbei um einen Lebendimpfstoff handelt, ist ein Mindestabstand von vier bis sechs Wochen zur ersten MMR- bzw. V-Impfung einzuhalten. Wird von Eltern glaubhaft versichert, dass Varizellen vom Kind durchgemacht wurden, kann in solchen Einzelfällen auf eine Varizellenimpfung verzichtet werden [4]. Kontraindikationen gegen die MMR- bzw. V-Impfung sind Schwangerschaft und Immunsuppression. Zudem empfiehlt die deutsche Gesellschaft für Kinderheilkunde allen Kindern und Jugendlichen, die in Gemeinschaftsunterkünften untergebracht werden, eine Immunisierung gegen Meningokokken (bevorzugt mit dem Impfstoff MenACWY, da in den häufigsten Herkunftsländern eine höhere Prävalenz der Serovare A, W, Y vorliegt) [2]. Die Impfung gegen Rotavirus wird allen Kindern, die in Gemeinschaftsunterkünften untergebracht sind, in zwei oder drei Impfdosen (Beginn 6.–12. Lebenswoche) empfohlen [2]. Vor Lebendimpfung gegen Rotaviren sollte explizit auf das erhöhte Risiko von Invaginationen hingewiesen werden und auf das Risiko lebensbedrohlichen, persistierenden Durchfalls bei bisher nicht diagnostiziertem T-Zell-Defekt [5, 6].

Darüber hinaus sollte ein Impfschutz gegenüber Tetanus, Pertussis, Diphtherie und Polio hergestellt werden. Bis zu einem Alter von vier Jahren wird eine 6-fach-Kombinationsimpfung empfohlen, die auch *Hämophilus influenzae B* und Hepatitis B einschließt. Sollte eine Hepatitis-B-Impfung nachgeholt werden müssen, ist wegen des hohen Ausbruchspotenzials in Gemeinschaftsunterkünften für Asylsuchende eine Kombinationsimpfung mit Hepatitis A empfehlenswert [2].

Saisonal wird in jeder Altersstufe für Bewohner von Gemeinschaftsunterkünften (frühestens ab dem 6. Lebensmonat) eine Impfung gegen Influenza empfohlen (bei erstmaliger Impfung zwei Impfdosen, sonst eine Dosis ausreichend) [2].

Meist liegen unserer Erfahrung nach keine Impfdokumente vor, daher erfolgt das frühzeitige Nachholen der Impfungen nach den Empfehlungen des Robert Koch-Instituts [4].

Das Robert Koch-Institut empfiehlt bei allen nach 1970 geborenen Personen eine einmalige Nachholimpfung gegen Masern (wenn möglich als MMR-Kombinations-impfstoff), bei Frauen im gebährfähigen Alter mit Kinderwunsch wird eine zweite Dosis empfohlen [4]. Eine tabellarische Übersicht zu den nachzuholenden Impfungen je nach Altersklasse geben Tab. 14.2 und 14.3.

Die ausführlichen und stets aktuellen Informationen für alle Altersgruppen entnehmen Sie bitte dem aktuellen epidemiologischen Bulletin des Robert Koch-Instituts.

Tab. 14.2: Empfohlene Nachholimpfungen für Asylsuchende im Kindes- und Jugendalter [1, 2].

Impfung	Altersstufe	Impfschema in Monaten
MMR	1–17 Jahre	0–1
Varizellen	1–17 Jahre	0–1
Tetanus	ab 2 Monaten	0–1–6
Diphtherie	ab 2 Monaten	0–1–6
Poliomyelitis	ab 2 Monaten	0–1–6
Pertussis	lebenslang	je nach Alter 1–4 Impfdosen
H. influenzae B	< 5 Jahre	je nach Alter 1–4 Impfdosen
Hepatitis B	0–17 Jahre	0–1–6
Pneumokokken	< 2 Jahre	1–4 Dosen (siehe Fachinfo)
Rotavirus*	6–12 Wochen	2–3 Impfdosen im Abstand von 4 Wochen
Meningokokken ACWY bzw. C	1–17 Jahre	einmalig
Influenza	ab 6 Monaten	0–1 bei erstmaliger Impfung, sonst einmalig saisonal
HPV	9–14 Jahre	0–1 im Abstand von 5 Monaten
	Nachholimpfung > 14 Jahre	3. Impfung empfohlen

* Vor Lebendimpfung gegen Rotaviren sollte explizit auf das erhöhte Risiko von Invaginationen hingewiesen werden und auf das Risiko lebensbedrohlichen, persitierenden Durchfalls bei bisher nicht diagnostiziertem T-Zell-Defekt [5, 6].

Tab. 14.3: Nachholimpfungen für Erwachsene mit fehlender Grundimmunisierung oder unklarem Impfstatus in Anlehnung an die Empfehlungen der Ständigen Impfkommission [4].

Impfung	Indikation	Impfschema in Monaten
MMR	nach 1970 geborene Erwachsene	einmalig
	Frauen im gebährfähigen Alter mit Kinderwunsch	0–1
Varizellen	seronegative Frauen mit Kinderwunsch	0–1
Diphtherie	alle Altersklassen	0–1–6 (Auffrischimpfung alle 10 Jahre)
Tetanus	alle Altersklassen	0–1–6 (Auffrischimpfung alle 10 Jahre)
Poliomyelitis	alle Altersklassen	einmalig
Pertussis	alle Altersklassen	einmalig
Pneumokokken	Personen > 60 Jahre	einmalig (Wiederholung nur nach individueller Indikationsstellung)
Influenza	Bewohner von Gemeinschaftsunterkünften	einmalig saisonal

14.3 Aufklärung und Dokumentation

Es besteht eine gesetzliche **Aufklärungspflicht** (Patientenrechtegesetz, BGB) für alle Impfungen. Vor Durchführung der Impfung sind der Impfling oder ein anwesender Elternteil bzw. Sorgeberechtigter zu informieren über [4]:
– die zu verhütende Krankheit,
– alternative Behandlungsmöglichkeiten,
– Nutzen der Impfung,
– Kontraindikationen,
– Ablauf der Impfung,
– Beginn und Dauer des Impfschutzes,
– Verhalten nach der Impfung,
– unerwünschte Arzneimittelwirkungen und Impfkomplikationen,
– Termine für Folge- und Auffrischimpfungen,
– Möglichkeiten für Rückfragen.

Zudem wird empfohlen, in der Anamnese auf bisher stattgehabte Impfungen einzugehen und diese in der Beratung bezüglich Nachholimpfungen zu berücksichtigen [4]. Besitzt der Minderjährige nach Einschätzung des Impfarztes eine ausreichende geistige Reife, um die Tragweite des Eingriffs ermessen zu können, kann er selbst einwilligen. In Zweifelsfällen soll ein Sorgeberechtigter (bzw. ein/e vom Jugendamt gestellte/r Betreuer/in) zur Einwilligung herangezogen werden. Die Aufklärung muss mündlich erfolgen [5]. Eine schriftliche Einwilligung bzw. Ablehnung der Impfung ist nicht zwingend vorgeschrieben, jedoch aus Sicht der Autoren anzuraten. Die Impfaufklärung soll außerdem „rechtzeitig" und „verständlich" stattfinden. Gerade in der Flüchtlingsversorgung ergeben sich an diesem Punkt häufig erhebliche Hürden. Analphabetismus, Sprachbarrieren sowie mangelnde allgemeine Schulbildung sind große Probleme bei der Aufklärung des Impflings. Als hilfreich erweisen sich die Übersetzungen durch zertifizierte Dolmetscher oder die Zuhilfenahme von Aufklärungsmerkblättern in der jeweiligen Landessprache des Impflings. Auf der Homepage „Forum impfende Ärzte" (www.forum-impfen.de) oder auf den Internetseiten des Robert Koch-Institutes (www.rki.de) sind mittlerweile Impfaufklärungen in einer Vielzahl von Sprachen unentgeltlich erhältlich. Impfungen sind Teil der medizinischen Regelversorgung. Eine Aufklärung muss daher nur einmalig für jede impfpräventable Erkrankung erfolgen aber nicht erneut vor jeder Impfung gegen dieselbe Erkrankung. Ist die gleiche Impfung bereits einmalig erfolgt kann das Einverständnis vorausgesetzt werden. Die Bedenkzeit zwischen Aufklärung und erster Impfung darf deutlich kürzer sein als zwischen Aufklärung und elektiven Eingriffen.

Der Impfling bekommt einen international gültigen (WHO- und IfSG-konformen) Impfausweis, in den die Chargen-Nummer und die Bezeichnung des Impfstoffs (Handelsname), das Impfdatum sowie die zu verhütende Krankheit eingetragen werden. Gültigkeit erhält das Dokument durch Stempel und Unterschrift des behandelnden Arztes. Parallel ist der impfende Arzt zur Dokumentation der Impfung in den Patientenunterlagen verpflichtet.

Grundsätzlich gilt, dass nicht dokumentierte Impfungen den STIKO-Empfehlungen entsprechend nachgeholt werden sollen. Angaben zu anderen Impfungen oder durchgemachten Erkrankungen sind (außer Varizellen) meist unzuverlässig und sollen im Zweifelsfall nicht berücksichtigt werden [5].

14.4 Impfabstände

Bei der Anwendung von Totimpfstoffen ist eine Einhaltung von Mindestabständen – auch zu Lebendvirusimpfstoffen (z. B. MMR-V) – nicht erforderlich. Für einen lang andauernden Impfschutz ist von Bedeutung, dass bei der Grundimmunisierung der empfohlene Mindestabstand zwischen vorletzter und letzter Impfung nicht unterschritten wird. Lebendimpfstoffe können simultan verabreicht werden. Werden sie nicht gleichzeitig verabreicht, ist in der Regel ein Mindestabstand von vier Wochen einzuhalten. Ein Unterschreiten der Impfabstände birgt die Gefahr der unzureichenden Wirksamkeit der Impfstoffe. Bei Überschreiten der Impfabstände erfolgt der Aufbau der Immunität erst verzögert.

Im Falle einer anstehenden Operation ist ein Mindestabstand zur Operation für Totimpfstoffe von drei Tagen einzuhalten. Für Lebendvirusimpfstoffe wird ein Mindestabstand von 14 Tagen empfohlen [7]. In stabilem Allgemeinzustand und normalem Immunstatus ist postoperativ eine Impfung ohne Einhaltung von Mindestabständen möglich.

14.5 Handhabung von Impfstoffen

Alle Impfstoffe sind im Kühlschrank bei 2–8 °C zu lagern. Impfstoffe dürfen nicht mit Desinfektionsmitteln in Kontakt kommen, d. h., Durchstechstopfen müssen trocken sein. Nach dem Aufziehen des Impfstoffs und Entfernen vorhandener Luft sollte die Aufziehkanüle durch eine neue Injektionskanüle ersetzt werden.

14.6 Korrekte Durchführung einer Impfung

Es soll eine Desinfektion der Haut durchgeführt werden, wobei die Haut vor der Injektion wieder trocken sein soll. Auch die Injektionskanüle (Tab. 14.4) sollte trocken sein, ansonsten kann es zu schmerzhaften Entzündungen im Bereich des Stichkanals kommen. Die Impfung sollte nach Information des Impflings über das Vorgehen zügig erfolgen. Eine ruhige Ausstrahlung, neutraler Sprachgebrauch und Ablenkungsmanöver können ein schmerz- und stressreduziertes Impfen ermöglichen. Intramuskulär zu verabreichende Impfstoffe sollen bevorzugt in den M. deltoideus links bzw. rechts (bei Einzelinjektion möglichst die nicht-dominante Seite) injiziert werden. Ist dieser Muskel unzureichend ausgebildet, wird die Injektion in den M. vastus lateralis (anterolateraler Oberschenkel) empfohlen. Des Weiteren sind Impfstoffe mit subkutaner Applikation verfügbar.

Tab. 14.4: Nadellänge der Injektionsspritze nach Alter.

Altersgruppe	Nadellänge
Säuglinge < 2 Monate	15 mm
Ältere Säuglinge und Kleinkinder	25 mm
Jugendliche und Erwachsene	25–50 mm

14.7 Serologische Kontrollen

Serologische Kontrollen sind in der Regel nicht angebracht, da die Testmethoden nicht immer eine ausreichende Sensitivität und Spezifität aufweisen. Für manche impfpräventablen Krankheiten existiert kein sicheres serologisches Korrelat, das als Surrogatmarker für bestehende Immunität geeignet wäre. Die Antikörperkonzentration lässt keinen Rückschluss auf eine möglicherweise bestehende zelluläre Immunität zu. Nur in Ausnahmefällen, z. B. zur Impferfolgskontrolle bei Patienten mit Immundefizienz bzw. -suppression, bzw. zum Nachweis eines Schutzes gegen Hepatitis B sind serologische Kontrollen zu erwägen. Bei Frauen mit Kinderwunsch und unklarer Varizellen-Anamnese sind Titerkontrollen zum Nachweis eines ausreichenden Antikörperschutzes sinnvoll.

14.8 Kontraindikationen

Allgemein zu berücksichtigende Kontraindikationen umfassen akute schwere Erkrankungen (Ausnahme: postexpositionelle Impfung) und ggf. Allergien (z. B. gegen Neomycin, Streptomycin, Hühnereiweiß), insbesondere dann, wenn bereits eine anaphylaktische Reaktion zu einem früheren Zeitpunkt aufgetreten ist. Allerdings gilt: Allergien gegen Hühnerei stellen keine allgemeine Kontraindikation gegen eine Impfung mit MMR-oder MMR-V-Impfstoff dar. Mit Ausnahme der Gelbfieberimpfung, können bei Hühnereiallergikern die Masern-Mumps-Röteln-Impfung wie auch die Grippeschutzimpfung ambulant erfolgen [8].

Bei angeborenem oder erworbenem Immundefekt sollte vor Impfung mit Lebendimpfstoff ein auf die vorliegende Immunsuppression spezialisierter Kollege hinzugezogen werden, da Lebendimpfungen auch bei Immunsupression ggf. möglich und dann auch nützlich sein können [9].

Falsche Kontraindikationen sind hingegen ein banaler Infekt (Fieber < 38,5 °C), Krampfanfälle, Fieberkrämpfe u. Ä. Eine ausführliche Auflistung ist auf den Seiten des Robert Koch-Instituts beschrieben.

14.9 „Überimpfen"

Von zusätzlich verabreichten Impfstoffdosen geht in der Regel kein erhöhtes Risiko aus. In Ausnahmefällen kommt es bevorzugt bei wiederholter Gabe von Totimpfstoffen zum so genannten Arthus-Phänomen, einer ausgeprägten lokalen Überempfindlichkeitsreaktion.

14.10 Impfkomplikationen

Nach dem Infektionsschutzgesetz besteht **namentliche Meldepflicht** einer Impfkomplikation an das zuständige Gesundheitsamt [8]. Das Gesundheitsamt übermittelt die Daten der zuständigen Landesbehörde und der zuständigen Bundesoberbehörde (Paul-Ehrlich-Institut; PEI). Zu unterscheiden ist eine nicht meldepflichtige „übliche Impfreaktion". Zudem empfehlen die Autoren eine Meldung an die Arzneimittelkommission der deutschen Ärzteschaft, da es sich im weitesten Sinne bei Impfkomplikationen ja um unerwünschte Wirkungen eines Medikamentes handelt. Folgende Kriterien für eine „übliche Impfreaktion" werden von der Ständigen Impfkommission vorgeschlagen [4]:
- Rötung, Schwellung, Schmerzhaftigkeit an der Injektionsstelle über eine Dauer von 1–3 Tagen,
- Fieber < 39,5 °C, Kopf- und Gliederschmerzen, Mattigkeit, Unwohlsein, Übelkeit, Unruhe, Schwellung der regionären Lymphknoten über eine Dauer von 1–3 Tagen,

- „Impfkrankheit" nach Verabreichung von Lebendimpfstoffen über die Dauer von 1–3 Wochen (z. B. leichte Parotisschwellung, kurzzeitige Arthralgien, flüchtiges Exanthem, milde gastrointestinale Beschwerden, o. Ä.).

Über das übliche Maß der Impfreaktion hinausgehende Erscheinungen wären z. B. ein Abszess im Bereich der Injektionsstelle. Meldebögen stehen auf den Seiten des Paul-Ehrlich-Instituts zur Verfügung:
- www.pei.de/SharedDocs/Downloads/vigilanz/pharmakovigilanz/ ifsg-meldebogen-verdacht-impfkomplikation.pdf?__blob=publicationFile&v=1

14.11 Lieferengpässe von Impfstoffen

Das Paul-Ehrlich-Institut (PEI) informiert über Lieferengpässe von Impfstoffen und deren voraussichtliche Dauer: www.pei.de/lieferengpaesse-impfstoffe-human. Zusammen mit dem RKI und der STIKO informiert das PEI über die Anwendung und Verfügbarkeit alternativer Impfstoffe.

14.12 Länderspezifische Impfschemata

Einen Überblick über die aktuellen Impfempfehlungen im jeweiligen Herkunftsland bietet die WHO-Internetseite unter: http://apps.who.int/immunization_monitoring/ globalsummary/schedules und die ECDC-Internetseite http://vaccine-schedule.ecdc. europa.eu/Pages/Scheduler.aspx

14.13 Überblick Abkürzungen

Zur Vereinfachung der Benennung von Kombinationsimpfstoffen werden häufig Abkürzungen verwendet (s. Tab. 14.5) Kleinbuchstaben bezeichnen eine geringere Konzentration der jeweiligen Impfstoffkomponente.

14.14 Weitere Angebote

Impfkalender in 20 Sprachen, herausgegeben vom Robert Koch-Institut, https:// www.rki.de/DE/Content/Infekt/Impfen/Materialien/Impfkalender_mehrsprachig_ Uebersicht_tab.html?nn=2391120

Tab. 14.5: Für Kombinationsimpfstoffe gebräuchliche Abkürzungen.

DTaP	D = Diphtherie T = Tetanus aP = azellulärer Pertussisimpfstoff
IPV	I = Inaktivierte PV = Poliovakzine
Hib	Hämophilus influenzae Typ B
HepB	Hepatitis B
Td	T = Tetanus d = Diphtherie
Tdap	T = Tetanus d = Diphtherie a = azellulär p = Pertussis
MMR	M = Mumps M = Masern R = Röteln (Lebendvirusimpfstoff)
MMR-V	M = Mumps M = Masern R = Röteln V = Varizellen (Lebendvirusimpfstoff)
HPV	Humanes Papillomavirus
RV	Rotavirus

14.15 Literatur

[1] Ständige Impfkommission, Impfkalender 2016, Erscheinungsdatum 29. August 2016. Available from: https://www.rki.de/DE/Content/Kommissionen/STIKO/Empfehlungen/Aktuelles/Impfkalender.html.

[2] Empfehlungen zur infektiologischen Versorgung von Flüchtlingen im Kindes- und Jugendalter in Deutschland Stellungnahme der Deutschen Gesellschaft für Pädiatrische Infektiologie, der Gesellschaft für Tropenpädiatrie und Internationale Kindergesundheit und des Berufsverbandes der Kinder- und Jugendärzte. Monatsschrift Kinderheilkunde. 2015; 163: 1269–1286. doi 10.1007/s00112-015-0003-9.

[3] Robert Koch-Institut Informationsangebot. Available from: www.rki.de/DE/Content/Infekt/Impfen/impfen_node.html.

[4] Robert Koch-Institut Epidemiologisches Bulletin 34. 24.08.2017. Available from: https://www.rki.de/DE/Content/Infekt/EpidBull/Archiv/2017/Ausgaben/34_17.pdf?__blob=publicationFile.

[5] Klinkenberg D, Blohm M, Hoehne M, Mas Marques A, Malecki M, Schildgen V, Schneppenheim R, Müller I, Schildgen O, Kobbe R. Risk of Rotavirus Vaccination for Children with SCID Pediatr Infect Dis J. 2015; 34(1): 114–115. doi: 10.1097/INF.0000000000000507.

[6] Rosenfeld L, Mas Marques A, Niendorf S, Hofmann J, Gratopp A, Kühl JS, Schulte JH, von Bernuth H, Voigt S. Life-threatening systemic rotavirus infection after vaccination in severe combined immunodeficiency (SCID). Pediatr Allergy Immunol. 2017; 28(8): 841–843.

[7] Bund deutscher Anästhesisten Handlungsempfehlungen zur präoperativen Diagnostik, Impfabstand und Nüchternheit im Kindesalter Vom Wissenschaftlichen Arbeitskreis Kinderanästhesie https://www.bda.de/docman/alle-dokumente-fuer-suchindex/oeffentlich/empfehlungen/583-handlungsempfehlungen/file.html.

[8] James JM. Safe administration of influenza vaccine to patients with egg allergy. J Pediatr. 1998; 133(5): 624–628.

[9] Speth E, Minden K. Impfungen bei Kindern und Jugendlichen mit rheumatischen und muskuloskelettalen Erkrankungen – Hinweise für das Vorgehen im Alltag. Arthritis und Rheuma 2015; 1: 44–55. ISSN 0176-5167.

Teil D: **Soziokulturelle Aspekte**

Klaus Behnam Shad

15 Interkulturelle Kommunikation und Sprachmittlung

In der Zusammenarbeit mit Sprachmittler*innen im Rahmen der Flüchtlingshilfe ergeben sich vielfältige Probleme, die oftmals nicht für sämtliche Beteiligten klar zu
benennen und einzuordnen sind. Neben sprachlichen Schwierigkeiten und Barrieren sind gerade kulturelle Aspekte der Grund für Konfusionen und Konflikte zwischen
Ärzt*innen bzw. Psycholog*innen, Sprachmittler*innen und Geflüchteten. Insbesondere angesichts der Tatsache, dass viele ehrenamtliche Sprachmittler*innen ohne interkulturelle Ausbildung in der Flüchtlingshilfe tätig sind. Im Folgenden werden stich-
wortartig Hauptprobleme aus der Praxis angeführt, welche die Diagnose und/oder die
Behandlung im genannten Kontext verfälschen können. Anschließend werden jeweils
Gegenmaßnahmen skizziert.

Problem Nr. 1

Die übersetzende Fachkraft interveniert in das Gespräch

Sprachmittler*innen, die versuchen, aktiv in das Gespräch oder das Geschehen ein-
zugreifen, verlassen in diesem Moment ihr eigentliches Aufgabengebiet. Die Ursache
liegt oft in dem Bedürfnis der Sprachmittler*innen, selbst helfen zu wollen. In diesen
Situationen ist übersetzenden Fachkräften häufig nicht bewusst, dass das Gespräch
dadurch gestört und letztlich verfälscht wird.

Gegenmaßnahmen

Vor dem Gespräch ist auf das *Gebot der Nichteinmischung* seitens der übersetzenden
Fachkraft hinzuweisen. Patient*innen wissen infolgedessen von Anfang an, dass
komplizierte Zusammenhänge nicht der übersetzenden Fachkraft überlassen werden
sollen. Darüber hinaus sollten Patient*innen über folgende Punkte informiert werden:
- alles Gesprochene wird übersetzt
- Kontaktverbot zwischen Sprachmittler*innen und Patient*innen
- Schweigepflicht
- Datenschutz
- Honorar für Sprachmittlung wird durch die Institution bezahlt

https://doi.org/10.1515/9783110502183-017

Der erste Punkt impliziert eine Übersetzung in der ersten Person, wobei abgebrochene Sätze oder Umgangssprache als solche wiedergegeben werden, auch bei fragmentierter, unkorrekter oder vulgärer Rede.

Ärztliche Fachkräfte müssen jedoch auch bedenken, dass Fachtermini und abstrakte Konzepte nicht selten umschrieben werden und – wie auch Redensarten – nicht wörtlich in eine fremde Sprache übersetzt werden können. Vor diesem Hintergrund ist das eigenständige Wirken von Sprachmittler*innen nicht immer als unzulässige Einmischung aufzufassen, sondern vielmehr als fundamentaler Baustein interkultureller Kommunikation.

Problem Nr. 2

Die übersetzende Fachkraft nimmt körperlichen Kontakt mit Patient*innen auf

In ärztlichen Gesprächen und Therapiesitzungen kommen traumatische Erlebnisse bei den Geflüchteten ans Licht. Manche Sprachmittler*innen nehmen in solchen Situationen körperlichen Kontakt mit Patient*innen auf, um ihnen Trost zu spenden und zu signalisieren, dass sie sich nicht hilflos zu fühlen brauchen. Der Kontakt kann unter anderem in Form von Umarmungen, Händehalten oder Näherrücken zu der zu behandelnden Person auftreten.

Gegenmaßnahmen

Mitgefühl zu zeigen, ist nicht verkehrt, doch sollte dies möglichst derart ausgedrückt werden, dass kein Körperkontakt entsteht. Bei erwachsenen Patient*innen ist dieser Kontakt zu vermeiden. Bei minderjährigen Patient*innen gilt dies i. d. R. auch, doch mit Ausnahmen. Wenn etwa ein Kind weint und von sich aus den Kontakt zur übersetzenden Fachkraft sucht, sollte das Kind selbstverständlich nicht abgewiesen werden. Im Vorhinein sollte deshalb eine bestimmte Sitzkonstellation festgelegt werden, die der Form eines gleichschenkligen Dreiecks ähnelt. Der gleiche Abstand zwischen den drei Beteiligten verringert die Wahrscheinlichkeit, dass körperlicher Kontakt zustande kommt. Des Weiteren begünstigt das Dreiersetting ein Gespräch auf Augenhöhe zu dritt (Trialog) mit klaren Rollenverteilungen, wobei die ärztliche Fachkraft immer das Gespräch führt. Eine direkte und freundliche Ansprache sowie der kontinuierliche Blickkontakt zwischen ärztlicher Fachkraft und Patient*in ist in diesem Kontext sehr hilfreich.

Problem Nr. 3

Sprachmittler*innen sprechen vor bzw. nach der Sitzung mit Patient*innen

Sprachmittler*innen rufen zuweilen selbstständig Patient*innen auf oder begleiten sie hinaus, um ihnen etwa den Anschlusstermin mitzuteilen. Hierbei entstehen Gelegenheiten zum Gespräch, die von Patient*innen oder Sprachmittler*innen ausgehen können.

Gegenmaßnahmen

Nehmen Patient*innen den Kontakt mit Sprachmittler*innen auf, obwohl dies im Zuge der anfänglichen Belehrung (siehe Gegenmaßnahmen bei Problem Nr. 1) untersagt wurde, sollte freundlich wiederholt werden, dass jeglicher Kontakt zwischen Sprachmittler*innen und Patient*innen sowohl inner- als auch außerhalb der medizinischen Einrichtung unzulässig ist. Ausnahmen sind Grußworte und Höflichkeitsäußerungen. Es empfiehlt sich daher, dass ärztliche Fachkräfte die Patient*innen entweder alleine oder in Begleitung der übersetzenden Fachkraft aufrufen. Auf diese Weise werden zusätzliche Kontakte zwischen Sprachmittler*innen und Patient*innen unwahrscheinlich.

Problem Nr. 4

Genderbezogene Schwierigkeiten

Spricht eine Ärztin mit einem männlichen Patienten oder ein Arzt mit einer Patientin, kann es zu spezifischen Genderproblematiken kommen. Beispielsweise kann ein männlicher Patient eine Ärztin aufgrund ihres Geschlechts als inkompetent wahrnehmen. Diese Haltung wird offensichtlich, wenn er etwa nachfragt, ob es sich bei der Frau wirklich um einen „richtigen Arzt" handelt und anschließend bevorzugt mit dem Sprachmittler das Gespräch sucht; oder ein Patient wagt es nicht, über gewisse Probleme oder Traumata zu sprechen, weil er dadurch schwach und unmännlich wirken könnte. Aus diesem Grund spricht er in der Abwesenheit der Ärztin mit dem Sprachmittler über seine wahren Probleme.

Gegenmaßnahmen

Wird die behandelnde Ärztin aufgrund ihres Geschlechts als inkompetent betrachtet, sollte der Patient darauf hingewiesen werden, dass das Geschlecht mit Blick auf die ärztliche Kompetenz keine Rolle spielt und dass er hinsichtlich der Behandlung unbesorgt sein kann. Sucht der Patient den Kontakt zur übersetzenden Fachkraft auf, sollte der Sprachmittler *in jedem Fall* die ärztliche Fachkraft miteinbeziehen und ein Setting schaffen, das die Aussprache von schwerwiegenden Problemen begünstigt. Der sensible Umgang in dieser Situation trägt dazu bei, dass Fehldiagnosen und -therapien vermieden werden. Im Nachgespräch zwischen ärztlicher und übersetzender Fachkraft können Details des Gesprächs und mögliche Unklarheiten besprochen werden.

Teil E: **Öffentlicher Gesundheitsdienst**

Joachim Seybold

16 Besonderheiten bei unbegleiteten minderjährigen Flüchtlingen

16.1 Definition des Begriffs „Unbegleiteter minderjähriger Flüchtling (UMF)"

Ein unbegleiteter minderjähriger Flüchtling ist ein Minderjähriger, der ohne Begleitung eines für ihn nach dem Gesetz oder der Praxis des betreffenden Mitgliedsstaats verantwortlichen Erwachsenen in das Hoheitsgebiet eines Mitgliedsstaats einreist, solange er sich nicht tatsächlich in der Obhut einer solchen Person befindet; dies schließt Minderjährige ein, die nach der Einreise in das Hoheitsgebiet eines Mitgliedsstaats dort ohne Begleitung zurückgelassen wurden [1].

16.2 Herkunft unbegleiteter minderjähriger Flüchtlinge

Weltweit gab es 2015 60 Millionen Flüchtlinge, 50 % davon waren unter 18 Jahre alt. 42.300 Kinder und Jugendliche wurden 2015 in Deutschland von den Jugendämtern in Obhut genommen [2]. Die meisten unbegleiteten minderjährigen Asylbewerber kamen im ersten Halbjahr 2016 aus Afghanistan (42 %), Syrien (34 %) und dem Irak (8 %).

Nach der vorläufigen Inobhutnahme durch die Jugendämter werden die Minderjährigen in Pflegefamilien, bei Verwandten oder in spezialisierten Einrichtungen („Clearinghäuser") untergebracht.

16.3 Ablauf des Aufnahmeverfahrens und juristische Stellung

Minderjährigen Flüchtlingen steht gemäß nationalen und internationalen Konventionen ein besonderes Schutzrecht zu. Nach der Einreise und der vorläufigen Inobhutnahme durch die Jugendämter werden die Minderjährigen innerhalb von 14 Tagen in einem bundesweiten Verteilungsverfahren in die Obhut eines Jugendamtes gegeben, welches für die weitere Unterbringung in einer Pflegefamilie, bei Verwandten oder in einer spezialisierten Einrichtung („Clearinghaus") sorgt.

Im nächsten Schritt werden der Aufenthaltsstatus geklärt, eine Vormundschaft beantragt, der pädagogische Förderbedarf bestimmt und medizinische Untersuchungen veranlasst.

Der Asylantrag wird durch das Jugendamt oder den Vormund beim Bundesamt für Migration und Flüchtlinge (BAMF) gestellt. Anhörungen im Rahmen des Asylverfahrens durch das BAMF werden von speziell ausgebildeten Sonderbeauftragten durchgeführt, grundsätzlich immer im Beisein des Vormunds.

https://doi.org/10.1515/9783110502183-018

Das Familiengericht bestimmt den Vormund (§ 1773 Abs. 1 2. Alt. BGB). Dieser betreut den minderjährigen Flüchtling bis zur Volljährigkeit. Maßgeblich ist hierbei die Volljährigkeitsgrenze im Herkunftsland und nicht das deutsche Recht, wonach die Volljährigkeit mit dem Erreichen des 18. Lebensjahrs eintritt.

16.4 Besonderheiten im Erkrankungsspektrum minderjährigen Flüchtlinge

Es liegen keine ausreichenden Daten vor, um – im Vergleich zu erwachsenen Flüchtlingen – ein erhöhtes Risiko für bestimmte Infektionskrankheiten zu belegen. Hervorzuheben ist, dass auch bei älteren Jugendlichen häufige Infektionen einen asymptomatischen Verlauf nehmen können (z. B. Malaria, Schistosomiasis). In einer repräsentativen Studie in Berlin (2014–2015, ohne Tuberkulosescreening, ohne psychologisches Assessment) wiesen 19,6 % der unbegleiteten minderjährigen Flüchtlinge eine behandlungsbedürftige Infektionskrankheit auf (Giardia, Helminthen, Schistosomiasis, Chonische Hepatitis B, Skabies, bakterielle Infektionen, Malaria, Pilzerkrankungen). Dieser Anteil war für Jugendliche aus Subsahara-Afrika (45 %) und Süd-/Südostasien (34 %) deutlich höher als für Jugendliche aus Afghanistan (17 %), Nordafrika (16 %) oder Syrien (11 %) [3].

Infolge der fehlenden Betreuung sind unbegleitete Kinder und Jugendliche in besonderem Maße vulnerabel für die Risiken der Flucht. Erfahrungen von körperlicher und sexueller Gewalt, Benachteiligungen und Ausbeutung sind häufig [4]. Im Vergleich zu begleiteten Jugendlichen weisen unbegleitete minderjährige Flüchtlinge einen höheren Anteil psychischer Erkrankungen auf [5]. Bei letzteren liegen die Prävalenzen bei 20–80 % [6]. In einer Studie aus Düsseldorf wurde bei 75 % der unbegleiteten minderjährigen Flüchtlinge während der Clearingphase mindestens eine psychische Störung diagnostiziert, dabei führend die posttraumatische Belastungsstörung (36 %) und depressive Episoden (27 %) [7].

Hilfestellung gibt zum Beispiel Die Bundesweite Arbeitsgemeinschaft der Psychosozialen Zentren für Flüchtlinge und Folteropfer e. V. (BAfF) http://www.baff-zentren.org/mitgliedszentren-und-foerdermitglieder/.

16.5 Literatur

[1] Originalzitat Qualifikationsrichtlinie 2011/95/EU. www.asyl.net/gesetzestexte/qualifikationsrichtlinie.html.
[2] Statistisches Bundesamt. Available from: https://www.destatis.de/DE/PresseService/Presse/Pressemitteilungen/2016/08/PD16_268_225.html.

[3] Theuring S, Friedrich-Jänicke B, Pörtner K, Trebesch I, Durst A, Dieckmann S, et al. Screening for infectious diseases among unaccompanied minor refugees in Berlin, 2014–2015. Eur J Epidemiol. 2016; 31(7): 707–710.

[4] UNICEF. Neither safe nor sound: Unaccompanied children on the coastline of the English Channel and the North Sea. 2016. www.unicef.org.

[5] Huemer J, Karnik NS, Voelkl-Kernstock S, Granditsch E, Dervic K, Friedrich MH, et al. Mental health issues in unaccompanied refugee minors. Child and Adolescent Psychiatry and Mental Health. 2009; 3: 3–13.

[6] Witt A, Rassenhofer M, Fegert JM, Plener PL. Hilfebedarf und Hilfsangebote in der Versorgung von unbegleiteten minderjährigen Flüchtlingen. Kindheit und Entwicklung. 2015; 24: 209–224.

[7] Walg M, Fink E, Großmeier M, Temprano M, Hapfelmeier G. Häufigkeit psychischer Störungen bei unbegleiteten minderjährigen Flüchtlingen in Deutschland. Z Kinder Jugendpsychiatr Psychother. 2016 Aug; 23: 1–9.

Andreas Beyer, Sina Bärwolff, Gudrun Widders
und Nicoletta Wischnewski

17 Rolle des Gesundheitsamtes bei der medizinischen Versorgung von Flüchtlingen

17.1 Hintergrund

Anders als die ambulante und stationäre medizinische Versorgung hat der öffentliche Gesundheitsdienst (ÖGD) den Ansatz der Bevölkerungsmedizin. Aufgaben der Gesundheitsämter sind der Gesundheitsschutz der Gesamtbevölkerung, die Prävention, die Gesundheitsfürsorge, die Vermittlung von Hilfen und die Sicherung der gesundheitlichen Versorgung für Bevölkerungsgruppen mit besonderen Problemlagen, z. B. für Menschen mit Behinderungen, suchtkranke oder psychisch kranke Menschen, aber auch für Menschen in schwierigen Lebenslagen (Bevölkerungsmedizin). Flüchtlinge befinden sich in einer schwierigen Lebenslage und es gilt, für sie unter verschiedensten Gesichtspunkten Sorge zu tragen. Dabei sind Gesundheitsämter Ansprechpartner und Koordinatoren der medizinischen Versorgung einschließlich der Prävention. Gleichzeitig versorgen sie unter sozialpädagogischen Gesichtspunkten durch die Kinder- und Jugendgesundheitsdienste, die Sozialpsychiatrischen Dienste und die Behindertenberatungsstellen.

17.2 Medizinische Versorgung durch Netzwerkbildung/Lotsenfunktion des öffentlichen Gesundheitsdienstes

Eine Vielzahl von Flüchtlingen bedurfte nach oft monatelanger Flucht einer medizinischen Erstversorgung in Deutschland. Da es in Berlin und an anderen Orten keine Strukturen für die dramatisch hohe Anzahl von Flüchtlingen insbesondere im Jahr 2015 gab, musste eine medizinische Not- bzw. Erstversorgung sowohl am Ort der Asylantragsstellung in der Erstantragsstelle in der Turmstraße als auch in den Notunterkünften zunächst durch ehrenamtlich tätige Ärzte und geschulte Helfer erfolgen. Ziel war auch, die Rettungsstellen der Krankenhäuser nicht mit ambulant zu versorgenden Patienten zu überfüllen.

Sehr viele Menschen konnten nicht zeitgerecht registriert und damit in das vertragsärztliche Versorgungssystem integriert werden. Es bildete sich eine medizinische Versorgungslücke, die nach dem Subsidiaritätsprinzip durch den ÖGD zu schließen war. Dabei galt, die medizinische Grundversorgung in den Not- und Erstaufnahmeeinrichtungen im Zusammenwirken mit Hilfsorganisationen, niedergelassenen Ärzten, Krankenhäusern und ehrenamtlich Tätigen sicherzustellen. In den Bezirken des Lan-

https://doi.org/10.1515/9783110502183-019

des Berlin entstanden nachfolgend unterschiedliche Modelle, um den erheblichen Bedarf abzudecken (Kooperationsverträge mit Krankenhäusern oder niedergelassenen Ärzt/innen, Übernahme der Aufgabe durch ehrenamtlich Tätige, medizinische Initiativen wie „Medizin hilft Flüchtlingen e. V." oder Einsatz von Honorarärzten). Rasch wurde deutlich, dass der Versorgungsbedarf in den Einrichtungen zurückgehen, aber ein erheblicher Bedarf an medizinischer Koordination bleiben würde. Das betraf auch die Suche nach geeigneten Sprachmittlern.

Für den ÖGD ist neben der Arbeit an Schnittstellen und der Vernetzung etablierter Strukturen die Sicherstellung der Beratungs- und Betreuungsleistung zu einer zentralen Aufgabe geworden. Dies erfolgte parallel zu weiteren Angeboten, z. B. den Flüchtlingsambulanzen der Charité, insbesondere in Unterkünften mit weniger als 500 Bewohnern. Der Bedarf konnte nur bis zu einem gewissen Grad durch einen von der Senatsverwaltung für Gesundheit und Soziales (jetzt Senatsverwaltung für Gesundheit, Pflege und Gleichstellung) in Zusammenarbeit mit der Ärztekammer Berlin etablierten ärztlichen Lotsendienst abgedeckt werden.

17.3 Infektionshygienische Überwachung von Unterkünften

Das (kommunale) Gesundheitsamt ist nach dem Infektionsschutzgesetz für die Einhaltung der baulich-funktionalen und betrieblich-organisatorischen Voraussetzungen in den Unterkünften entsprechend den gültigen Qualitätsstandards zuständig. Dies schließt die Überwachung der infektionshygienischen Bedingungen und der Trinkwasserqualität ein. Die Qualitätskriterien sind im Rahmenhygieneplan des Länderarbeitskreises verankert. Mit Begehungen der Einrichtungen erfolgt die Prüfung durch das Gesundheitsamt.

Die enorme Zahl geflüchteter Menschen ab Sommer 2015 erzwang zum Teil ungeeignete und unzureichend ausgestattete Unterbringungsformen, die Notunterkünfte. Neben öffentlichen Gebäuden wie Schulen und Hotels waren das Industriehallen, Turnhallen und Flughafenhangars. Qualitätsstandards können dort nicht vollständig eingehalten werden. So fehlten anfänglich ausreichende Sanitäreinrichtungen und Möglichkeiten der Isolierung bei Infektionskrankheiten.

Da in den Herkunftsländern oft die medizinische Versorgung zum Erliegen gekommen war, erwuchs ein besonderer Handlungsbedarf bei der Infektionsprävention. Aufgrund der hohen Flüchtlingszahl konnten anfangs keine Erstuntersuchungen oder Impfungen durchgeführt werden, was die Ausbreitung von Infektionskrankheiten begünstigte.

Deshalb war es wichtig, die vorrangig bevölkerungsmedizinischen Aufgaben des ÖGD im Infektionsschutz an die neuen Herausforderungen anzupassen und zielgerichtet zu erfüllen. Dazu wurden interne Arbeitsabläufe in den Gesundheitsämtern ad hoc umgestellt. In den regulären Dienstzeiten sowie der 24-Stunden-Rufbereitschaft der Gesundheitsämter wurden an sie zahlreiche infektionspräventive und andere gesundheitliche Fragestellungen herangetragen.

Um eine infektionshygienische Überwachung effektiv leisten zu können, wurden einfache Meldewege für Infektionskrankheiten aufgebaut, Schulungen zu infektionspräventiven Maßnahmen in den Einrichtungen durchgeführt und jeweils ein Ausbruchsmanagement etabliert.

Bei Infektionshäufungen (z. B. Windpocken, Masern) in den Flüchtlingseinrichtungen legten die Gesundheitsämter Maßnahmen zum Infektionsschutz fest. Dazu gehörten Aufnahme- und Transfersperren, Isolierungen von Erkrankten und ggf. Kontaktpersonen, Riegelungsimpfungen, Impfbuchkontrollen, Information und Aufklärung sowie die Abstimmung mit Krankenhäusern und niedergelassenen Ärzten. Als besonders problematisch zeigten sich Ausbrüche mit Noroviren, da die sanitären Bedingungen in vielen Unterkünften unzureichend waren. Für die Isolierung nicht krankenhauspflichtiger Erkrankter definierte der ÖGD an Übertragungswege angepasste Unterbringungsbedingungen, die durch die zuständige Behörde, in Berlin jetzt das Landesamt für Flüchtlingsangelegenheiten (LAF), bereitgestellt werden mussten. Besonderes Augenmerk wurde dabei auf die Schwangeren und Neugeborenen gelegt und für diese zusätzlich die Anbindung an die Zentren für sexuelle Gesundheit bzw. an die kinder- und jugendärztlichen Dienste (KJGD) eingeleitet.

Zu den Aufgaben der Gesundheitsämter gehörten ebenfalls die Überwachung und Festlegungen zu Reinigungs- und Desinfektionsmaßnahmen in den Unterkünften bei Ausbrüchen, sowie die Beratung der Betreiber bei der Erstellung einrichtungsbezogener Hygienepläne.

17.4 Impfungen zur Infektionsprävention durch den ÖGD

Mit der Ankunft immer neuer Flüchtlinge in Berlin kam es wiederkehrend zu Infektionshäufungen in den Unterkünften, meist durch Windpocken, aber auch durch Masern. Bereits 2013 gab es einen kleineren Masernausbruch in Berlin, dem ein weiterer Ausbruch in den Jahren 2014/2015 folgte. Zunächst ging dieser von Flüchtlingen aus und verbreitete sich rasch in den unzureichend geimpften Teilen der Bevölkerung.

Bereits 2013 stellte sich die Frage, in welcher Weise umfassende Impfangebote für asylsuchende Menschen möglich und welche Ressourcen dafür erforderlich sind. Es ging nicht nur darum, die Berliner Bevölkerung vor Infektionskrankheiten zu schützen, sondern insbesondere darum, die Ausbreitung von Infektionskrankheiten in den Flüchtlingseinrichtungen zu verhindern.

In einem Berliner Bezirk mit besonders hohem Anteil Geflüchteter stellte sich früh dar, dass nur wenige Kinder asylsuchender Eltern zeitnah von niedergelassenen Kinderärzten gesehen wurden und umfassende Impfangebote durch niedergelassene Ärzte nicht flächendeckend angeboten wurden. So ist es Aufgabe des ÖGD, umfassende Impfangebote für asylsuchende Menschen zu unterbreiten.

Bei Impfungen größerer Menschengruppen verschiedener Herkunftsländer mit mehreren Kombinationsimpfungen besteht für die Impfaufklärung und Impfdokumentation in verschiedenen Sprachen ein erheblicher Verwaltungsaufwand. Ein Impfteam, bestehend aus Arzt und Arzthelferin, ist dafür keinesfalls ausreichend. Auch bedarf es dringend der Unterstützung durch Sozialpädagogen der Einrichtungen und durch Sprachmittler. Neben der materiell-technischen Ausstattung von Impfstätten sind erhebliche personelle Ressourcen notwendig. Die finanzielle und personelle Untersetzung kann nur mit politischer Unterstützung erreicht werden, was in Berlin unterschiedlich gut gelang.

Das Land Berlin nahm erst im Herbst 2015 eine zentrale Impfstelle in Betrieb und ermöglichte ab März 2016 die reguläre Erstuntersuchung nach dem Asylgesetz.

Bereits 2013 nahmen einige Bezirke Flüchtlinge in hoher Zahl auf. Da die meisten Menschen nicht über ein Impfdokument verfügten und damit eine Beurteilung bereits erfolgter Impfungen nicht möglich war, zunehmend aber Infektionsausbrüche auftraten, wurde es notwendig, durch die Gesundheitsämter Impfangebote zu unterbreiten, auch für Folgeimpfungen.

Es zeigte sich, dass dezentrale Impfstellen im Stadtgebiet nicht im erforderlichen Umfang von Flüchtlingen aufgesucht wurden. Geflüchtete Menschen haben zunächst andere Sorgen, z. B. den Abschluss des oft langwierigen Registrierungsprozesses. Wegen langer Wartezeiten waren sie in der Unterkunft oft kaum erreichbar. Auch bereiteten die Anpassung an das neue Umfeld und die Sprachbarriere häufig Probleme.

Daraus resultierte für einige Gesundheitsämter, in die Einrichtungen zu fahren und vor Ort Impfungen anzubieten – zu Tageszeiten, in denen die Menschen erreichbar waren. Ein mobiles Impfteam gab es in zwei Bezirken. Zunächst stellte sich die Frage, welchen Infektionsrisiken besonders zu begegnen ist. Demnach wurden allen Asylsuchenden Impfungen gegen Tetanus, Diphtherie, Pertussis, Poliomyelitis, Masern, Mumps, Röteln und Varizellen angeboten. Kleine Kinder erhielten die Grundimmunisierung mit einem Sechsfachimpfstoff und wurden zusätzlich gegen Hepatitis B und *Haemophilus influenzae B* geimpft.

Eine besondere Herausforderung bestand darin, Impfempfehlungen nach Altersgruppen zu geben, wobei die Empfehlungen der STIKO (Ständige Impfkommission am Robert Koch-Institut) einzuhalten waren, jedoch auch ein „off label use" zu vermeiden war. Eine Reihe von Impfstoffen ist nicht für die Grundimmunisierung zugelassen, sondern ab dem vorgegebenem Alter nur für Auffrischimpfungen. Hinzu kamen Lieferengpässe der Hersteller.

Diesem Thema widmete sich auch das Robert Koch-Institut (RKI) und gab im Oktober 2015 Empfehlungen für die Erstimpfung asylsuchender Menschen heraus. Damit wurde gleichzeitig die Vorgehensweise der Berliner Amtsärzte bestätigt.

17.5 Versorgung von Kindern Geflüchteter durch den Kinder- und Jugendärztlichen Dienst (KJGD)

Der KJGD ist ein multiprofessionales Team, das aus verschiedenen Akteuren (Kinder- und Jugendärzten, Zahnärzten, Kinder- und Jugendpsychiatern, Sozialarbeitern, Arzthelfern, Familienhebammen, Therapeuten u. a.) besteht und bedarfsgerecht medizinische, sozialpädagogische, therapeutische und niedrigschwellige Angebote für Kinder und Jugendliche unterbreitet.

Zu den Aufgaben des KJGD zählen u. a. Zuzugsuntersuchungen, schulärztliche Untersuchungen und Vorsorgeuntersuchungen von Kindern asylsuchender Eltern. Dabei wird der Impfstatus überprüft und es werden fehlende Impfungen ergänzt. Wird weitergehende Diagnostik benötigt, wird diese veranlasst und die Eltern an niedergelassene Kinderärzte vermittelt.

Bedarf es therapeutischer Maßnahmen, wie z. B. Physiotherapie, können auch Gesundheitsämter Angebote innerhalb des KJGD anbieten.

Wird bei der körperlichen Untersuchung eine Infektionskrankheit festgestellt, leitet das Gesundheitsamt gezielte Maßnahmen des Infektionsschutzes ein, damit weitere Übertragungen verhindert werden können.

Ein wesentlicher Schwerpunkt liegt in der sozialpädagogischen Betreuung von Familien mit Säuglingen und kleinen Kindern. Ihnen werden so genannte „Frühe Hilfen" angeboten indem Familien bedarfsgerechte niedrigschwellige Angebote durch „aufsuchende Arbeit" (z. B. Ersthausbesuche) unterbreitet werden. Damit werden Familien erreicht, die von sich aus Hilfe nicht aufsuchen und einfordern würden. Frühe Hilfen setzen bereits vor der Geburt ein, sind bis zum Ende des zweiten Lebensjahres ausgelegt und leiten dann bedarfsgerecht für die jeweiligen Altersgruppe in weiterführende Angebote über.

Sozialarbeiter der KJGD suchen gemeinsam mit den Familienhebammen Familien in Flüchtlingseinrichtungen auf, führen mithilfe von Sprachmittlung aufklärende und beratende Gespräche und vermitteln Angebote für Säuglinge, Kinder und Jugendliche. Wird die Notwendigkeit ärztlicher Versorgung von Kindern oder Schwangeren erkannt, kann diese umgehend eingeleitet werden. Die Betreuung durch den KJGD setzt sich in der Beratung der Eltern zu gesundheitlichen und sozialen Fragestellungen fort und unterstützt bei der Zusammenarbeit mit Flüchtlingseinrichtungen, Kinderbetreuungseinrichtungen und Schulen sowie bei der Einbindung der übrigen Akteure. Ziel ist es, Kindern aus Flüchtlingsfamilien ein gesundes Aufwachsen zu ermöglichen, wie allen anderen Kindern in der Bevölkerung auch.

Zudem nehmen die Kinder- und Jugendpsychiatrischen Dienste sowie die Zahnärztlichen Dienste ihre Aufgaben bei der Versorgung der Kinder geflüchteter Menschen wahr.

Gerade bei den zahnärztlichen Untersuchungen zeigte sich ein hoher Handlungsbedarf. In den kommenden Jahren wird die Zahn- und Mundgesundheit in Flüchtlingsunterkünften ein wichtiges Thema des ÖGD sein.

17.6 Versorgung von Flüchtlingen durch die Zentren für sexuelle Gesundheit und Familienplanung

Viele Familien und alleinstehende Frauen kamen als Flüchtlinge nach Berlin. Oft bestand die Notwendigkeit ärztlicher Versorgung in der Schwangerschaft, der Vermittlung einer Hebamme oder eines Krankenhauses für die Geburt. Das Zentrum für sexuelle Gesundheit und Familienplanung, das aus einem multiprofessionalen Team von Gynäkologen, Sozialarbeitern, Psychologen und medizinischen Fachangestellten besteht, nahm sich dieser Situation durch aufsuchende Arbeit an. Die Mitarbeiter der Zentren gingen in die Einrichtungen und unterbreiteten Beratungsangebote zu den Themen Schwangerschaft und Geburt, sexuelle Gesundheit und Empfängnisverhütung. Der Bedarf an medizinischen Untersuchungen während der Schwangerschaft war hoch und für viele Frauen der erste Kontakt zum Gynäkologen. Nicht selten war aufgrund einer Risikoschwangerschaft eine anschließende rasche Hilfevermittlung erforderlich. Auch die Angebote zur Schwangerschaftsverhütung, Untersuchungen zu sexuell übertragbaren Infektionskrankheiten und zum Teil notwendige Akuttherapien wurden von den Familien dankbar angenommen.

Durch die enge Zusammenarbeit mit den Kinder- und Jugendgesundheitsdiensten konnten die Zentren Mütter gleich nach der Geburt an das Netzwerk „Frühe Hilfen" anbinden, sodass die Versorgung der Neugeborenen sichergestellt wurde. Bei Infektionskrankheiten wurde in enger Kooperation mit dem Bereich Infektionsschutz gearbeitet.

Auch hier erweist sich das Netzwerk des ÖGD mit seinen breitgefächerten Aufgabengebieten als kompetente Struktur der Versorgung von Menschen in besonderen Lebenslagen.

17.7 Aufgaben im Bereich der psychosozialen Versorgung

Der Sozialpsychiatrische Dienst und die Beratungsstelle für Menschen mit Behinderungen des Gesundheitsamtes nehmen ihre originären Aufgaben wie für die übrige Bevölkerung auch für Flüchtlinge wahr.

Eine besondere Herausforderung für das medizinische Versorgungssystem und damit auch für den ÖGD liegt in der Versorgung von Flüchtlingen mit behandlungsrelevanten posttraumatischen Belastungsstörungen oder psychischen Erkrankungen.

Als Beispiel dafür, wie Hilfsangebote durch das Zusammenwirken zwischen bürgerschaftlichem Engagement, staatlichen und privaten Institutionen entwickelt werden konnte, ist eine Arbeitsgruppe von mehr als 50 Psychotherapeuten, Psychiatern, Psychologen und anderen Berufsgruppen der psychosozialen Versorgung, deren freiwilliger Einsatz in den Flüchtlingsunterkünften von XENION – Psychosoziale Hilfen für politisch Verfolgte e. V. – fachlich betreut und in Kooperation mit dem Gesundheitsamt koordiniert wird. Diese Initiative ging im Frühjahr 2015 aus Aktivitäten des Willkommensbündnisses Steglitz-Zehlendorf hervor. Sie hält in Gemeinschaftsunterkünften offene psychosoziale Sprechstunden, Gesprächsgruppen zur Orientierung und Stabilisierung sowie kreativ therapeutische Gruppenangebote für Flüchtlinge vor. Dabei haben sich die offenen Sprechstunden, die wie alle Angebote unter Einsatz von Dolmetschern und Sprachmittlern durchgeführt werden, als ein zentrales Instrument zur Früherkennung tiefgreifender Belastungen und besonderer Schutzbedürftigkeit bei den Geflüchteten erwiesen und bilden so den Ausgangspunkt für die Planung einer weitergehenden Versorgung, z. B. in den Praxen der ehrenamtlich Tätigen.

Ähnliche Netzwerke zur Versorgung von Menschen mit traumatisierenden Erfahrungen etablierten sich auch in anderen Bezirken. Eine wesentliche Entlastung für ehrenamtlich Tätige und mit dieser Zielgruppe noch nicht vertraute, niedergelassene Ärzte stellt die Zentrale Clearingstelle der Charité für die psychiatrische Erstversorgung von Flüchtlingen seit Februar 2016 dar (vgl. Kapitel 5 und 13). Diese Zentrale Psychiatrische Clearingstelle schließt für ganz Berlin eine Versorgungslücke, bis die Aufgaben vom regulären psychiatrischen Pflichtversorgungssystem übernommen werden, wie es das Rahmenkonzept der Senatsgesundheitsverwaltung zur Versorgung psychisch kranker Flüchtlinge in Berlin vorsieht. Das Konzept setzt finanzielle Mittel für qualifizierte Dolmetscher, Fortbildung und Supervision für das in den Einrichtungen tätige Personal voraus.

Teil F: **Infektionsschutzgesetz**

Silvia Kraatz und Joachim Seybold

18 Infektionsschutzgesetz und Meldebogen

Die Meldung bestimmter Infektionserkrankungen ist für den Arzt bzw. für Laboratorien rechtlich bindend und soll unverzüglich – d. h. innerhalb von 24 h – an das Gesundheitsamt erfolgen. Der Katalog der meldepflichtigen Krankheiten ist in § 6 Infektionsschutzgesetz (IfSG) gelistet, der Katalog der meldepflichtigen Krankheitserreger in § 7 IfSG. Seit dem Inkrafttreten der „Verordnung zur Anpassung der Meldepflichten nach dem Infektionsschutzgesetz an die epidemische Lage" am 18.03.2016 sind zudem folgende Erkrankungen nach § 6 IfSG für Ärzte meldepflichtig:

– der Krankheitsverdacht, die Erkrankung sowie der Tod an zoonotischer Influenza,
– die Erkrankung mit klinisch schwerem Verlauf, sowie der Tod an einer *Clostridium-difficile*-Infektion.

Auf Bundesebene ist namentlich zu melden (Arztmeldepflicht):
1. der Krankheitsverdacht, die Erkrankung sowie der Tod an
   (a) Botulismus,
   (b) Cholera,
   (c) Diphtherie,
   (d) humaner spongiformer Enzephalopathie, außer familiär-hereditärer Formen,
   (e) akuter Virushepatitis,
   (f) enteropathischem hämolytisch-urämischem Syndrom (HUS),
   (g) virusbedingtem hämorrhagischem Fieber,
   (h) Masern,
   (i) Meningokokken-Meningitis oder -Sepsis,
   (j) Milzbrand,
   (k) Mumps,
   (l) Pertussis,
   (m) Poliomyelitis (als Verdacht gilt jede akute schlaffe Lähmung, außer wenn traumatisch bedingt),
   (n) Pest,
   (o) Röteln einschließlich Rötelnembryopathie,
   (p) Tollwut,
   (q) Typhus abdominalis/Paratyphus,
   (r) Varizellen
   sowie die Erkrankung und der Tod an einer behandlungsbedürftigen Tuberkulose, auch wenn ein bakteriologischer Nachweis nicht vorliegt.

https://doi.org/10.1515/9783110502183-020

Patient/in (Name, Vorname, Adresse):   Geschlecht: ☐ weibl.   ☐ männl.

Alle Datumsangaben: tt.mm.jjjj (z.B. 01.01.2011)

geb. am:

Telefon[1]:

Meldeformular — Vertraulich -
Meldepflichtige Krankheit gemäß §§ 6, 8, 9 IfSG

☐ **Verdacht**

☐ **Klinische Diagnose**

☐ **Tod** Todesdatum: ....

☒ **Verdachtsmeldung nicht bestätigt**

Nur bei impfpräventablen Krankheiten[1]:
Gegen diese Krankheit

☐ Geimpft   ☐ Nicht geimpft

Datum (letzte Impfung): ....

Anzahl Impfdosen: ....

Impfstoff: ....

☐ **Borreliose (Berlin)***
- ☐ Erythema migrans
- ☐ akute Neuroborreliose
- ☐ Lyme-Arthritis
- ☐ andere Form, falls ja welche.....................

(Gemäß IfSG-MeldepflichtV Berlin)

☐ **Botulismus**

☐ **Cholera**

☐ ***Clostridium-difficile*-Infektion, schwere Verlaufsform**
- ☐ Stationäre Aufnahme zur Behandlung einer ambulant erworbenen Infektion
- ☐ Aufnahme/Verlegung auf eine Intensivstation
- ☐ Chirurgischer Eingriff (z.B. Kolektomie) aufgrund eines Megakolons, einer Darmperforation oder einer Therapie-refraktären Kolitis
- ☐ Tod innerhalb von 30 Tagen nach Diagnose und Wertung der *Clostridium-difficile*-Erkrankung als direkte Todesursache oder als zum Tode beitragende Erkrankung

☐ **Creutzfeldt-Jakob-Krankheit (CJK) / vCJK**
(außer familiär-hereditäre Formen)

☐ **Diphtherie**

☐ **Hämorrhagisches Fieber, viral**
Erreger, falls bekannt:.........................

☐ **Hepatitis, akute virale; Typ:** ....
- ☐ Fieber ☐ Lebertransaminasen, erhöhte
- ☐ Ikterus ☐ Oberbauchbeschwerden

☐ **HUS (hämolytisch-urämisches Syndrom, enteropathisch)**
- ☐ Anämie, hämolytische
- ☐ Nierenfunktionsstörung
- ☐ Thrombozytopenie

☐ **Keuchhusten (Pertussis)**
- ☐ Husten (mind. 2 Wochen Dauer)
- ☐ Anfallsweise auftretender Husten
- ☐ Inspiratorischer Stridor
- ☐ Erbrechen nach den Hustenanfällen
- ☐ NUR bei Kindern <1 Jahr: Husten und Apnoen

☐ **Masern**
- ☐ Exanthem ☐ Katarrh (wässriger Schnupfen)
- ☐ Fieber ☐ Konjunktivitis
- ☐ Husten

☐ **Meningokokken, invasive Erkrankung**
- ☐ Ekchymosen ☐ Meningeale Zeichen
- ☐ Exanthem ☐ Petechien
- ☐ Fieber ☐ Septisches Krankheitsbild
- ☐ Herz-/Kreislaufversagen ☐ Hirndruckzeichen
- ☐ Lungenentzündung

☐ **Milzbrand**

☐ **Mumps**
- ☐ Geschwollene Speicheldrüse(n)
- ☐ Fieber ☐ Hörverlust
- ☐ Meningitis/Enzephalitis ☐ Pankreatitis
- ☐ Orchitis (Hodenentzündung)
- ☐ Oophoritis (Eierstockentzündung)

☐ **Paratyphus**

☐ **Pest**

☐ **Poliomyelitis**
Als Verdacht gilt jede akute schlaffe Lähmung der Extremitäten, außer wenn traumatisch bedingt

☐ **Röteln**
- ☐ Exanthem
- ☐ Lymphadenopathie im Kopf-Hals-Nackenbereich
- ☐ Arthritis/Arthralgien ☐ Rötelnembryopathie

☐ **Tollwut**

☐ **Tollwutexposition, mögliche** (§ 6 Abs. 1 Nr. 4 IfSG)

☐ **Typhus abdominalis**

☐ **Tuberkulose**
- ☐ Erkrankung/Tod an einer behandlungsbedürftigen Tuberkulose, auch bei fehlendem bakteriologischem Nachweis
- ☐ Therapieabbruch/-verweigerung (§ 6 Abs. 2 IfSG)

☐ **Windpocken (Varizellen)**

☐ **Zoonotische Influenza**
(bei aviärer Influenza bitte gesonderten Meldebogen nutzen)

☐ **Gesundheitliche Schädigung nach Impfung**
(Zusätzliche Informationen werden über gesonderten Meldebogen erhoben, der beim Gesundheitsamt zu beziehen ist)

☐ **Mikrobiell bedingte Lebensmittelvergiftung oder akute infektiöse Gastroenteritis**
- ☐ bei Personen, die eine Tätigkeit im Sinne des § 42 Abs.1 IfSG im Lebensmittelbereich ausüben
oder
- ☐ bei 2 oder mehr Erkrankungen mit wahrscheinlichem oder vermutetem epidemischen Zusammenhang

Erreger, falls bekannt: ....

☐ **Gefahr für die Allgemeinheit**
- ☐ durch eine bedrohliche andere Krankheit
- ☐ Häufung anderer Erkrankungen (2 oder mehr Fälle mit wahrscheinlichem epidemiologischen Zusammenhang)

Art der Erkrankung / Erreger:
....

Epidemiologische Situation

☐ Patient/in ist im medizinischen Bereich tätig

☐ Patient/in ist im Lebensmittelbereich tätig, nur bei akuter Gastroenteritis, akuter viraler Hepatitis, Typhus, Paratyphus, Cholera (§ 42 Abs. 1 IfSG)

☐ Patient/in ist in Gemeinschaftseinrichtung **tätig**, z.B. Schule, Kinderkrippe, Heim, sonst. Massenunterkünfte (§§ 34 und 36 Abs. 1 IfSG)

☐ Patient/in wird **betreut** in Gemeinschaftseinrichtung für Kinder oder Jugendliche, z.B. Schule, Kinderkrippe (§ 33 IfSG)

☐ Patient/in ist in Krankenhaus / stationärer Pflegeeinrichtung seit: ....Name/Ort der Einrichtung: ....

☐ Sonstiger derzeitiger Aufenthaltsort, falls abweichend von Anschrift: ....

☐ Wahrscheinlicher Infektionsort, falls abweichend von Aufenthaltsort (Landkreis / Kreisfreie Stadt; Land, falls Ausland):........................
.... von: ....bis: ....

☐ Teil einer Erkrankungshäufung (2 oder mehr Erkrankungen, bei denen ein epidemiologischer Zusammenhang vermutet wird)
Ausbruchsort, vermutete Exposition, etc.: ....

☐ Es wurde ein Labor / eine Untersuchungsstelle mit der Erregerdiagnostik beauftragt[2]
Name/Ort des Labors: .... Probenentnahme am: ....

► **unverzüglich zu melden** bei:

Adresse des zuständigen Gesundheitsamtes:

Gesundheitsamt

Bezirk

Straße, Nr.

Berlin

Erkrankungsdatum[3]:
....

Diagnosedatum[3]:
....

Datum der Meldung:
....

Meldende Person
(Ärztin/Arzt, Praxis, Krankenhaus, Adresse, Telefonnummer):

1) Telefonnummer und Impfstatus der Patientin/des Patienten bei Einverständnis der Patientin/des Patienten bitte eintragen.
2) Die Laborausschlusskennziffer 32006 umfasst Erkrankungen oder den Verdacht auf Krankheiten, bei denen eine gesetzliche Meldepflicht besteht (§§ 6 und 7 IfSG).
3) Wenn genaues Datum nicht bekannt ist, bitte den wahrscheinlichen Zeitraum angeben.

Version 22.08.2016 –LAGeSo Berlin

Abb. 18.1: Meldeformular für Ärzte für das Bundesland Berlin gemäß §§ 6, 8, 9 IfSG.

Bitte nutzen Sie die das folgende Freitextfeld für die Angabe evtl. weiterer klinischer Befunde, Symptome oder sonstigen medizinisch relevanten Informationen. Vielen Dank.

Weitere medizinisch relevante Angaben:

....

....

....

....

....

....

....

....

....

....

....

Version 05.08.2016 –LAGeSo Berlin

1) Telefonnummer und Impfstatus der Patientin/des Patienten bei Einverständnis der Patientin/des Patienten bitte eintragen.
2) Die Laborausschlusskennziffer 32006 umfasst Erkrankungen oder den Verdacht auf Krankheiten, bei denen eine gesetzliche Meldepflicht besteht (§§ 6 und 7 IfSG).
3) Wenn genaues Datum nicht bekannt ist, bitte den wahrscheinlichen Zeitraum angeben.

Abb. 18.1: (fortgesetzt)

2. der Verdacht auf und die Erkrankung an einer mikrobiell bedingten Lebensmittelvergiftung oder an einer akuten infektiösen Gastroenteritis, wenn
    (a) eine Person betroffen ist, die eine Tätigkeit im Sinne des § 42 Abs. 1 ausübt,
    (b) zwei oder mehr gleichartige Erkrankungen auftreten, bei denen ein epidemischer Zusammenhang wahrscheinlich ist oder vermutet wird,
3. der Verdacht einer über das übliche Ausmaß einer Impfreaktion hinausgehenden gesundheitlichen Schädigung besteht,
4. die Verletzung eines Menschen durch ein tollwutkrankes, -verdächtiges oder ansteckungsverdächtiges Tier sowie die Berührung eines solchen Tieres oder Tierkörpers vorliegt,
5. soweit nicht nach den Nummern 1 bis 4 meldepflichtig, das Auftreten
    (a) einer bedrohlichen Krankheit oder
    (b) von zwei oder mehr gleichartige Erkrankungen, bei denen ein epidemischer Zusammenhang wahrscheinlich ist oder vermutet wird, auf eine schwerwiegende Gefahr für die Allgemeinheit hinweisen und Krankheitserreger als Ursache in Betracht kommen, die nicht in § 7 genannt sind.

Dem Gesundheitsamt ist über die Meldung nach Abs. 1 Nr. 1 hinaus mitzuteilen, wenn Personen, die an einer behandlungsbedürftigen Lungentuberkulose leiden, eine Behandlung verweigern oder abbrechen. Die Meldung nach Satz 1 hat gemäß § 8 Abs. 1 Nr. 1, § 9 Abs. 1 und 3 Satz 1 oder 3 zu erfolgen.

Darüber hinaus muss das zuständige Labor bei Nachweis bestimmter Krankheitserreger eine Meldung an das Gesundheitsamt tätigen, diese sind aufgelistet unter § 7 IfSG meldepflichtige Nachweise von Krankheitserregern.

Die Meldung muss an das für den Wohnsitz des Patienten zuständige Gesundheitsamt erfolgen. Der landesspezifische Meldebogen (s. Abb. 18.1 für Berlin) kann auf den Seiten des Robert Koch-Instituts heruntergeladen werden (https://www.rki. de/DE/Content/Infekt/IfSG/Meldeboegen/Arztmeldungen/arztmeldung_vorschlag_ rki.html). Quelle: Bundesinnenministerium der Justiz und für Verbraucherschutz: www.gesetze-im-internet.de/ifsg/__6.html.

Teil G: **Juristische Grundlagen**

Rebecca Schönheit und Patrizia Ziedek

19 Juristische Grundlagen der medizinischen Versorgung von Flüchtlingen

19.1 Einleitung

Im Rahmen der medizinischen Versorgung von Flüchtlingen und Asylbewerbern, treten nicht nur medizinische Fragen auf. Viele Mitarbeiter im Gesundheitsbereich sehen sich auch mit rechtlichen Problemstellungen konfrontiert. Einige der wichtigsten Punkte sollen daher knapp skizziert werden.

19.2 Besonderheiten der Asylbewerber im Gesundheitssystem

19.2.1 Umfang der Behandlung

Flüchtlinge, die nach Deutschland kommen, werden zunächst auf die Erstaufnahmeeinrichtungen der Bundesländer verteilt. Dort sollen sie nicht länger als drei Monate, allerhöchstens sechs Monate bleiben. Bei der Registrierung sollen die Flüchtlinge ärztlich untersucht werden. Der Fokus liegt dabei auf dem Ausschluss übertragbarer Erkrankungen [1]. Es erfolgt daher neben einer Anamneseerhebung eine allgemeine ärztliche Erstuntersuchung, gemäß § 62 AsylG, die von den Asylbewerbern geduldet werden muss, um bspw. Tuberkulose oder andere übertragbare Erkrankungen auszuschließen. Grund dafür ist der Gesundheitsschutz der Bevölkerung. Wichtig ist es, den Impfstatus zu überprüfen und Flüchtlinge ggf. sofort zu impfen. Zudem erfolgt bei bestimmten übertragbaren Infektionserkrankungen gemäß Infektionsschutzgesetz die Meldung an das Gesundheitsamt.

Neben diesen Standarduntersuchungen sind es v. a. die fluchtspezifischen Krankheitsbilder, die das medizinische Personal vor Herausforderungen stellen.

Viele Ärzte sehen sich mit dem Problem konfrontiert, dass sie aufgrund des weitgefassten Wortlauts der §§ 4,6 AsylBLG den Leistungsumfang nicht einschätzen können. Sie sind sich also im Unklaren darüber, welche Erkrankungen sie behandeln dürfen bzw. für welche Behandlungen sie Geld erhalten [2].

> Im Falle eines konkreten Hilfebedarfs sind die erforderlichen ärztlichen bzw. zahnärztlichen Leistungen einschließlich der Versorgung mit Arznei- und Hilfsmitteln sowie der sonstigen, im Zusammenhang mit der Behandlung der akuten Erkrankung bzw. des Schmerzzustands zur Genesung bzw. Besserung notwendigen Leistungen zu erbringen [3].

Die Beschränkung auf diese nur notwendigen Leistungen schließt einen Anspruch auf die optimale medizinische Versorgung aus [4].

https://doi.org/10.1515/9783110502183-021

Unter dieser Prämisse befinden sich Ärzte häufig in einer unsicheren Situation: Auf der einen Seite sind sie verpflichtet, den Patienten zu versorgen. Sollte die Versorgung nicht ausreichend sein, können sie sich einem Arzthaftungsanspruch ausgesetzt sehen. Auf der anderen Seite besteht für sie u. U. das Risiko, für erbrachte Leistungen kein Honorar zu erhalten.

Aufgrund der unterschiedlichen Regelungen in den verschiedenen Bundesländern und durch die nur teilweise Einführung der elektronischen Gesundheitskarte sorgt die Frage des Leistungsumfangs bei vielen Ärzten für Bedenken (siehe auch Kapitel 19.3.1).

19.2.2 Dolmetscher

Häufig ist eine direkte Kommunikation zwischen Arzt und Patienten nicht möglich, weil es keine gemeinsame Sprache gibt, auf der sich beide verständigen können. Eine für den Patienten verständliche Aufklärung ist jedoch gemäß § 630 e Abs. 2 Nr. 3 BGB eine notwendige Voraussetzung für die Behandlung des Patienten.

Eine Ausnahme ist nur gemäß § 630 e Abs. 4 BGB möglich:

> Der Aufklärung des Patienten bedarf es nicht, soweit diese ausnahmsweise aufgrund besonderer Umstände entbehrlich ist, insbesondere wenn die Maßnahme unaufschiebbar ist oder der Patient auf die Aufklärung ausdrücklich verzichtet hat.

Von diesen Ausnahmetatbeständen ist regelmäßig nicht auszugehen. Daher bedarf es einer Übersetzung des Aufklärungsgesprächs durch eine sprachkundige Person.

Dies erfordert zum einen ganz praktisch die Bestellung eines Dolmetschers, wenn es keine andere sprachkundige Person gibt. Hier muss organisatorisch dafür gesorgt werden, dass ein Dolmetscher in der notwendigen Sprache zum entsprechenden Termin erscheint.

Ein weiteres Problem betrifft die Frage der Kostentragung. Eine Ersatzfähigkeit der Dolmetscherkosten ist grundsätzlich nicht vorgesehen. Davon ausgenommen ist der Fall des **Gebärdensprachendolmetschers**, für den die Kostentragung explizit in § 17 Abs. 2 SGB I geregelt ist. Eine (ausdrückliche) gesetzliche Regelung besteht für die reguläre Krankenversorgung nicht. Nach der Gesetzesbegründung wird die Kostentragungspflicht grundsätzlich dem Patienten aufgebürdet. Hiervon gibt es jedoch Ausnahmen wie z. B. die Kostentragung durch die zuständige Behörde, wenn das AsylbLG Anwendung findet, der Patient also ein Flüchtling ist.

Gemäß § 4 Abs. 1 AsylbLG sind die zur Krankheitsbehandlung erforderlichen Leistungen zu gewähren, soweit es sich um akute Erkrankungen oder Schmerzzustände handelt. Dies soll gemäß § 4 Abs. 3 S. 1 AsylbLG von der zuständigen Behörde sichergestellt werden.

Nach Hinweisen der Kassenärztlichen Vereinigungen ist davon auszugehen, dass die Sprachmittlung unter die „sonstigen Leistungen" nach § 6 Abs. 1 Asylbewerberleistungsgesetz fällt und damit deren Kosten erstattet werden.

Sofern die Herbeiziehung eines Dolmetschers für die Behandlung erforderlich ist, kann eine Behandlung der Geflüchteten jedoch schon an der Terminvereinbarung beim niedergelassenen Arzt scheitern.

19.2.2.1 Haftung

Von großer Bedeutung, v. a. bei den ehrenamtlich tätigen Ärzten, ist die Haftungsfrage, insbesondere bei Behandlungsfehlern. Sollte es zu einem Schaden durch einen Behandlungsfehler kommen, ist unklar, wer dafür haften soll. Das Gesundheitsministerium in Nordrhein-Westfalen hat dazu festgestellt, dass eine primäre Haftung des Landes im Wege der Staatshaftung gegeben ist [5]. Diese Einschätzung teilen die Bundesärztekammer und verschiedene Landesärztekammern.

> Voraussetzung für die Staatshaftung ist die Tätigkeit in einer vom Land betriebenen Einrichtung für Flüchtlinge, und zwar mit „Wissen und Wollen" des staatlichen Trägers. Einer besonderen Erklärung oder Bestätigung des Landes bedarf es hierfür nicht. Im Falle eines groben Behandlungsfehlers oder Vorsatzes besteht allerdings eine Rückgriffsmöglichkeit des Landes gegenüber dem Bediensteten, d. h. hier dem ehrenamtlich Tätigen [5].

19.2.3 Ärztliche Schweigepflicht

Grundsätzlich sind Ärzte an die Schweigepflicht gebunden. Dies ergibt sich aus § 203 StGB bzw. § 9 der Berufsordnung der Landesärztekammern [6]. Gibt der Patient sein Einverständnis oder gibt es andere Rechtsgrundlagen, die eine Ausnahme regeln, darf der Arzt Informationen weitergeben. Im Rahmen des Geltungsbereichs des Asylrechts gibt es mit § 7 AsylG eine solche Rechtsgrundlage. Nach § 7 Satz 2 Nr. 2 AsylG darf der Arzt medizinische Informationen an die anfragende Behörde (Landesdirektion/Sozialamt/Gesundheitsamt) weitergeben, wenn „es offensichtlich ist, dass es im Interesse des Betroffenen liegt und kein Grund zu der Annahme besteht, dass er in Kenntnis der Erhebung seine Einwilligung verweigern würde". Hier bedarf es einer Einzelfallabwägung, bei der jedoch regelhaft die Einwilligung des Patienten vermutet wird, wenn es sich um die Bewilligung einer medizinisch notwendigen Leistung handelt [1].

Handelt es sich bei dem Patienten um einen so genannten „Illegalen", also einen Geflüchteten ohne Aufenthaltsgenehmigung, ist der Arzt ebenfalls an seine Schweigepflicht aus § 203 StGB gebunden. Zur Übermittlung der Daten ist er gemäß § 88 Abs. 2 AufenthG nur in besonderen Fällen verpflichtet:

§ 88 Abs. 2 AufenthG

(1) Eine Übermittlung personenbezogener Daten und sonstiger Angaben nach § 87 unterbleibt, soweit besondere gesetzliche Verwendungsregelungen entgegenstehen.

(2) Personenbezogene Daten, die von einem Arzt oder anderen in § 203 Abs. 1 Nr. 1, 2, 4 bis 6 und Abs. 3 des Strafgesetzbuches genannten Personen einer öffentlichen Stelle zugänglich gemacht worden sind, dürfen von dieser übermittelt werden,

1.   wenn der Ausländer die öffentliche Gesundheit gefährdet und besondere Schutzmaßnahmen zum Ausschluss der Gefährdung nicht möglich sind oder von dem Ausländer nicht eingehalten werden oder

2.   soweit die Daten für die Feststellung erforderlich sind, ob die in § 54 Absatz 2 Nummer 4 bezeichneten Voraussetzungen vorliegen.

(3) [...]

(4) Auf die Übermittlung durch die mit der Ausführung dieses Gesetzes betrauten Behörden und durch nichtöffentliche Stellen finden die Absätze 1 bis 3 entsprechende Anwendung.

19.3 Rechtsgrundlagen

Durch die föderative Landesstruktur bedingt, weicht die medizinische Versorgung von Flüchtlingen und Asylbewerbern in den einzelnen Bundesländern zum Teil erheblich voneinander ab. Der folgende Abschnitt gibt zunächst die landesübergreifenden Strukturen der Leistungsberechtigungsrundlagen wieder und weist sodann auf die bestehenden Umsetzungsunterschiede in den jeweiligen Ländern hin.

19.3.1 Leistungsumfang

Der Gewährleistungsgehalt der rechtlichen Grundlagen für die medizinische Versorgung der Flüchtlinge und Asylbewerber hängt unmittelbar von dem Aufenthaltsstatus der Betroffenen ab und unterscheidet grundsätzlich zwischen Asylberechtigten, Asylsuchenden, Personen im so genannten Flughafenverfahren, Flüchtlingen, Personen mit Aufenthaltserlaubnis oder einer Duldung sowie vollziehbar ausreisepflichtigen Personen [7]. Eine wichtige Rolle für den Leistungsumfang spielt darüber hinausgehend auch die Aufenthaltsdauer. Vor dem Hintergrund einer Entscheidung des BVerfG vom 18.07.2012 steht diesbezüglich fest, dass eine gegenüber dem allgemeinen Grundsicherungsrecht abgesenkte Versorgung jedenfalls dann nicht mehr gerechtfertigt ist, wenn der tatsächliche Aufenthalt die Spanne eines Kurzaufenthalts deutlich überschritten hat [8].

19.3.1.1 Sozialleistungen nach SGB XII oder SGB II

Zeitgleich mit der Anerkennung der Asylberechtigung durch das Bundesamt für Migration und Flüchtlinge oder einer gerichtlichen Verpflichtung zur Anerkennung entsteht für die Betroffenen ein Anspruch auf Leistungen nach dem SGB XII oder SGB

II, vgl. § 1 Abs. 3 S. 1 Nr. 2 AsylbLG [9]. Unabhängig vom Stand des Asylverfahrens gilt dies auch für diejenigen Ausländer, die sich seit 15 Monaten ohne wesentliche Unterbrechung im Bundesgebiet aufhalten und die Dauer ihres Aufenthalts nicht rechtsmissbräuchlich selbst beeinflusst haben, vgl. § 2 Abs. 1 AsylbLG. Für den Umfang der Medizinleistungen bedeutet dies in allen Bundesländern gleich, dass sowohl die Asylberechtigten als auch Personen nach einer Wartezeit von mindestens 15 Monaten mit dem nahezu üblichen Leistungsumfang auftragsweise gesetzlich krankenversichert sind, vgl. § 264 Abs. 2 und Abs. 4 SGB V. Die daraus folgenden Aufwendungen der Krankenkassen werden von den Trägern des AsylbLG erstattet [10].

19.3.1.2 Leistungsberechtigung nach AsylbLG

Charakteristisch für den verbleibenden Betroffenenkreis der Flüchtlinge und Asylbewerber ist ein nicht verfestigtes Bleiberecht. Die medizinische Versorgung dieser Personen erfolgt lediglich im eingeschränkten Umfang nach den Regeln der §§ 4 und 6 des AsylbLG. In Hinblick auf die gesundheitliche Versorgung dient das Gesetz u. a. der Umsetzung der EU-Richtlinie (RL 2003/9/EG) zur Festlegung von Mindestnormen für die Aufnahme von Asylbewerbern in den Mitgliedstaaten, wonach Asylbewerbern zumindest die Notversorgung und die unbedingt erforderliche Behandlung von Krankheiten zu gewährleisten ist. Um keine Anreize für eine wirtschaftlich motivierte Einreise nach Deutschland zu schaffen, geht das Gesetz nicht wesentlich über diese Mindestgewährleistung hinaus [11].

(1) Gesundheitsleistungen nach § 4 AsylbLG

§ 4 Leistungen bei Krankheit, Schwangerschaft und Geburt

(1) Zur Behandlung akuter Erkrankungen und Schmerzzustände sind die erforderliche ärztliche und zahnärztliche Behandlung einschließlich der Versorgung mit Arznei- und Verbandmitteln sowie sonstiger zur Genesung, zur Besserung oder zur Linderung von Krankheiten oder Krankheitsfolgen erforderlichen Leistungen zu gewähren. Zur Verhütung und Früherkennung von Krankheiten werden Schutzimpfungen entsprechend den §§ 47, 52 Abs. 1 Satz 1 des Zwölften Buches Sozialgesetzbuch und die medizinisch gebotenen Vorsorgeuntersuchungen erbracht. Eine Versorgung mit Zahnersatz erfolgt nur, soweit dies im Einzelfall aus medizinischen Gründen unaufschiebbar ist.

(2) Werdenden Müttern und Wöchnerinnen sind ärztliche und pflegerische Hilfe und Betreuung, Hebammenhilfe, Arznei-, Verband- und Heilmittel zu gewähren.

(3) Die zuständige Behörde stellt die Versorgung mit den Leistungen nach den Absätzen 1 und 2 sicher. Sie stellt auch sicher, dass den Leistungsberechtigten frühzeitig eine Vervollständigung ihres Impfschutzes angeboten wird. Soweit die Leistungen durch niedergelassene Ärzte oder Zahnärzte erfolgen, richtet sich die Vergütung nach den am Ort der Niederlassung des Arztes oder Zahnarztes geltenden Verträgen nach § 72 Abs. 2 und § 132e Abs. 1 des Fünften Buches Sozialgesetzbuch. Die zuständige Behörde bestimmt, welcher Vertrag Anwendung findet.

Die Norm schafft einen Anspruch auf Gesundheitsleistungen bei Schwangerschaft und Geburt, die Verabreichung amtlich empfohlener Schutzimpfungen und auf

Vorsorgeuntersuchungen. Ärztliche und zahnärztliche Behandlung einschließlich Versorgung mit Arznei- und Verbandsmitteln sowie sonstige zur Genesung, zur Besserung oder zur Linderung von Krankheiten oder Krankheitsfolgen erforderliche Leistungen gewährt sie nur bei akuten Erkrankungen und Schmerzzuständen.

Das Gesetz formuliert damit drei denkbar unbestimmte Leistungsvoraussetzungen und schafft dadurch die Grundlage für die anfangs beschriebene Unsicherheit der Behandler bezüglich der Kostenübernahme. Je nach Normverständnis sind sehr unterschiedliche Auslegungen der Begriffe „akute Erkrankung", „Schmerzzustände" sowie „erforderlich" möglich, die nicht selten erst vor Gericht geeint werden müssen. Aufgrund der inzwischen zahlreichen Rechtsprechung können folgende grundlegende Definition gegeben werden:

–   Unter dem Begriff „akute Erkrankung" ist überwiegend ein plötzlich auftretender, schnell und heftig verlaufender regelwidriger Körper- oder Geisteszustand zu verstehen, der aus medizinischen Gründen der ärztlichen oder zahnärztlichen Behandlung bedarf. Ein Anspruch auf Behandlung eines chronischen Leidens besteht danach grundsätzlich nicht; Ausnahmen davon umfassen diejenigen Fälle, in denen die chronische Erkrankung selbst zu akuten Krankheitszuständen führt [12] oder die Behandlung einer akuten Erkrankung zwingend auch die Behandlung des chronischen Grundleidens erfordert [13].

–   Der „Schmerzzustand" wird als ein mit einer aktuellen oder potenziellen Gewebeschädigung verknüpfter, komplexer und unangenehmer Sinnes- oder Gefühlszustand verstanden, der aus medizinischen Gründen der ärztlichen oder zahnärztlichen Behandlung bedarf. Ein Leistungsanspruch besteht dabei auch bei chronischen Schmerzen [14].

–   Die weitaus größte Unsicherheit besteht in Hinblick auf die „Erforderlichkeit" der Behandlung. Sie schließt einen Anspruch auf die optimale medizinische Versorgung aus, ohne jedoch von der Pflicht zur Behandlung de lege artis zu befreien. Die Entscheidung darüber, ob und ggf. welche ärztliche oder zahnärztliche Behandlung im Einzelfall erforderlich ist, ist ausschließlich nach medizinischen Gesichtspunkten zu treffen. Gleichwohl kann die entsprechende ärztliche Einschätzung durch den Leistungsträger auf ihre Schlüssigkeit und Nachvollziehbarkeit überprüft werden [4].

(2) Besonderer Bedarf nach § 6 AsylbLG

§ 6 Sonstige Leistungen

(1) Sonstige Leistungen können insbesondere gewährt werden, wenn sie im Einzelfall zur Sicherung des Lebensunterhalts oder der Gesundheit unerlässlich, zur Deckung besonderer Bedürfnisse von Kindern geboten oder zur Erfüllung einer verwaltungsrechtlichen Mitwirkungspflicht erforderlich sind. Die Leistungen sind als Sachleistungen, bei Vorliegen besonderer Umstände als Geldleistung zu gewähren.

(2) Personen, die eine Aufenthaltserlaubnis gemäß § 24 Abs. 1 des Aufenthaltsgesetzes besitzen und die besondere Bedürfnisse haben, wie beispielsweise unbegleitete Minderjährige oder Personen, die Folter, Vergewaltigung oder sonstige schwere Formen psychischer, physischer oder sexueller Gewalt erlitten haben, wird die erforderliche medizinische oder sonstige Hilfe gewährt.

Der Vorschrift des § 6 Abs. 1 S. 1 AsylbLG kommt ein Auffangcharakter für den Fall zu, dass die nach § 4 AsylbLG nur eingeschränkt zu erbringenden Leistungen im Einzelfall das verfassungsrechtlich gebotene Existenzminimum nicht gewährleisten [12]. Ganz überwiegend wird die Norm in dieser Funktion allerdings nur sehr restriktiv ausgelegt. Zur Begründung wird auf die Begriffe „unerlässlich" und „Einzelfall" verwiesen sowie auf die grundlegende Entscheidung des Gesetzgebers, durch die Grundleistungen nach dem AsylbLG einen geringeren Lebensstandard zu gewährleisten als durch das Leistungsniveau nach dem SGB XII bzw. dem SGB II. Die Anwendung der Norm als Auffangklausel darf danach nicht zur Angleichung beider Leistungssysteme führen [15].

19.3.2 Verfahren der Leistungsgewährung

Wie andere Bundesgesetze auch wird das AsylbLG durch die Bundesländer als „eigene Angelegenheit" ausgeführt, vgl. Art. 83 Grundgesetz. Je nach landesinternen Regelungen für die Umsetzung der in dem Gesetz verbrieften Leistungsansprüche und allgemein der zur Durchführung des AsylbLG erlassenen Landesvorschriften gibt es zum Teil erhebliche Unterschiede im Verfahren der Leistungsgewährung. Dabei beschränken sich die landesspezifischen Abweichungen nicht nur auf rein formale Aspekte, etwa die Vorgaben in Bezug auf Zuständigkeit für die Leistungsgewährung. Mit so genannten „Interpretationshilfen" wird mancherorts auch ein landesinterner Rahmen für die Bestimmung des Leistungsumfangs vorgezeichnet [16].

19.3.2.1 Anlaufstellen
Bei der medizinischen Versorgung spielen die Gesundheitsämter eine wichtige Rolle. Sie können die Erstuntersuchung übernehmen bzw. koordinieren und delegieren die Erstuntersuchung. Sie überwachen die Unterbringungseinrichtungen, die Beurteilung der Anträge auf Kostenübernahme und teilweise auch die Impfungen [1].

Im Einzelnen wird die medizinische Versorgung der Flüchtlinge, wie erwähnt, von Bundesland zu Bundesland unterschiedlich gehandhabt. Teilweise werden die Flüchtlinge in der Erstaufnahmeeinrichtung in speziell dafür geschaffenen zentralen Landesstrukturen versorgt. Teilweise soll die Versorgung komplett über die Regelversorgung in den Landkreisen und Kammern organisiert werden. Einige Bundesländer haben ein Mischsystem etabliert, in dem stationäre Fälle in den Krankenhäusern behandelt werden. Ambulante Fälle gut behandelbarer Krankheiten, die nur eines geringen Aufwandes bedürfen, werden teilweise durch (ehrenamtliche) Ärzte in den Erstaufnahmeeinrichtungen oder in extra eingerichteten Flüchtlingsambulanzen versorgt [1].

19.3.2.2 Situation in Berlin

In Berlin ist das Landesamt für Gesundheit und Soziales (LaGeSo) die für Flüchtlingsfragen zuständige Behörde. Seit dem 01.08.2016 hat das Landesamt für Flüchtlingsangelegenheiten (LAF) die Aufgaben des LaGeSo speziell für Flüchtlinge übernommen. Neben der Registrierung übernimmt das LAF Flüchtlingsintegrationsmaßnahmen, die Vermittlung von Wohnraum und beauftragt die Durchführung der gesetzlich vorgeschrieben Erstuntersuchungen sowie die medizinische Versorgung der Flüchtlinge.

In Berlin wurde im Jahr 2016 eine elektronische Gesundheitskarte eingeführt. Die Vorteile einer solchen Gesundheitskarte im Gegensatz zu bspw. einzeln ausgefüllten Behandlungsscheinen sei zum einen die Entlastung der jeweiligen Leistungsbehörde durch einen geringeren Verwaltungsaufwand und zum anderen die Unabhängigkeit der Flüchtlinge, weil diese ohne vorherige Behördenerlaubnis zum Arzt gehen könnten [17]. Eine abschließende Bewertung der Situation in Berlin kann zu diesem Zeitpunkt noch nicht vorgenommen werden.

19.4 Fazit

Auf viele Fragen gibt es nach wie vor keine abschließende Antwort. Es fehlt an entsprechenden Urteilen oder Vergleichsfällen. Insofern sind Mitarbeiter in Gesundheitsberufen gefragt, Situationen immer wieder im Einzelfall abzuwägen und aufgrund ihrer Erfahrungswerte zu entscheiden.

19.5 Literatur

[1] Klein P, Albrecht P. Asylbewerber und ihre Versorgungssituation. Monatszeitschrift Kinderheilkunde 2017; 1: 18.

[2] https://www.bundestag.de/blob/426020/2c2b9645c0c38406dd1ef9766dd790c5/deutsche-medibueros-data.pdf.

[3] Frerichs, jurisPK-SGB XII 2. Aufl., 2016, § 6 AsylbLG, Rn. 46–47.1; Grube/Wahrendorf: SGB XII 5. Auflage 2014, Rn. 17 ff.

[4] BeckOK SozR/Korff, 44. Ed. 1. 3. 2017, AsylbLG § 4 Rn. 10–18; LSG BW BeckRS 2009, 56537.

[5] https://www.aerztekammer-berlin.de/40presse/15_meldungen/00128a_Haftungsfragen_Fluechtlinge.pdf.

[6] https://www.aerztekammer-berlin.de/10arzt/30_Berufsrecht/08_Berufsrechtliches/06._Behandlung_von_Patienten_Pflichten_Empfehlungen/35_Merkblatt_Schweigepflicht.pdf.

[7] Wiss. Dienst des Deutschen Bundestages, Leistungen für Asylbewerber und andere Flüchtlinge; WD 6 – 3000 – 138/15, S. 4 f.

[8]   Frerichs, jurisPK-SGB XII 2. Aufl., 2016, § 6 AsylbLG, Rn. 61.

[9]   BeckOK, SozR/Korff, 44. Ed. 1. 3. 2017, AsylbLG § 1 Rn. 23–26.

[10] https://www.gkv-spitzenverband.de/presse/themen/fluechtlinge_asylbewerber/fluechtlinge.
      jsp.

[11] Hohm, Gemeinschaftskommentar zum Asylbewerberleistungsgesetz, 2017, § 4 Rn. 7.

[12] OVG Greifswald NVwZ-RR 2004, 902.

[13] BeckOK, SozR/Korff, 44. Ed. 1. 3. 2017, AsylbLG, § 4 Rn. 3–5.

[14] BeckOK, SozR/Korff, 44. Ed. 1. 3. 2017, AsylbLG, § 4 Rn. 6.

[15] BeckOK, SozR/Korff, 44. Ed. 1. 3. 2017, AsylbLG, § 6 Rn. 2–3; und kritisch: Frerichs, jurisPK-
      SGB XII 2. Aufl., 2016, § 6 AsylbLG Rn. 39 mwN.

[16] https://www.bundestag.de/blob/426020/2c2b9645c0c38406dd1ef9766dd790c5/
      deutsche-medibueros-data.pdf, S. 5.

[17] www.rbb-online.de/politik/thema/fluechtlinge/brandenburg/2016/03/
      elektronische-gesundheitskarte-brandenburg-fluechtlinge.html.

Teil H: **Aufbau medizinischer Versorgungsstrukturen**

André Solarek, Claudia Hartmann, Timo Haschke, Zuhal Kartal,
Anna Lena Bergert, Dagmar Weiß und Joachim Seybold

20 Der Aufbau von Strukturen zur Akutversorgung, Erstuntersuchung und Impfprävention von Flüchtlingen – ein Erfahrungsbericht aus Berlin

Der wachsende Zuzug von Asylsuchenden, der um den Jahreswechsel 2015/2016 seinen Höhepunkt erreichte, stellte das deutsche Gesundheitssystem vor Herausforderungen, auf die viele Gesundheitseinrichtungen und Behörden nur unzureichend vorbereitet waren. Strukturen für eine funktionierende Gesundheitsversorgung mussten schnell, koordiniert und auf fachlich hohem Niveau etabliert werden, was nicht in allen Regionen, Städten und Kommunen von Anfang an gelang.

Stand zuallererst die Akutversorgung der erkrankten und entkräfteten Geflüchteten im Vordergrund, mussten zeitgleich auch funktionierende Strukturen für die gesetzlich vorgeschriebene Erstuntersuchung aller Asylsuchenden aufgebaut werden. Die dafür notwendigen Gesprächspartner auf Behördenseite mussten das Hauptaugenmerk zunächst auf den Aufbau einer funktionierenden administrativen Erstregistrierung lenken. Die sinnvollerweise damit einhergehende medizinische Erstsichtung aller ankommenden Asylsuchenden konnte – zumindest in Berlin – erst deutlich später eingerichtet werden. Mit der Etablierung der Erstuntersuchungsstelle im selben Gebäude mit allen an der Erstregistrierung beteiligten Dienststellen konnte die sinnvolle Integration der medizinischen Erstuntersuchung in die administrative Erstregistrierung verwirklicht werden. Die Erstuntersuchungsstelle wurde – bei schon wieder fallenden Ankunftszahlen – erst im März 2016 in Betrieb genommen.

Das Angebot zur Impfprävention für alle Asylsuchenden wurde an die medizinische Erstuntersuchung angegliedert und kurze Zeit später um mobile Impfangebote ergänzt, um auch noch alle Geflüchteten zu erreichen, die vor der Inbetriebnahme der Erstuntersuchungsstelle in Berlin ankamen und teilweise ohne ein Impfangebot auskommen mussten. So wurde zunächst ein so genannter „Impfshuttle" eingerichtet, der im Verlauf durch den „Impfbus" abgelöst wurde (s. u.).

Die Charité hat an allen o. g. Aktivitäten konzeptionell und als Leistungserbringer mitgewirkt. Daher sollen nachfolgend die geschaffenen Strukturen für die medizinische Versorgung von Flüchtlingen kurz vorgestellt und hinsichtlich ihrer Wirksamkeit und Ergebnisse bewertet werden.

https://doi.org/10.1515/9783110502183-022

20.1 Medizinische Akutversorgung in Notunterkünften

Zur Sicherstellung der Akutversorgung der großen Zahl von Flüchtlingen in Berlin bildeten sich vereinzelt medizinische Anlaufpunkte in der Stadt (in Notunterkünften und auf dem Gelände des Landesamtes für Gesundheit und Soziales [LAGeSo]), die anfangs oft von ehrenamtlichen Helfern initiiert wurden. Durch viele Sach- und Medikamentenspenden konnte über eine lange Zeit der große Bedarf an medizinischer Versorgung durch Vereine, Initiativen und Ehrenamtliche zumindest teilweise gedeckt werden. Mit jeder weiteren Notunterkunft verschärfte sich die medizinische Versorgungssituation durch die begrenzte Anzahl an freiwilligen Helfern und anderer Ressourcen. Als erstes Krankenhaus in Berlin hat die Charité im September 2015 in der mit 1.800 Bewohner/innen damals größten Notunterkunft (Bezirk Spandau) eine Ambulanz eingerichtet, die von Montag bis Samstag ganztägig mit freiwilligen Ärzten (einschl. Pädiatrie) aus der Charité besetzt war (Abb. 20.1).

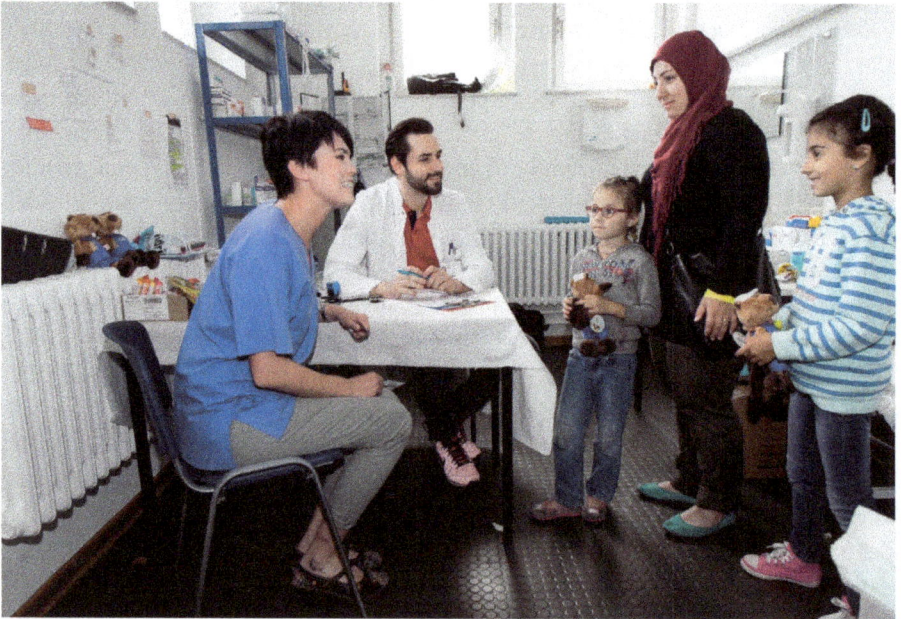

Abb. 20.1: Behandlungssituation, kurz nach Eröffnung der ersten Ambulanz in einer Flüchtlingsunterkunft durch die Charité im September 2015 (Notunterkunft Schmidt-Knobelsdorf-Straße in Berlin-Spandau).

Material und Logistik wurden von der Charité bereitgestellt. Im selben Monat wurde eine weitere Ambulanz in der Notunterkunft für 1.000 Bewohner der Turnhallen des Olympiazentrums im Bezirk Charlottenburg-Wilmersdorf eingerichtet. Diese Notunterkunft fungierte als „Drehscheibe", in der sehr viele Asylsuchende kurzfristig untergebracht waren, bevor sie nach 2–3 Tagen auf andere Unterkünfte verteilt wurden. Aufgrund des hohen Umsatzes und der vielen kranken und entkräfteten Flüchtlinge wurde diese Ambulanz anfänglich in zwei Schichten und an den Wochenenden mit Unterstützung ehrenamtlicher Helfer besetzt.

Im November 2015 wurde dann auf dem Gelände und auf Wunsch des Landesamtes für Gesundheit und Soziales (LAGeSo) in der Turmstraße (Bezirk Mitte) eine weitere Ambulanz eingerichtet, die eine von Ehrenamtlichen in provisorischen Räumlichkeiten begonnene Anlaufstelle ablöste. Ärztinnen und Ärzte der der Charité und der Bundeswehr, unterstützt von Zahnärzten, Hebammen sowie Ehrenamtlichen unterschiedlicher Professionen behandelten dort täglich eine dreistellige Anzahl von Geflüchteten aller Altersgruppen.

Rückblickend war die schnelle Errichtung von Ambulanzen in den größten Notunterkünften außerordentlich wichtig, da alle (damals noch unregistrierten!) Bewohner dieser Notunterkünfte keinen anderweitigen Zugang zu medizinischer Versorgung hatten. Die Ambulanzen in den Notunterkünften entlasteten dadurch die ohnehin schon angespannte Versorgungssituation für die Krankenhäuser, Vertragsärzte und Rettungsdienste. Weitere Krankenhäuser und Hilfsorganisationen schlossen sich an und eröffneten weitere Ambulanzen in Notunterkünften, die mit eigenem Personal, Material, eigener Organisation und Logistik eine zunehmend stabile Grundversorgung vor Ort sicherstellen konnten.

20.2 Die psychiatrische Clearingstelle für Erwachsene und Kinder

Der Zugang zur psychiatrischen Versorgung ist für Asylsuchende besonders schwierig, weil neben der Unkenntnis über die wenigen vorhandenen Angebote auch die Sprachbarriere und eine mögliche Stigmatisierung bei Vorliegen psychiatrischer Erkrankungen gravierende Hindernisse darstellen.

Parallel zum Aufbau der medizinischen Versorgung wurde das Konzept für eine Zentrale Psychiatrische Clearingstelle für Berlin entwickelt, die Geflüchteten mit psychiatrischen Erkrankungen oder Traumatisierungen einen niedrigschwelligen Zugang zur psychiatrischen Versorgung unabhängig von Versicherungs- und Aufenthaltsstatus ermöglichen sollte. Im Februar 2016 nahm die Clearingstelle ihren Betrieb auf, in unmittelbarer Nachbarschaft zum Landesamt für Gesundheit und Soziales (LAGeSo), der damals für Berlin zuständigen Behörde für Flüchtlingsangelegenheiten, und im selben Gebäude wie die somatische Ambulanz für Geflüchtete.

In der Zentralen Psychiatrischen Clearingstelle sind werktäglich zwei Ärzte für Erwachsene und eine Ärztin für Kinder und Jugendliche tätig, außerdem speziell geschulte, angestellte Sprachmittler, ergänzt durch ein Online-Videodolmetschersystem für seltenere Sprachen, sowie Psychologen und Krankenpflegekräfte.

Die Zentrale Clearingstelle ist eine Anlaufstelle für psychische Probleme aller Art. Neben der sorgfältigen diagnostischen Ersteinschätzung können Kurzinterventionen und Gruppentherapien angeboten werden. Im Mittelpunkt steht jedoch für alle Patienten mit Behandlungsbedarf die Weitervermittlung in geeignete psychiatrische Versorgungsstrukturen in der Nähe der Unterkunft der Betroffenen. Diese koordinierende Funktion der Clearingstelle ermöglicht es, mehr Patienten einer individuellen Behandlung in Einrichtungen im ganzen Stadtgebiet zuzuführen, die auf die Behandlung von Flüchtlingen eingestellt sind, die allerdings noch nicht in ausreichender Zahl vorhanden sind. Im Mittel kommt die Zentrale Clearingstelle pro Monat auf 300–400 Patientenkontakte (Stand: Sommer 2018).

20.3 Erstuntersuchung (gemäß Asylgesetz) und Tuberkulosescreening (gemäß Infektionsschutzgesetz)

Der Gesetzgeber hat die im Asylgesetz (AsylG) vorgeschriebene Erstuntersuchung (§ 62 AsylG) an den Beginn des Aufnahmeprozesses für Asylsuchende gestellt, um das Risiko der Ausbreitung von Krankheiten zu reduzieren, welches u. a. durch die Unterbringung in Massenunterkünften begünstigt wird. Aus dem gleichen Grund sieht § 36 des Infektionsschutzgesetzes (IfSG) eine Untersuchung zum Ausschluss einer bis dato unbekannten Tuberkulose vor.

Idealerweise finden die vorgenannten Untersuchungen im Rahmen der Erstregistrierung unmittelbar nach Ankunft der Asylsuchenden statt. Dieses Ziel konnte in Berlin nach der Fertigstellung des so genannten Ankunftszentrums in der Bundesallee verwirklicht werden, wo die administrativen Prozesse der Erstregistrierung lokalisiert sind. Im selben Gebäude wurde die Erstuntersuchungsstelle im März 2016 etabliert, wo im Auftrag des Landesamtes für Flüchtlinge (LAF) die Erstuntersuchungen und im Auftrag des Stadtbezirks Lichtenberg das Tuberkulosescreening durch Mitarbeiter/innen der Charité durchgeführt werden. Die Erstuntersuchungstelle (Abb. 20.2) wurde

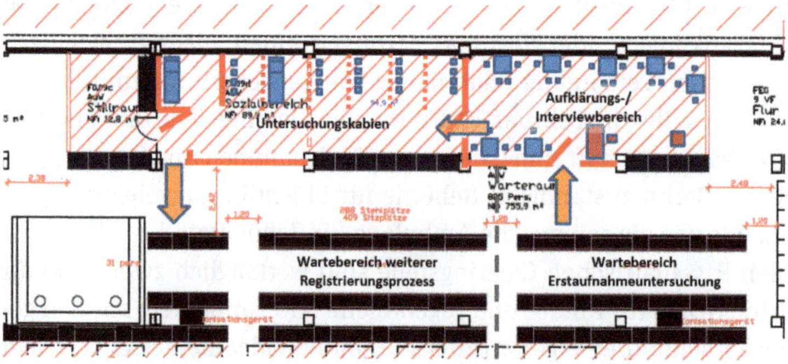

Abb. 20.2: Darstellung des Prozessablaufs in der Erstuntersuchungsstelle.

für eine Kapazität von 400 Asylsuchenden pro Tag ausgelegt, die nach der Inbetriebnahme jedoch nicht erreicht wurde.

Ergänzt wird die Erstuntersuchungsstelle durch zwei angegliederte Ambulanzräume. Dort können Flüchtlinge eingehender ärztlich untersucht werden, bei denen sich durch die Anamnese oder während der Erstuntersuchung Hinweise auf akute oder chronische Erkrankungen ergaben. Hier stehen auch erweiterte diagnostische Möglichkeiten zur Verfügung (EKG, Sonographie, Laboruntersuchungen). Sollte der Behandlungs- und Therapieaufwand durch die vorhandenen Möglichkeiten nicht abzudecken sein, wird der Patient in eine ambulante oder stationäre Weiterbehandlung vermittelt.

Im Zuge der Erstaufnahmeuntersuchung erfolgt eine Impfberatung für Flüchtlinge nach den Empfehlungen der Ständigen Impfkommission mit nachfolgender Impfung. Zur besseren Strukturierung des Untersuchungs- und Impfprozesses wurden Aufklärungs- und Einwilligungsbögen in 19 verschiedenen Sprachen und jeweils fünf Altersgruppen zusammengestellt.

Im ersten Teil des Untersuchungsprozesses erfolgen – unterstützt durch Sprachmittler – die Anamneseerhebung für die Erstuntersuchung sowie die Impfaufklärung mit Einwilligung. Daran schließen sich die körperliche Untersuchung in Untersuchungskabinen und die Verabreichung fehlender Impfungen an. Im Rahmen des integrierten Tuberkulosescreenings wird bei Schwangeren und Jugendlichen unter 15 Jahren neben der körperlichen Untersuchung und Erfassung des Lymphknotenstatus eine Blutuntersuchung (Interferon-Gamma-Release-Assay-(IGRA-)Test) durchgeführt. Ab dem Alter von 16 Jahren kann direkt die geforderte Röntgen-Thoraxuntersuchung in einem speziellen Röntgenbus vor Ort vorgenommen werden. Nach dem Durchlaufen der medizinischen Untersuchung erhält der Patient eine vollständige Untersuchungsdokumentation (einschl. Impfpass) für den eigenen Gebrauch sowie eine Bestätigung über die durchgeführten Pflichtuntersuchungen für die Fortsetzung des Registrierungsprozesses.

20.4 Impfprävention: vom Impfshuttle zum Impfbus

Ein Impfangebot für alle neu angekommenen Geflüchteten konnte erst mit Etablierung der strukturierten Erstaufnahmeuntersuchung ab März 2016 angeboten werden. Für alle früher angekommenen Flüchtlinge wurde von der Charité frühzeitig ein Konzept erarbeitet, um die fehlenden Erstaufnahmeuntersuchungen und Impfungen nachzuholen. Hierzu wurde in Abstimmung mit dem Landesamt für Flüchtlinge ein Bus-Shuttleservice eingerichtet, der Flüchtlinge von ihrer Unterkunft zur Aufnahmeuntersuchung (einschl. Impfen) in die Erstuntersuchungsstelle brachte. Auf diese Weise konnten innerhalb von vier Monaten bei knapp 12.000 Geflüchteten die Erstaufnahmeuntersuchung, das Tuberkulosescreening und ggf. fehlende Impfungen nachgeholt werden.

Um in einem nächsten Schritt die letzten verbliebenen Impflücken zu schließen, wurde ein mobiles Konzept entwickelt, um medizinisches Personal zum Impfen in die Unterkünfte zu bringen. Als ideal für die Umsetzung dieser Idee erwies sich ein von der Deutschen Bahn zur mobilen Arztpraxis umgebauter Bus (Abb. 20.3), der ganztägig vor Flüchtlingsunterkünften stationiert wurde ("Impfbus"). Dieser wurde technisch mit einem Online-Videodolmetschersystem (Abb. 20.4) ausgestattet, mit dem innerhalb von ein bis zwei Minuten ein Sprachmittler für die häufigsten von Flüchtlingen gesprochenen Sprachen auf einen Bildschirm zugeschaltet werden kann.

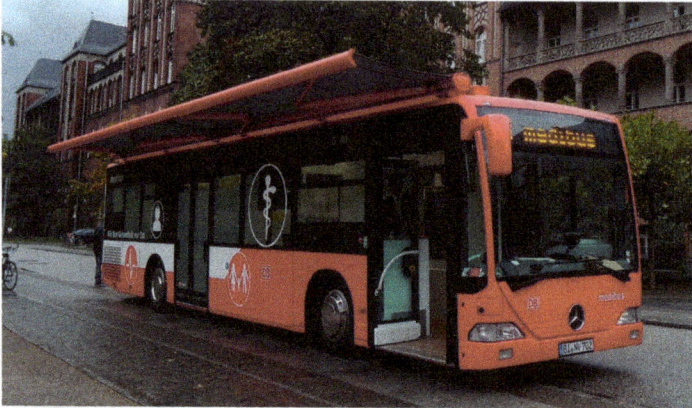

Abb. 20.3: Impfbus der Charité (entwickelt als medibus durch die Deutsche Bahn).

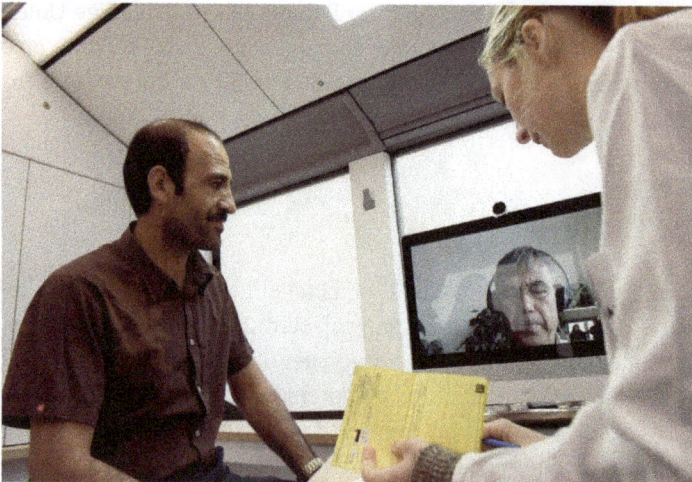

Abb. 20.4: Aufklärungsgespräch mittels Online-Videodolmetschersystem im Impfbus.

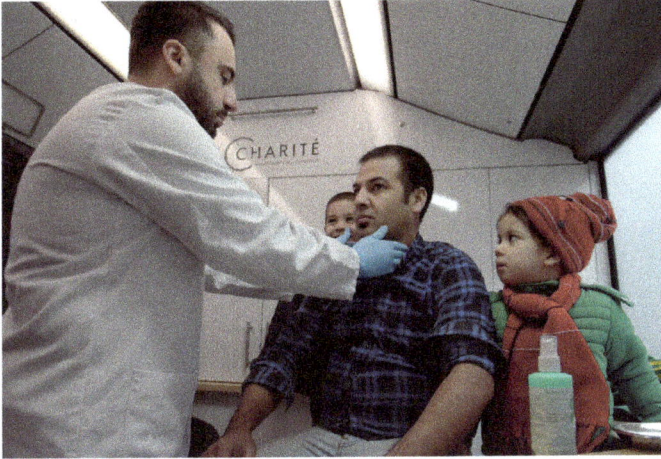

Abb. 20.5: Im Behandlungsraum des Impfbusses: Arzt bei der Impfaufklärung.

Der Bus ist in drei Räume gegliedert, jeweils getrennt durch Türen. Im vorderen Drittel findet durch einen Arzt das Aufklärungs- und Anamnesegespräch statt (mithilfe des Online-Videodolmetschersystems). Im mittleren Raum werden die Impfstoffe vorbereitet und appliziert. Im hinteren Drittel steht ein abgetrennter Untersuchungsbereich mit Untersuchungsliege und einem zweiten Terminalzugang zum Online-Videodolmetschersystem zur Verfügung (Abb. 20.5).

Durch dieses mobile und niedrigschwellige Angebot konnten zusätzlich über 6.300 Flüchtlinge erreicht werden, darunter beispielsweise auch Schülerinnen und Schüler, die den Impfbus nach Schulschluss oder an Samstagen aufsuchen konnten.

20.5 Zusammenfassung

In der Charité fiel frühzeitig der Entschluss, außerhalb der Universitätsklinik Verantwortung für die medizinische Akutversorgung für Geflüchtete zu übernehmen. Dieses Engagement wurde dankenswerterweise zunächt von zahlreichen Freiwilligen aus der Charité getragen. Mit der Inbetriebnahme weiterer Behandlungsangebote (Psychiatrische Clearingstelle, Erstuntersuchungsstelle, Impfshuttle, Impfbus) wurde dafür in den Folgemonaten eigens Personal angestellt (bis zu 40 Mitarbeiter/innen). Alle Angebote zusammengenommen, wurden somit seit September 2015 insgesamt 76.700 Geflüchtete untersucht, behandelt und geimpft (Stand Juli 2018). Neben dem Engagement zahlreicher Mitarbeiter war dies nur durch die Unterstützung und gute Abstimmung mit vielen Behörden und öffentlichen Einrichtungen möglich, die sich zusammen mit der Charité für die neu in Berlin angekommenen Geflüchteten einsetzten.

Reza Kazemeini und Ibrahim Al Shaar

21 Sprachlexikon

Deutsch	Arabisch	Farsi	Russisch
Fragen			
Wie heißen Sie?	ما اسمك ؟	اسم شما چیست؟	Как Вас зовут?
Wo kommen Sie her?	من اي بلد انت ؟	اهل کجا هستید؟	Откуда Вы?
Wann sind Sie geboren?	ما هو تاريخ ميلادك ؟	در چه تاریخی متولد شده اید؟	Дата Вашего рождения?
Seit wann sind Sie in Deutschland?	منذ متى وانت في المانيا ؟	از چه زمانی در آلمان هستید؟	Когда Вы приехали в Германию?
Haben Sie Kinder?	هل لديك أطفال ؟	دارای فرزند هستید؟	У Вас есть дети?
Sind Sie schwanger?	هل أنتِ حامل ؟	باردار هستید؟	Вы беременны?
Haben Sie Allergien?	هل لديك حساسية ؟	نسبت به چیز آلرژی دارید؟	У Вас есть аллергии?
Nehmen Sie Medikamente ein?	هل تتناول اي من الأدوية ؟	دارو مصرف می کنید؟	Вы принимаете медикаменты?
Haben Sie Vorerkrankungen?	هل لديك أمراض سابقة ؟	سابقه بیماری دارید؟	Чем Вы болели?
Nehmen Sie regelmäßig Medikamente ein?	هل تتناول اي من الأدوية بشكل منتظم ؟	آیا مرتبا دارو از آن استفاده می کنید؟	Вы принимаете регулярно медикаменты?
Haben Sie aktuell Beschwerden?	هل لديك شكوى حالي ؟	آیا فعلاً به حال حاضر سلامتی مشکلی دارید؟	Какие у Вас жалобы?
Haben Sie einen Impfausweis?	هل لديك دفتر حالاتك ؟	آیا شما کارت واکسن ایی هستید؟	У Вас есть карта прививок?
Haben Sie eine Krankenkassenkarte/einen grünen Schein?	هل لديك بطاقة تأمين ؟ صحي أو بطاقة خضراء ؟	آیا شما کارت بیمه درمانی و یا برگه درمانی سبز دارید؟	Есть ли у Вас есть мед. страховая карточка? "Зеленый полис?"
Haben Sie Schmerzen?	هل تشكو من ألم ؟	درد دارید؟	У Вас что-то болит?
Haben Sie Herzschmerzen?	هل تشكو من ألم في القلب ؟	قلب درد دارید؟	У Вас болит горло?
Haben Sie Angst?	هل تشكو من الخوف ؟	احساس ترس سر می کنید؟	Вы чего-то боитесь?
Haben Sie Schlafstörungen?	هل تشكو من اضطرابات في النوم ؟	مشکل خواب دارید؟	Вы плохо спите?
Haben Sie Flashbacks?	هل تعاني من عودة ذكريات سابقة ؟	چه شب به گذشته دارید؟ (به حال روانی)	Есть ли у Вас флэшбэки?
Haben Sie epileptische Anfälle?	هل لديك نوبات صرع ؟	مبتلا به بیماری صرع هستید؟	Бывают ли у Вас приступы эпилепсии?

https://doi.org/10.1515/9783110502183-022

Deutsch	Arabisch	Farsi	Russisch
Weisungen			
Ziehen Sie sich bitte aus.	اخلع ملابسك من فضلك	لباس خود را درآورید.	Разденьтесь, пожалуйста.
Legen Sie sich bitte hin.	تمدد من فضلك	خواهش‌میکنم آنجا دراز بکشید.	Ложитесь сюда, пожалуйста.
Halten Sie den Atem an.	احبس أنفاسك	نفس خود را نگه دارد.	Не дышите.
Einatmen, Ausatmen.	شهيق, زفير	نفس بکشید، نفس خود را بیرون بدهید.	Вдохните. Выдохните.
Symptome und Begriffe			
Abgeschlagenheit	إرهاك	خستگی مفرط	усталость
Appetitlosigkeit	فقدان الشهية	بی اشتهایی	отсутствие аппетита
Antibiotika	مضادات حيوية	چرک خشک کن	антибиотики
Brille	نظارة	عینک	очки
Durchfall	اسهال	اسهال (روده رفتن)	понос
Erbrechen	اقياء	حالت تهوع	рвота
Fieber	درارة أو حمى	تب	потеря веса
Gewichtsverlust	فقدان وزن	کاهش وزن	кожная сыпь
Hautausschlag	آفات جلدية	جوش روی پوست	кашель
Husten	سعال	سرفه	прививка
Impfung	لقاح	واکسن (مایه کوبی)	зуд
Juckreiz	حكة	خارش پوست	мед. карта ребенка
Kinderpass	دفتر الطفل	دفتر مراقبت اطفال	карта будущей мамы
Mutterpass	دفتر الأم	دفتر مراقبت مادران	потение ночью
Nachtschweiß	تعرق ليلي	عرق در شب	рентген
Röntgen	أشعة	اکسیدرای	тест на беременность
Schwangerschaftstest	اختبار الحمل	آزمایش بارداری	УЗИ
Sonographie	ايكو	سونوگرافی	стресс
Stress	جهد أو شدة	استرس	стресс
Körperteile			
Kopf	رأس	سر	голова
Augen	عيون	چشم ها	глаза
Nase	أنف	بینی	нос
Ohren	أذنان	گوش ها	уши
Hals	رقبة	گردن	шея
Schulter	كتف	شانه	плечо
Arm	ذراع	بازو	рука
Hand	يد	دست	кисть
Brust	صدر	سینه	грудь

Deutsch	Arabisch	Farsi	Russisch
Bauch	بطن	شکم	живот
Bein	ساق	پا (لنگه)	нога
Fuß	قدم	پا	ступня
Knie	ركبة	زانو	колено
Bandscheibe	ديسك	ديسک	межпозвоночный диск
Hüfte	ورك	باسن	бедро
Nacken	زقرة	پشت گردن	затылок
Kehle	حلق	حلق	гортань
Rücken	ظهر	کمر، پشت	спина
Haare	شعر	موها	волосы
Schädel	جمجمة	جمجمه	череп
Stirn	جبهة، جبين	پيشانی	лоб
Zunge	لسان	زبان	язык
Wirbelsäule	العمود الفقري	ستون فقرات	позвоночник
Becken	الحوض	لگن خاصره	таз
Gelenk	مفصل	مفصل	сустав
Organe			
Gehirn	دماغ	مغز	мозг
Mandeln	اللوزات	لوزه	гланды
Schilddrüse	غدة درقية	غدد تيروئيد	щитовки
Lunge	رئة	شش (ريه)	легкие
Herz	قلب	قلب	сердце
Magen	معدة	معده	желудок
Dünndarm	أمعاء دقيقة	روده کوچک	тонкая кишка
Dickdarm	أمعاء غليظة	روده بزرگ	толстая кишка
Hoden	خصيتان	بيضه	яички
Penis	قضيب	آلت تناسلی مرد	пенис
Gebärmutter	رحم	رحم مادر	матка
Vagina	مهبل	آلت تناسلی زن	влагалище
Haut	جلد	پوست	кожа
Leber	كبد	جگر	печень
Nieren	كلية	کليه ها	почки
Blase	مثانة	مثانه	мочевой пузырь
Bauchspeicheldrüse	بنكرياس	لوزالمعده	поджелудочная железа
Galle	مرارة	صفرا (زردآب)	желчь
Nerven	أعصاب	اعصاب	нервы
Seele	روح، نفسية	روان	душевное состояние

Deutsch	Arabisch	Farsi	Russisch
Facharztrichtungen			
Gynäkologie	نسائية	پزشکی بیماری های زنانه	гинекология
Neurologie	عصبية	پزشکی اعصاب	неврология
Pädiatrie	أطفال	پزشکی کودک (پزشکی)	педиатрия
Dermatologie	جلدية	پزشکی مختصص پوست	дерматология
Orthopädie	عظمية	ارتوپدی	ортопедия
HNO	أذن-أنف-حنجرة	چشم پزشک	ЛОР
Psychiatrie	نفسية	روان پزشکی	психиатрия
Chirurgie	جراحة	جراحی	хирургия
Neurochirurg	جراحة عصبية	جراح مغز و اعصاب	окулист
Fachärzte			
Augenarzt	طبيب عينية	چشم پزشک	офтальмолог
Internist/Hausarzt	طبيب داخلية/ طبيب أسرة	پزشک بیماری های داخلی	интернист-терапевт
Kinderarzt	طبيب أطفال	پزشک اطفال	педиатр
Frauenarzt	طبيب نسائية	پزشک زنان	гинеколог
Neurologe	طبيب عصبية	پزشک اعصاب	невролог
Psychiater	طبيب نفسي	روان پزشک	психиатр
Hautarzt	طبيب جلدية	پزشک بیماری پوستی	дерматолог
Orthopäde	طبيب عظمية	پزشک ارتوپدی	ортопед
Chirurg	جراح	جراح	хирург
Therapie			
Physiotherapie	معالجة نفسية	بدن درمانی	физиотерапия
Ergotherapie	معالجة وظيفية	کار درمانی (ارگوتراپی)	эрготерапия
Logopädie	معالجة النطق	گفتاردرمانی	логопедия
Erkrankungen			
Erkältung	رشح	سرماخوردگی	простуда
Grippe	كريب	آنفلوانزا	грип
Läuse	قمل	شپش	вши
Masern	حصبة	سرخچه	корь
Skabies	جرب	گری (جرب)	чесотка
Windpocken	جدري الماء	آبله مرغان	ветрянная оспа
Anämie	فقر دم	کم خونی	анемия
Keuchhusten	سعال ديكي	سیاه سرفه	коклюш
Diphtherie	دفتيريا, خناق	دیفتری	дифтерия
Tetanus	كزاز	کزاز	столбняк
Poliomyelitis	شلل أطفال	فلج اطفال	полиомелит
Mumps	ذكاب	اوریون	свинка
Röteln	حصبة الألمانية	سرخچه	краснуха

Deutsch	Arabisch	Farsi	Russisch
Herzinfarkt	احتشاع قلبي, جلطة قلبية	سكته قلبی	инфаркт сердца
Schlaganfall	احتشاع دماغي, جلطة دماغية	سکته مغزی	инсульт
Blasenentzündung	التهاب مثانة	عفونت مثانه	воспаление мочевого пузыря
Diabetes mellitus	سكري	قند خون	диабет
Psychische Störungen/Psychische Erkrankungen			
Schizophrenie	فصام	اسکیزوفرنی (روان پارگی)	шизофрения
Borderline-Syndrom	متلازمة حدية	نشانه بیماری وندرلاین	синдром Бодерляйна
Autismus	توحد	خودگرایی (اوتیسم)	аутизм
Depression	اكتئاب	افسردگی روانی	депрессия
Suizidalität	استعداد للانتحار	گرایش به خودکشی	суицидальность
Aufmerksamkeits-defizitsyndrom	متلازمة نقص الانتباه	اختلال کمبود توجه	синдром дефицита внимания

Stichwortverzeichnis

www.ingramcontent.com/pod-product-compliance
Lightning Source LLC
Chambersburg PA
CBHW061750260326
41914CB00006B/1053